belle vue

人生風景・全球視野・獨到觀點・深度探索

23

belle vue

免疫解碼

免疫科學的最新發現，未來醫療的生死關鍵

作　　者	麥特・瑞克托（Matt Richtel）
譯　　者	潘昱均
執 行 長	陳蕙慧
總 編 輯	曹　慧
主　　編	曹　慧
編輯協力	陳以音
封面設計	Bianco Tsai
行銷企畫	傅士玲、李逸文、張元慧、尹子麟
社　　長	郭重興
發行人兼出版總監	曾大福
編輯出版	奇光出版／遠足文化事業股份有限公司 E-mail: lumieres@bookrep.com.tw 粉絲團：https://www.facebook.com/lumierespublishing
發　　行	遠足文化事業股份有限公司 http://www.bookrep.com.tw 23141新北市新店區民權路108-4號8樓 電　　話：(02) 22181417 客服專線：0800-221029　傳真：(02) 86671065 郵撥帳號：19504465　戶名：遠足文化事業股份有限公司
法律顧問	華洋法律事務所　蘇文生律師
印　　製	通南彩色印刷有限公司
排　　版	極翔企業有限公司
初版一刷	2020年1月
定　　價	480元

歡迎團體訂購，另有優惠，請洽業務部（02）22181417分機1124、1135

國家圖書館出版品預行編目資料

免疫解碼：免疫科學的最新發現，未來醫療的生死關鍵 / 麥特・瑞克托(Matt Richtel)著；潘昱均譯. -- 初版. -- 新北市 ：奇光, 遠足文化, 2020.01

面；　公分

譯自 : An elegant defense : the extraordinary new science of the immune system : a tale in four lives

ISBN 978-986-98226-2-6（平裝）

1.免疫性疾病 2.免疫力

415.69　　　　108018825

線上讀者回函

An Elegant
Defense

免疫解碼

免疫科學的最新發現，
未來醫療的生死關鍵

普立茲獎得主暨《紐約時報》暢銷作家
Matt Richtel 麥特·瑞克托 著　潘昱均 譯

獻給傑森和那些阿爾戈英雄

Contents

Part 3

巴伯 171

Part 4
琳達和梅瑞迪斯 211

Part 5
傑森 297

作者的話

為了區隔醫學領域的博士「Dr.」和哲學領域的博士「PhD」，我用帶有尊敬意味的「醫師」稱呼醫學博士；對哲學博士則只以此人的姓氏加上博士做為指稱。這是無奈的權宜之計，因為PhD的含意不只在於辛苦掙來的博士學位，更在於此人在其研究領域有極重要的發現。我遵循《紐約時報》的寫作規範決定區分兩者，目的是導引讀者從多重角色領略故事全貌。某些角色具有研究專長，也就是較像PhD的人，其他則有臨床醫學專業，也就如醫界人士。還請科學家見諒，你們才是奧德賽中的阿爾戈英雄，這趟長征中的領頭先鋒。

最後要說的是，我只用名字稱呼書中角色，包括傑森．葛林斯坦（Jason Greenstein）、他的家人朋友，以及其他被我揭露私生活的人：巴伯．霍夫（Bob Hoff）、琳達．賽格雷（Linda Segre）、梅瑞迪斯．布蘭斯科（Merredith Branscombe），因為他們的治療故事帶有各自人性化的部分需要以更多日常用語來說明。

Part 1

LIVES IN THE BALANCE

平衡中的生命

1 牽繫

天色一片灰濛濛，傑森．葛林斯坦安靜地坐在福特 Windstar 的乘客座位。時間是二〇一五年的三月十三日星期五，他正要去完成一項奇蹟，以他早已習慣的邋遢風格前往。

銀色迷你廂型車從郊區向丹佛疾駛，這車看起來只是裝上輪子的破銅爛鐵。暖氣呼哧作響，似乎只在外面很熱時才有用，後車門不能開，儀表板上各種警示燈忽閃忽滅，提醒傑森很多系統故障他都沒有處理，地圖和行車指南從置物箱滿出來溢散在車底。

車裡有股味道。傑森為了怕有緊急狀況在後頭放了五加侖罐裝汽油，狹小空間裡彌漫著汽油味，還混著從無盡速食店積下的陳年油垢冒出的油膩味。他就是抗拒不了小七的臘腸熱狗，儘管總把它們叫做「巫婆的手指」和「噁心玩意」。

傑森之前動不動就要來一趟跨州銷售之旅，有時就睡在車子後面，人蜷縮在一條汗漬點點的橘色東方毯上，頭就枕著汽油罐。有時他也睡在貨物箱上，箱子裡裝著亮晶晶的珠寶小飾品，都是他要賣給遠方賭場當促銷品的東西。

傑森四十七歲，大學念的是菁英學院，研究所拿了商學和法律學位，但他對這些虛名既不眷戀也看不上眼。他的人生是一個創業理念到另一個創業理念，一次冒險到下一次冒險。開車時的他最快樂不過了，嘴裡塞著一坨 Skoal 菸草，隨著搖滾歌手史普林斯汀的歌或地平線那頭某個新城鎮的地方電台大聲歡唱。傑森一心想做的，就是發現、探索，活出自己的人生。他天生就是美國夢的追夢人，拓荒篷車的開路車。

「媽，如果我出了什麼事，幫我顧好這輛車。媽…妳在聽嗎？」他跟母親這樣說。傑森和他的媽媽凱薩琳一下子把對方當成寶，一下子又用壞到骨子裡的惡毒話互罵，話語之負面之激烈，恐怕會讓亞瑟．米勒[1]也融化。

現在傑森坐在客座，開車的是他女友貝絲。他要去做一項非正統手術，旁門左道的程度是他永遠想不到的。而他決心變成醫學上的奇蹟，就像他說的：當個海報主角，宣傳癌症治療的神奇新法。傑森站在死亡的懸崖邊，一隻腳已跨出邊界，但他準備抗拒死亡。

傑森的癌症已是末期中的末期，任何合理的診斷都會說他的生命已到了終點。

他的肺裡嵌著近七公斤的霍奇金淋巴瘤（Hodgkin's lymphoma），腫瘤向後壓向他的身體左側，每隔幾週就會長大一倍。四年來的化療和放射線治療都失敗了，只能短期抑制，而這些方法已是治療癌症的最佳手段。醫生能做的都試過了，有些藥吃了兩次或和其他藥一起合併使用，爆發恐怖的副作用。惡性攻擊不斷復發，現在腫瘤已經

1｜譯註：亞瑟．米勒（Authur Miller，1915-2005），著名劇作家，《推銷員之死》、《熔爐》等名劇的作者。作品多透出個人的道德責任與家庭社會之間的衝突。

腫到從背上突出來了，貝絲開玩笑地叫傑森是鐘樓怪人卡西莫多。這一大塊腫瘤壓迫到尺神經[2]，讓他痛到不行，左手連動都動不了，腫得就像一坨坨肉團。

腫瘤對他左手的攻擊特別殘酷。傑森還小的時候，或說我們都還是孩子的時候，他就是叱吒一時的運動員，機靈、強悍，是個動作敏捷的左撇子。他不高，但跳得倒是挺高，像隻有著青蛙腿的羚羊，入選科羅拉多州的籃球聯賽代表隊和棒球聯賽代表隊。他的長相也與天賦相稱，黑頭髮、黑眼睛，笑容大方，半義大利人半猶太人的血統生出全美最典型的混種少女殺手。但對我來說，他的註冊商標是他的笑聲，他會一路笑到女高音才唱得上去的高音處才爆炸，笑點多是自己講了什麼笑話，就是高興嘛！

貝絲駕著車開在從波德往丹佛的路上，雲邊鑲著陽光，三月仍無法決定屬於冬天或春天。傑森不舒服癱軟著，身上穿著灰色運動褲、帆布樂福鞋、法蘭絨襯衫，全是鬆垮垮的寬大版型，才好滑過身上讓他痛苦難耐的腫塊。甚至他的腳也腫了。傑森承受癌症帶來的一切，他的腫瘤科醫師幫他取了個綽號叫「鐵牛」，因為他頑強忍受一切治療，還經常會開個玩笑或笑著捱過全程。

就在上星期一，傑森去看腫瘤科醫生時被判了死刑。醫生檢查了腫瘤增長的情形，難過地告訴他已經沒辦法了，每一種治療方法他們都用過了，試遍了所有毒物組合，但癌症只是不斷反噬。已到了該放手的時刻。

2｜譯註：尺神經起源於頸椎下部神經根，穿出椎間孔後先匯集成臂神經叢後，才分出形成尺神經，沿著手臂內側向下延伸至手部第四和第五手指。

問診結束後，醫生在病歷中寫著：「最合理也最合情的做法，是讓葛林斯坦先生進行居家安寧照護。」他要安排時間和傑森的家人碰面，替他準備安寧療護。

「就算繼續治療，」醫生寫道：「受的毒害也大於益處。」他不准再做了，「除非有明顯作用。」

貝絲開車穿越一處中產階級社區，附近有長老教會聖路克醫學中心（Presbyterian St. Luke's Medical Center）。傑森通常很愛講話，機關槍似的聊不停，現在貝絲幾乎聽不到他說一個字。

停好車，貝絲攙扶著傑森搭電梯去三樓。傑森在這間腫瘤病房待了不少時間，方正房間裡擺著多張笨重巨大的棕色躺椅，他坐在椅子上忍受有害化療，這樣的情形不是只有今天。

傑森靠邊慢慢把身子挪進椅子裡面，護士把靜脈注射管接到他的胸口，一開始先用生理食鹽水沖一下，確認管子是乾淨的，接著注射苯海拉明（Benadryl）讓傑森昏沉想睡，之後再換上另一個注射袋，裡面裝的也是清澈的液體，只不過是個新產品。

癌症是世上的主要殺手之一，而這本書不是在寫癌症，也不是在報導心臟病或呼吸系統疾病、意外致死、中風、阿茲海默症、糖尿病、流感肺炎、腎臟病、愛滋病，雖然這些都是讓我們生病致死的原因。這本書不是對任何特定疾病或受傷的報導，這本書說的是**所有**疾病以及把它們連繫在一起的特殊網絡，一個定義全人類身心健康狀態的聯合組織。這是一個關於免疫系統的故事。

這本書是對免疫系統重要知識的說明，特別是過去七十年間的卓越發現，也解釋免疫系統在我們健康各層面扮演的角色。當抓傷或刀割刺穿了皮膚的屏障，皮膚本身就是第一道防線，之後免疫系統就急忙上陣。免疫細胞湧進傷口，清理、重建組織，修復腫脹或瘀傷造成的內部損傷，以致有燒灼感和刺痛感。複雜的細胞防禦網會攻擊一年流行兩三次的流感病毒，探尋可能發展為癌症的無數惡性腫瘤，抑制像皰疹這種已在廣大群眾中殖民的病毒，對抗每年出現的上億件食物中毒。直到最近我們才開始了解免疫系統在大腦的普遍作用，大腦裡受損或老舊的神經元突觸會被器官自己的免疫細胞修剪，以維持繼續生長的神經健康。

這種警戒持續不斷且多半隱形，流行最廣的說法是，免疫系統名副其實就是確保健康的身體護衛隊。舉例來說，這種捍衛個人健康的特殊機制似乎在基本功能上扮演一定角色，就如擇偶——它會幫我們避免亂倫，因為亂倫可能危害我們的集體安全和生存。

描述免疫系統多用戰爭詞彙，它被描述為一種對抗邪惡疾病的內在力量，憑著有偵察力和監視力的強大細胞，執行精確的定點殲滅和核子攻擊。再用戰爭擴大隱喻，我們的防禦網絡也依賴備妥自殺藥的祕密特工，並且由世上最複雜也最即時的電傳網絡聯結在一起。就以人類生物學的其他層面來看，這種防禦機制也享有幾近無可匹敵的地位：可在身體裡自由漫步，在器官系統裡隨意穿梭。就像戒嚴時期的警察，免疫系統找出威脅份子以防致命傷害，就憑它們能辨別十億以上不同種類的外來危險物質，即使是科學尚未發現的，它們都能找到。

這是一個非常複雜的任務，只要生命是一場喧鬧的慶典，身體是一場鋪張的派對，是各種細胞群集、混亂又生氣勃勃的聚會，就存在數十億的組織細胞和血液細胞、蛋白質、分子和入侵的微生物。

由於人類身體的可穿透性，免疫系統的警察工作變得複雜，幾乎所有想進入體內的有機物都可以穿透。我們的身體是一場來者不拒的流水席，是自由入座的盛宴，與正巧相會的每一種生命體共度一段旅程，無論它們是小偷或幫派兄弟；是帶著核武公事包的恐怖份子；是又笨又醉的表親；或是佯裝朋友的敵方特務；或是無法預測的敵人；更可能是另一個宇宙傳來的不明異形。

然而對於這些威脅，戰爭隱喻是個誤導而且不完整，甚至可說錯得離譜。免疫系統不是作戰武器，它是世上最想建構和諧關係的維和部隊。免疫系統的工作是藉著這個瘋狂派對，密切關注麻煩製造者，然後——這才是關鍵——在對其他細胞盡可能傷害最小的情況下把壞傢伙趕出去。這不僅是因為我們不想傷害自身組織，也是因為我們需要生活在體內體外的很多外來生物，包括生活在腸道的數十億細菌。目前可信的說法是某些微生物非但不具威脅，反而如重要盟友般受到歡迎，我們的健康取決於身體與多種細菌的和諧互動。事實上，有些細菌能增強免疫功能的作戰力，當我們使用抗生素、抗菌肥皂或傷害腸道菌群的解毒劑時，我們就冒著減損它們的風險。

而當免疫系統過度活化時，就要注意了。就像失控的警察國家，當免疫系統不受控，太過活躍，就可能變得像任何外來疾病一樣危險，稱為自體免疫系統失調，目前患者持續增加，全美約有百分之二十的人口，亦即近五千萬美國人有此問題。據估計，百分之七十五是女性，多患有類風濕關節炎、紅斑性狼瘡、克隆氏症和大腸激躁症（簡稱ＩＢＳ），每一種疾病都很可怕，令人沮喪，讓人虛弱，難以確診。總體而言，自體免疫系統失調是美國排名第三的常見疾病，僅次於心血管疾病和癌症，位居全美最主要死因的糖尿病就是免疫系統與胰臟發生戰爭造成的。

近數十年的免疫學已告訴我們免疫系統的另一個核心面向：它會被騙。有時疾病在體內生根，開始擴散生長，然後耍詐，讓免疫系統相信它也沒那麼糟，整個防禦系統不但被蒙混過去，還反助病根繼續長大。這就是發生在傑森身上的事。

癌症對傑森的防禦系統耍了一個賤招，越過免疫系統的溝通管道，指示體內士兵解除戒備，然後利用他的免疫系統保護癌細胞，彷彿癌細胞是珍貴健康的新組織，本就該把傑森糾纏至死。

在大吉大利的十三號星期五，清澈液體滴入傑森的胸腔，這是為了扭轉癌細胞的伎倆，它正引導免疫系統出來戰鬥。傑森是首批為醫療史做出最大貢獻的五十位患者之一，他一直夢想做個動力不絕的邊境拓荒者，現在他做到了。他站在人類成就的最前端，以現代科學挑戰疾病萬神殿中最持久有效的殺戮技巧。

說不定傑森是醫學重大轉變的一個例證。當這想法逐漸清晰，我拿起我的筆。

作為《紐約時報》記者，也是傑森的朋友，我開始一段了解免疫系統的旅程。我們何以至此，居然到了要修補免疫系統的地步？而這又代表什

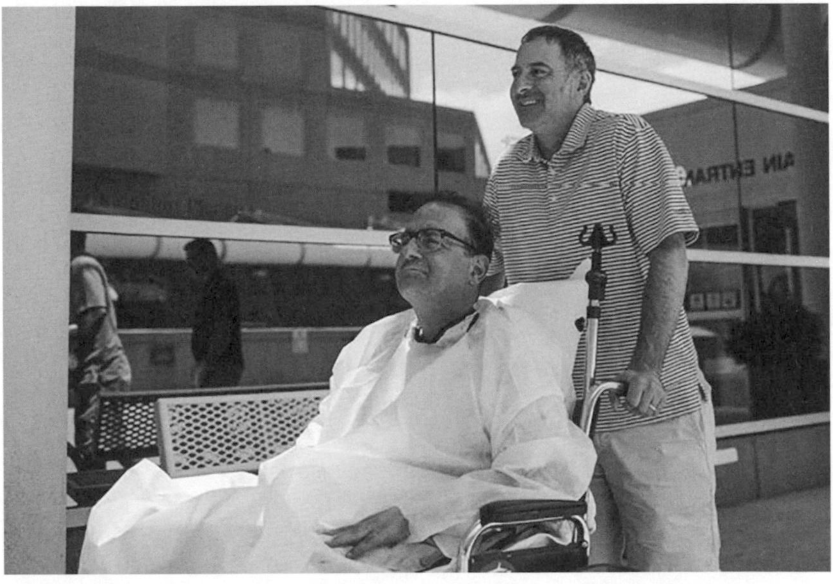

作者與傑森。「我回來了，」傑森這樣說。（Nick Cote／《紐約時報》）

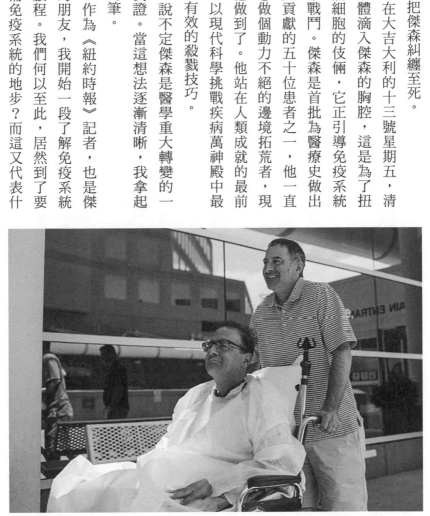

麼？我得到的是一段科學探索與英勇故事，調查線索千絲萬縷遍布全球，深入歐洲、俄羅斯、日本、美國，一項項發現皆是研究者接續前人辛苦得來的成果。我學到的是一連串關鍵片段和教訓，是某人的生命史和科學上的驚呼時刻，讓這本書不似教科書反像是一部故事書。這是一個在述說免疫系統機制以及它如何涉入實際健康層面的故事，是關於睡眠、健身、情緒、營養、年老和失智症的故事。

這也是傑森的故事，和你即將讀到其他三個醫學驚奇的故事：巴伯．霍夫，他擁有世上最特異的免疫系統；琳達．賽格雷和梅瑞迪斯．布蘭斯科，這兩個堅強的靈魂對抗著她們自身過度活躍的免疫系統所化身的隱形殺手。

如同傑森一樣，他們是引爆偉大科學的小火種，帶來知識的爆炸，隨同科學家一起建構我們對免疫系統的新理解，可與人類最偉大的成就相提並論。

這些新發現和「抗生素的發現一樣重要。」加州大學洛杉磯分校的約翰．提摩曼（John Timmerman）博士這樣說，他對免疫系統完成開創性的研究。在對抗影響生活品質和壽命的各種疾病上，「我們現在就像阿波羅十一號，已經降落了，登月小艇老鷹號著陸了。」

十三號星期五在聖路克醫學中心，藥物滴入傑森的身體系統已經一小時，之後貝絲還要開四十五分鐘的車回波德，傑森想在科羅拉多大學的庫斯活動中心看侄子傑克打高中籃球賽。當他們到達比賽會場時，傑森已經沒有力氣再爬樓梯上球場看台了，所以在家人與賽事工作人員談過之後，讓他由特殊入口直接進入球場。

傑森在風光時期也是這樣進入比賽的，直接踏入球場，站在一切的中心。事實上，早在二十年前，就在同一個球場，我坐在看台上看傑森投出我這輩子再也見不到、最不可思議、最興奮的一球。他在與對手兩度延長賽時投出致勝的壓哨絕殺球，讓球隊晉級本州籃球聯賽的季後賽。

多年後傑森坐在看台上，朋友來來去去，看著他風中殘燭般的身子，更確定這是傑森參加的最後一場比賽。

「他看起來好糟，」傑森的老朋友和隊友，神射手瘦子丹尼．蓋勒格是這樣看的，「我懷疑他是否撐得過那天晚上。」

2 傑森

當然，免疫系統的故事攸關生死，是一段在最致命情況下奮力求生的故事。同樣的，也是掙扎求和平諧調，求成功整合，求生物體跨越身體與邊界的移居，有明確命運且能演化的故事。這是一段關於友情的故事。

我對傑森的最早回憶是在棒球場內和球員座位區，我們才十歲，加入了麥當勞資助的少棒隊，穿著鑲黃邊的白色制服。傑森有著蓬鬆大捲髮和裂到最寬的笑容。團隊合影時他站在後排，我跪在前面，無憂無慮，對學校課業也有把握，卻藏著小個子也想被關注的不安全感，這種感覺越來越強。

對我來說，傑森就是偶像現形，少年全明星，不僅是厲害的運動健將，還有天生的好奇心、善良和強大魅力。七年級他當選模範生，只要他在場，其他人都不夠看。他的綽號是「金童」，私底下的他更有吸引力，因為他和那些會霸凌的人完全相反。「來個好打，瑞克！」我上場打擊時他叫得好大聲，結果我卻是在快被三振時幸運保送。我回到板凳區，他跟我說：「下次一定會擊出好球的！」

我們有一些共同點，最明顯的是我們都景仰我們的爸爸，他們與我們的人生及生活圈大幅交織在一起。我爸爸是這個超小鎮上的法官，傑森的爸爸喬爾・葛林斯坦是受歡迎的離婚律師，兼任我們少棒隊和小鎮球隊的教練，是我們私人專屬的華特・馬修[3]——還是個不會說髒話和喝醉酒的版本。他嚼著雪茄，一抹苦笑，愛說冷笑話，只見他穿著海軍藍的洋基棒球外套的身影還離我們一個球場遠，一會兒就站在球員休息區，一腳踏在階梯上，一拳拳砸進皮已裂開的捕手手套裡。

喬爾寵愛傑森，卻能溫柔而有策略地駕馭他，就像明智的訓練師幸運拴住一匹純種馬。

「傑森崇拜父親，」傑森的妹妹伊

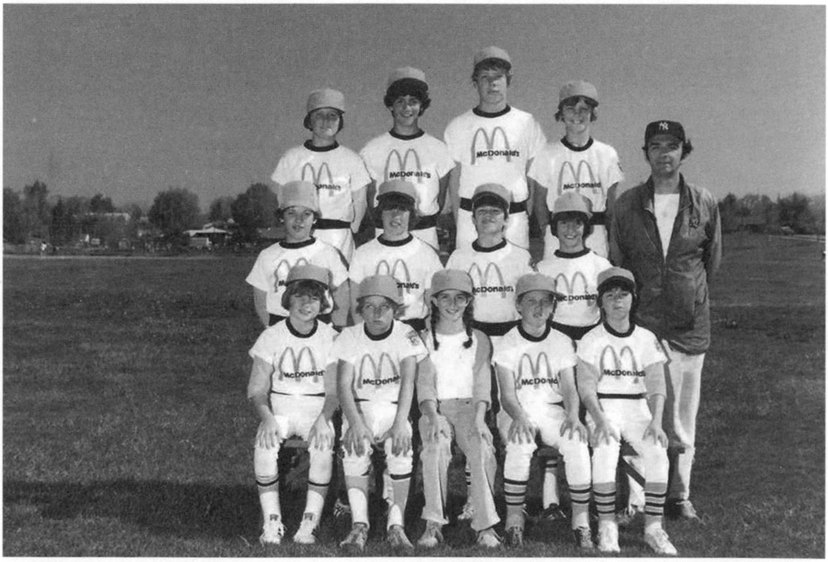

傑森是最上排左邊第二位；下排最右坐在傑森爸爸下面的就是作者。（作者提供）

3｜譯註：華特・馬修（Walter Matthau），50年代老牌演員，電影《少棒闖天下》（the Bad News Bears）裡的打混教練。原是藉酒消愁的失意棒球員，帶領烏龍少棒隊一路闖到世界大賽。

薇特這樣告訴我。「他和爸爸很親，爸爸也寵他。爸爸是沉默保守的那種人，但傑森就是有辦法能讓他完全放開，毫無保留，真的，情感上，爸爸那時奉獻出所有一切。」

傑森的哥哥蓋伊則這樣說傑森：「我父親是他的人生導師。」

從健康的角度來看，我們的父親，也就是我的爸爸穆雷和喬爾之間存在著巨大的差異。我爸爸穆雷在一九七〇年代跑步風開始盛行時迷上跑步，狂熱的程度絕不輸人，最終跑完十三場馬拉松。喬爾也很瘦，但他抽雪茄；傑森的母親凱瑟琳每天要抽一包菸。菸草味滲透葛林斯坦家的房子。吸菸就像少數的人類習慣，也考驗人類的免疫系統，柔軟的肺組織上稍有小破皮小開口，不僅會產生持續傷害，還會迫使細胞分裂來替換受損的組織。而細胞分裂會增加惡性腫瘤亦即癌症的可能性。這只是簡單數學，但它可能會致命。

八年級時傑森最親密的朋友湯姆．梅爾有一天正站在學校體育館，門被撞開，金童衝了進來。「他在抽泣。」湯姆回憶。

傑森顧不得湯姆招呼，直接走向更衣室，湯姆跟了過去，傑森坐在更衣室的長凳上。

「小傑，怎麼了？」

「我爸快死了。」

傑森早就知道他爸爸有大腸癌。

四十年後，湯姆眼眶含淚說起這件事。「面前這個人是我認為全世界最強的人，」湯姆告訴我，「但他徹底被打擊到心神渙散。」

惡性腫瘤把傑森的父親生吞活剝，從外表看來他似乎完全不受影響，實際上卻與自身逐漸湧現的情緒脫離，終致成為受害者。九年級時，傑森競選學生會會長，他的演說散發自信與優雅，他告訴全校他永遠不會放棄。

「如果當選，我會盡力堅守諾言，絕不失去我的特質和毅力。」他只有一個承諾，「如果當選會長，我會盡我所能為你努力。」

如果。他當然贏了。

然後我們在波德高中十年級時，傑森想出一種人生哲學，用來定義我們這群人幼稚卻美好的短暫歲月。他給我們這群朋友起了個名號：擔心好友聯盟（Concerned Fellows League），簡稱ＣＦＬ。

這是一種視為幫規的人生態度，由傑森和其他六位緊密結合的中學夥伴一起約定，包括喬許、諾威爾、湯姆、亞當、巴布、傑森和我。ＣＦＬ守則基本上與它看似明確的意義相反。傑森的想法是：我們不去特別擔心什麼，擔憂煩惱是那些失去主張的人才會做的。

就像生命中所有歷時恆久的哲學和宗教一樣，如此的男子氣概被層層深埋，最終成為全然的矛盾。凡事不能太靠近看。以人的角度，我們無事不擔心，儘管有做人的特權，但怕得要死，充滿不安全感。就像你看到的，這種脫離感可能導致焦慮和疾病，一切都與免疫系統處理壓力的方式有關。但那時從外表看，我們都是幸運的好學生和運動員，由傑森掌旗的一群「酷小子」。到了十一年級，他做了一件了不起的大事。

作為低年級的小個子球員，他幫助波德高中黑豹隊在一九八四年打下神奇的一輪，晉級高中籃球聯賽季後賽。他蹬上高筒籃球鞋後身高不過一七五，不是球隊中唯一的明星，隊上還有幾位扛霸子老將，但傑森是球隊中的黏著劑，擔任控球後衛，還是吉祥物，沒人比他更有求勝心。

而他的高中籃球冠軍賽教練約翰．雷諾（John Raynor）就認為傑森是打不倒的，「那時候他打起球來完全奮不顧身，毫無保留。」約翰．雷諾是像巴比．奈特[4]一般的人物，他回憶道。傑森在場內衝上衝下，「下來時腳是跛的，我就想，天啊，這傢伙活得下來嗎？」

到了冠軍賽，為了維護本州的鼓譟權，CFL全體成員坐在看台上歡呼，臉上都畫著波德黑豹的紫色小爪子。

4｜譯註：巴比．奈特（Bob Knight），美國大學籃球傳奇教練，火爆教頭，「盯人防守教父」，三次拿下全美NCAA冠軍，但鐵血練兵動輒羞辱霸凌球員的行為頗受爭議。

一個堅持寶貴生命的黯淡影子就坐在離我們不遠處，喬爾正看著他心愛的兒子。比賽從開始就不妙。

體型和力量已經不如人，傑森的腳踝還在上一場比賽就扭傷了。他只得到四分，黑豹隊的兩名大射手都不穩定。最終得分：52比42。

幾個月後，一九八四年七月十三日，喬爾．葛林斯坦去世了，享年五十歲。傑森得到消息，從工作中趕回家，發現父親躺在起居室的擔架上做臨終關懷。他抽泣著，難以接受事實。

後來他告訴我：「全世界我最討厭的兩件事就是醫院和癌症。」

家裡有人懷疑父親的死會讓傑森沮喪到什麼事都做不了，不管身體上、精神上、情感上都可能脫序，畢竟父親是傑森的重心。但在喬爾死後，傑森活得更努力、更快速，就像一匹沒有訓練師的賽馬，衝出淋漓盡致的生活態度。他環遊世界，去日本教書，遊遍拉丁美洲。他取得多個學歷證明——算是吧，因為付不出學費，拿不到那張他該得的法學院畢業證書。他成為連續創業家和一人銷售團隊，賣手機電信服務，在商場賣 Crocs 休閒鞋，去餐廳賣榨汁機，還成立一家滑雪小巴公司自己兼做管理營運，他的每個想法都出於他熱切追求成功致勝。

回想起來，那時傑森似乎就將健康暴露在危險下，但一開始遭受疾病打擊的卻是我。大學畢業後，我崩潰了，受到野心的膨脹及誤導，喪失對真正關心事物的真實線索，屈服於壓力，失眠和焦慮也隨之而來。我必須找回自己，活下去。在這過程中，我變成對自己這個臭皮囊大致滿足，也能及時無畏追隨心中理想的人。

到了九〇年代末，病癒而快樂的我，與有著冒險心及一個又一個瘋狂生意點子的傑森，兩人結下深刻真實的友誼。熱情牽繫著我們，也牽繫著過去的舊時光，情誼中帶有某種能耐，能不把我們的關係看得太認真，同時也不被各自追尋理想的正當性所消耗。然後就到了傑森面對命運的時刻。

二〇一〇年五月九日，在絢麗的夜空下傑森降落在鳳凰城機場。這天是週日夜晚，他的週末是在密西西比州的比洛克西賭場貿易展上度過的，最新業務是批了中國製的小飾品，一種琺瑯裝飾小盒，準備賣給賭場當作忠實顧客或即時得獎者的小禮物。公司名叫「綠人集團」（Green Man Group）。

就像傑森夢寐以求的一樣，他住在賭客的國境拉斯維加斯，把金光閃耀的東西賣給同樣做夢的人，周遊全國拜訪更多賭場，為了自己高興，也向他人說明為何他的小飾品能提高顧客忠誠度。他開著一九八二年的克萊斯勒 Concorde，跟我說：「猶太人的最後一輛車百分之九十八都是它，猶太人死了或不能開了，就把這台車賣給墨西哥家庭，所以這種車都是墨西哥人在開的，除了我在開的這台以外。」

然後他尖著嗓子拉高音大笑，也許有意說了帶點黃色的笑話，或許是無意，他只是覺得好玩，不跟著他一起笑是不可能的。這就是傑森瀟灑自在的本性，窗戶拉下，空氣溫暖，冒險前進。「我喜歡在沙漠中開車，開在寬闊的道路上。」

去拉斯維加斯的途中他在鳳凰城停了一下，因為他在亞利桑那州還有一些生意。降落機場時已是九日晚上很晚了，飛機把他放小盒樣品的行李送錯地方，他只好站在那兒等。他覺得喉嚨有點癢，他想，人在沙漠有時候會過敏，或者得了鏈球菌喉炎或感染了喉嚨病毒。

他住在離機場半小時路程的戴斯旅館，到了早上仍覺得很不舒服，簡直糟糕透了，「明明是五月的美好日子，我卻覺得噁心頭痛。」為了振奮，他做了在開車時常做的事，把 Skoal 菸草塞在嘴裡「像瘋子一樣大嚼特嚼」，然後覺得自己太粗魯了，就停在加油站想買點零食。

渾身不對勁的他走在寬廣大路上，那是他的地盤，是他感覺自在的地方。

「傑森就是那種會跑去西部開拓的人，」他的妹妹娜塔莉曾經這樣形容他：「會離開城市，像印第安人一樣去冒險什麼的。」她那時並不確定這是傑森瞎編的，還是因為父親去世後他的體質也被放大看了。「爸爸死了，也許傑森身體裡的某些東西就壞了或轉換了。」安頓下來，放慢速度，這不是傑森過的日子。他有自己的理想，而且在別人嚇得目瞪口呆時追到目標，就像幾週後他為了治療喉嚨痛想出的「居家自我療法」。

傑森住在拉斯維加斯，但是和誰一起住呢？一位脫衣舞孃，她向傑森分租了一間房。這棟房子是傑森他媽幫他買的，花了十七萬五千美元當做投資。這是獨棟三房，後院有游泳池的牧場式建築，一九四七年建的，聽說早在葛林斯坦家買下之前，這一帶社區風光過一陣子，那時還有個賭場大亨住在對街。傑森說，他想要把房子重新整修翻新。

他和脫衣舞孃是嚴格的柏拉圖式關係，這對傑森來說，大致上沒有問題，況且他還有貝絲。

第一次感覺不適後的星期五，症狀仍無法解除。「我做了多數人會做的事，」他笑著說。「星期五晚上我出去買了一箱啤酒，想喝個爛醉驅驅寒。」

傑森第二天早上醒來感覺更糟。「我試圖用喝醉把它趕走，但效果並不好。」

他打電話給貝絲，她跟他說：「你得去看醫生。」他去了，醫生做了抽血檢查，還發現他脖子上的淋巴結腫得很大。醫生以為他感染了 mono（感染性單核球血症 Infectious mononucleosis），就給他吃抗生素，但這些藥都沒有用。

「我感覺不到有什麼改變。」

每年夏天，傑森都會開車帶母親回東岸紐約探望她的家人。傑森媽媽討厭坐飛機，而她和傑森有一種互相依賴和某種容易被誤會為職業摔角的情感交流，至少是口頭上的。他們會吵架，還吵得很戲劇化。

媽，你根本沒聽進去！我不舒服。

傑森，如果你不舒服，去睡覺！

媽，我沒事，我開車載妳去紐約。

真好，傑森，你真貼心。

傑森開車到科羅拉多接她，然後往東走。他心裡想，我真的很虛弱。六月中旬他們抵達紐約皇后區的貝賽，這場年度的命運反轉，帶傑森回到這個家族立足美國的起點。就在那裡，就在羅絲阿姨家，他倒在沙發上完全起不來。

「那狀況讓我想起我爸生病的時候，他以前從來不會那樣。」傑森想起過去。

傑森也沒有去看正規醫師，事實上，他連合適的醫療保險都沒有。

「我最近上網買了一份唬爛的醫療保險。它說是一種應急政策，癌症不包含在內，最高只付一千元。這就是我的生活型態——就像我跟我那房客賭一瓶摩根船長，就賭她的奶子是真的。」

回到科羅拉多，他終於拿到血液檢查報告。其中有一項是以紅血球沉降率評估發炎程度的非特殊性檢驗，傑森測到的數值根本超表。

醫生打電話告訴傑森檢驗結果：「我們遇到了真正的大麻煩，這是我三十年來從未見過的事，一定有哪裡出了大問題。」

傑森診斷出有霍奇金淋巴瘤，邪惡力量淹沒他的免疫系統。但往好處想，霍奇金淋巴瘤是最可能治癒的癌症——對大多數人來說。

3 巴伯

羅伯特·霍夫（巴伯）變成免疫系統大驚奇的那天是在一九七七年的萬聖節晚上，他扮成木乃伊。

巴伯生於一九四八年，成長於愛荷華州，是保險員和代課老師的兒子，從四歲起就把自己藏起來，那是他記得第一次和隔壁男孩相互撫摸的時候。他喜歡這感覺，渴望來自男孩肉體上的情感，之後希望從男人身上得到。這件事要隱藏是從某次穿了媽媽的衣服和圍巾之後學到的。他的課業表現比一般孩子好，他從沒告訴別人他的感情，除了七年級時犯了錯，把這件事告訴一個叫史蒂夫·萊恩斯的孩子，然後被傳了出去。

「我被稱為欲火焚身的小屁股。」

巴伯需要新策略，從模仿中他找到了，學校最受歡迎的孩子是亞特，巴伯學會仿效亞特。

「他做的事情我都做，我參加他去的課外活動，在YMCA游泳，學到用不同口氣說話。同性戀有一種口音，我學著事先想好不用有這些口音的詞。」

「然後我變得受歡迎，是學校戲劇表演的明星，當選學生會會長，也是班上最受歡迎的孩子。」

他擔心會被排斥所以和女孩約會，上大學前沒再和男人有性關係。

他進法學院就讀，和女人結婚，去空軍服役。他努力想和老婆維持關係，但她不想和同性戀在一起，兩人離婚了，然後他又再婚。在某個因緣際會下，巴伯母親發現他的真實性向，自此二十年來兩人不再說話，因為她覺得他有罪。

一九七七年，巴伯住在華盛頓特區，是在聯邦機構工作的成功律師，擔任行政管理部（GSA）的助理法律顧問。十月三十一日，巴伯獨自去參加聚會，他當時當空服員的妻子，也是他人生掩護的一部分，並不在城裡。

他用在瓊安布莊買的三十呎布條把自己捲起來在派對上閒晃，然後遇到了約翰。約翰體魄非常精瘦，一頭紅髮。兩人上樓進行無防護的性行為。

兩星期後，巴伯覺得頭暈、嗜睡、疲倦，伴隨疼痛的流感症狀，但也不至於讓他請假。不適感持續了十天，「我把它想成是得了流感。」巴伯回憶。

在感恩節期間，巴伯去了雪松瀑布參加堂弟的婚禮。開車回程途中，他覺得很不舒服，上吐下瀉，他覺得一定是吃到壞掉的蝦子了。巴伯一輩子都是好學生，當然去看醫生，看他申請私人商用飛行執照時幫他做體檢的醫生。

結果巴伯得了A型肝炎，是一種在一九七三年，也不過幾年前才確定的病毒。肝臟感染需要一段時間才會顯現，感染時一般人最常出現的症狀（就如巴伯的狀況）是免疫系統反擊時所出現的反應，也就是發炎。

考量全局後，這個診斷對巴伯來說並不是壞消息。如果免疫系統恰如其分完成工作，A型肝炎這個病毒是可以克服的。

但這不是巴伯全部的問題，巴伯還感染了人類免疫缺乏病毒，也就是所謂的愛滋病毒HIV，它可說是我們免疫系統遇過最嚴重的直接威脅。但這個真相花了巴伯幾年時間才發現，也因此讓他成為科學界最高境界的強大靈感與智慧源泉。在醫療領域，羅伯特·霍夫是名副其實的國家寶藏。他的身體擋開了愛滋病與死亡，在他之前也許從沒有人做到過，巴伯珍貴的免疫系統為我們其他人提供了見解和許諾。

4 琳達和梅瑞迪斯

愛爾蘭阿爾斯特一處高爾夫球場正是風雨交加，琳達．鮑曼（Linda Bowman）站在第一洞發球台前，沒有任何跡象顯示她身體裡藏了一個隱形的自殺刺客。時間是一九八二年的五月，思美洛阿爾斯特高爾夫球公開賽的最後一輪賽事，這是愛爾蘭女子高爾夫球公開賽的前身，而琳達的成績領先。

就在她下午兩點要開球前，魯莽又自以為是的當地桿弟，維克多．麥考利著實讓她嚇了一跳，他把她帶到停車場。「我有東西給妳看，」他說，然後打開後車箱，秀出一打美麗的紅玫瑰。他說：「琳達，讓我們贏得這次勝利。」

這並不容易，二十二歲的琳達從未贏過職業高爾夫球錦標賽，而她對上的是這兩年在歐洲巡迴賽屢獲最高獎金的贏家。最後一輪比賽前，她幾乎整晚沒睡。

另一方面，琳達大半的人生都是故事書——是**故事**，不是童話。世界不在她手中，她也不是公主。她認真努力，喜歡工作。身為女孩，從七歲起開始全心投入騎馬運動，到了身高可以出賽時，她逼自己做到極致，甚至偶爾逼自己在青少年初期就只吃全蛋白飲食，只吃肉和蛋，沒有蔬菜水果，只為了在馬上保持精瘦和優雅。

她成為馬場上最好的賽手。「就算給我一匹很糟的馬，我也能讓牠表演。」那頭腦呢？琳達特別擅長數學，就像她的姐姐一樣，跳過三年級。

她是個討人喜歡的孩子，也許不是最受歡迎的，有點書呆子氣，但自得自在，積極進取。她的媽媽是職業高爾夫球手，父親也是，琳達最後也從騎馬界轉到家族事業。十五歲就有近乎傲人的開始，在高爾夫界不斷努力，拚得要死要活，終於拿到史丹福大學的高爾夫球獎學金。她的開球可以飛兩百三十碼，這可是當時的紀錄。

一九八二年五月阿爾斯特公開賽的最後一輪比賽，琳達甚至與巡迴賽的領先好手珍妮·李·史密斯平手。到了第十八洞，最後一洞，琳達第二次揮桿時腳步不穩，球滑過果嶺掉入沙坑，她的沙坑球落在離洞口十五公分的地方，平標準桿的成績將比賽突然送入死亡附加賽。

兩名選手進行一對一對抗，一次一個洞，只要其中一人贏了一洞，只要一洞，就拿下勝利。琳達和珍妮前四洞平手，到了第五洞，五百碼的長洞 Par 5，琳達失手了。兩位女選手打出幾乎一模一樣的桿數，琳達拿出她的三號木桿，揮桿……是削頂球，球懶洋洋地在九十碼處旋轉，距離遠遠不到她想要的一半。珍妮站了起來，虎虎生風地揮出一桿，只要這一桿好好打，勝利將是她的。

琳達的獻花桿弟維克多平靜地遞給琳達五號鐵桿，告訴她，她知道該怎麼做。優雅揮桿，帶著力量與自信，把球揮到最近洞口處。堅持保住比賽，給對手壓力。

琳達拿著五號鐵桿長揮，「正中桿面觸球點」，球落在洞前一公尺處。而珍妮提著短切球桿把球切上果嶺。最後，琳達抓到「小鳥」（birdie，低於標準桿一桿進洞）贏了比賽，她的美國隊友把她舉起放在肩上。之後在頒獎晚宴後的慶祝趴中，她和那個老桿弟一起跳舞，一直跳到唱起「綠色的四十道陰影」（Forty Shades of Green）。

琳達・鮑曼擁有許多天賦，其中最重要的是職業道德，在壓力下仍保持優雅。直到她的身體開始對付她。

十四年後，一九九六年，從外表看，琳達的人生大致延續故事書的風格。她拿到史丹佛的MBA與和其相配的一切，包括兩個孩子，其中一個才剛出生，還有在矽谷頂尖律師事務所上班的丈夫，而她即將成為波士頓諮詢顧問集團中唯六的女性合作夥伴。她住在舊金山郊區聖馬特奧的好房子裡，那年九月的某個晚上，正當她為一群同事準備晚餐時，忽然覺得左腳大拇指好疼，不是普通的刺痛，是劇痛！她看了一下，發現腳趾腫得已像高爾夫球般大。她帶著劇痛頑強地撐過晚餐，以這樣一位有成就又重禮儀的人來說，她接下來的行動十分罕見——她請賓客提早離開。

更異常的是，她取消第二天排定的會議。她原本應該飛往洛杉磯與名列全球最大銀行之一的大客戶會面，但她無法想像自己有辦法走過機場。

為了讓自己睡覺，她吃了生兒子時留下來的止痛藥維可汀（Vicodin），但沒有用；

再吃一顆，依然沒有緩解。她吃了第三顆。

到了隔天，她去找醫生，腳趾已腫到像她打過的泰特利斯高爾夫球，又紅又脹，像顆散發嚴酷劇痛的氣球。

琳達的醫生檢查過後說：「我不確定這是什麼。」

琳達被自己身體攻擊，得了類風濕性關節炎。這故事在很多和自體免疫失調交過手的人聽來很耳熟，她經歷恐怖的疼痛與腫脹，腸子、器官、關節，一個腫完另一個腫。

廣義而言，自體免疫失調帶來的損害說也說不盡，目前市面上最暢銷的五種藥物，有三種就是用來治療自體免疫疾病的，包括全球最暢銷的藥「復邁」（Humira），它能抑制免疫系統，一藥可治多病，快速成長到年銷總額近兩百億美元。

對所有罹患自體免疫疾病的受苦者來說，這些藥物顯示科學走了好遠，才來到可以治療這些狀況並了解它們的地方。我們可清楚看到的是，有人患了關節炎，有人得了乳靡瀉或紅斑性狼瘡，甚至有人總受到疲勞、發燒、疼痛等症狀沒來由發作的煎熬，這些全都是隱形的威脅：失去平衡的優雅防守，過度補償的免疫系統，在沒有適當約束的情況下被觸發行動。這些狀況影響數百萬人，沒有診斷出來的人還更多，他們自己的防禦機制攻擊自己或不理會自己，有時候攻擊或拒絕的對象是食物或環境，就像它是敵人。

琳達的故事提供了一個私密窗口，讓我們窺看自體免疫失調的呈現方式，不僅是身體上的痛苦，還包括診斷這些複雜症狀時常需承受的無盡挫敗感。

這種挫折感在第二位自體免疫失調者的故事中尤其沉重，那是梅瑞迪斯・布蘭斯科的故事。她的狀況是體內找不到可辨識的外來物質，只有梅瑞迪斯自己；在此情況下，她覺得自己好像並不存在。幾十年來琳達和梅瑞迪斯這樣的患者多被忽略了，不受朋友圈、家人理會，甚至連醫療界都放棄了她們。

以琳達的案例來說，如果有更適當、正確的檢查，就可發現致病線索和催化劑實際上一直存在。除了她的家族病史，她還遭受極度的壓力、失眠及鏈球菌咽喉感染，這些都可能使她的免疫系統運作過快。而梅瑞迪斯的個案更傷腦筋。

梅瑞迪斯在丹佛出生，比琳達晚兩年來到這世界，誕生在一個自體免疫爆雷區。她的家族有一個祕密，直到多年後她才知道。她的外祖父母和母親以慘絕人寰的狀態從納粹手中逃脫。這種經歷讓這個堅毅家族增添創傷，家人多有奇奇怪怪的症狀，例如她母親總受疲勞和腸胃問題所困擾，外祖父則有罕見的自體免疫失調，狀況是免疫系統會攻擊他的神經系統。

梅瑞迪斯是個好學生，父母活躍於政治圈，父親是新聞工作者，而她是天生的作家。她偶爾也被身體上的奇怪症狀困擾，皮疹、胃病、關節疼痛，總是時好時壞的。

她進入西北大學時日子似乎還過得不錯，但在大三時遭到性侵，自此從大學返家。她是免疫系統的火藥箱，病情爆發時確實頗值得見證。

二〇一七年九月的某天，我和梅瑞迪斯在科羅拉多碰面。下午剛過五點，梅瑞迪斯從她的土黃色豐田車走出來，畫面看來有點不搭。即使是現在這時段、特別是在這海拔一哩處的地方，氣溫只比二十七度低一點，太陽仍刺眼。但五十三歲的梅瑞迪斯身穿牛仔褲、黑色長袖襯衫，戴著黑色棒球帽，滿頭金髮披在肩膀上。

她打開老舊 Camry 的後門，跳出蹦蹦和林哥兩隻有獵犬基因的狗。

我們碰面的地點在我的家鄉波德，多巧，就在我和傑森長大的地方。梅瑞迪斯牽著那兩隻急吼吼的狗，我開始打量她看來怪異的服裝選擇。當然，我想，一定與她的病有關，更可能是複數——很多病。

梅瑞迪斯被診斷出至少患有三種自體免疫性疾病，包括紅斑性狼瘡和類風濕性關節炎。她的免疫系統把自己身體當成異物威脅一樣攻擊，每一天對她都是挑戰，通常低燒不退連續二十天或經月如此，其中幾天會燒到三十八度，雖造成經常性的疲勞，但不足以把她完全擊倒。症狀攻擊猛烈時，「嗚～」她說，半夜跑去急診室，狀況有心臟周圍發炎，有糞便潛血，還有疼痛，「就像有人拿刀從你身體兩側插進去，慢慢轉、慢慢動，把刀插進肉裡越來越深。」

她把車子後門一把關上。「想不想看真正酷的？」她問。

「當然。」

「我讓你看我曬了太陽會怎樣。」

我非常確定她給我看的東西並不酷，也許算是吸引人吧，或說免疫系統的力量頗具教育性。不酷，只要你不是梅瑞迪斯。

「有點小難過，因為總體來說，我已花了大筆投資，把自己打造成不是只在硬撐的形象，但我並不想成為那種把生病當作生命中頭等大事的人。」她對我說。

兩隻狗在前面領頭，我們走在林登大道上，一路通往山腳。穿過林蔭，走到一條泥濘小徑，群山和橘黃色的太陽落在我們的左側，右側是有錢人家庭院的樹蔭，就在那時候，我們曬到太陽了。

「你看，」梅瑞迪斯說。她把黑色襯衫拉好蓋住左手，保護它不受太陽傷害，然後把右手伸到我面前，掌心向下。「很快就會看到。」

「什麼？」

「看就是了。」

沒有蓋住的手開始腫脹變紅。

「妳還好嗎？」

「呃。」似乎這是預料中事。

「我們先躲開太陽吧。」我說，又走了十公尺。

「就是這樣，」她說，從襯衫裡伸出左手，左右手並排一起。現在狀況更加醒目，左手發白，摸起來有點浮腫，正是一般發炎狀況；右手是紅色，明顯腫脹。

「我的免疫系統一直在攻擊我。」她說。

梅瑞迪斯的免疫系統無法正常運作，不受管束，是藏在她體內的殺手，琳達也是如此。而傑森的狀況是，他的免疫系統做得不夠，無法全靠自己。而在巴伯·霍夫的案例中，他的免疫系統成就最稀有的壯舉，完成了奇蹟，那為何社會上完全不知道他這樣的案例呢？

綜合以上來看，這些案例構成免疫學裡的「金髮姑娘定律」（Goldilocks）[5]；兩個人的免疫系統太強，一個太弱，還有一個恰到好處。

書中內容是他們的故事及其他人的私密醫療記述，包括居於領導地位的科學家，某些地方甚至是我個人的健康掙扎。免疫系統科學何其強大又複雜，而個人的經歷將會使這門科學生活化。

如果我以科學家理解免疫系統真正意義的方式，從頭開始說明我們體內發生的事，然後再回到傑森、巴伯、琳達、梅瑞迪斯的故事細節，一切則會更有意義。

這個故事要從一隻雞、一隻狗和一個海星開始說起。

5｜譯註：金髮姑娘定律（Goldilocks princpile）來自童話「金髮姑娘和三隻熊」的故事，金髮姑娘闖入大中小三隻熊的家，在偷吃過三碗粥、坐過三張椅子、睡過三張床後，發現只有中間的最好。影射恰到好處的概念，廣泛應用在行為學、心理學、經濟學、天文學甚至工程學與醫學。

Part 2

THE IMMUNE SYSTEM AND THE FESTIVAL OF LIFE

免疫系統與生命慶典

5 雞、狗、海星和魔術子彈

免疫學起源於對一隻雞的觀察。

背景是在十六世紀末義大利北部的帕多瓦大學，當時有一名很愛解剖的年輕學者名叫法布里修斯（Fabricius ab Aquapendente），他解剖了眼睛、耳朵、動物胎兒，偶爾也解剖人體，但他之所以在歷史上留名，是因為一隻雞。

有一天法布里修斯解剖一隻雞，他注意到在雞尾巴底下有一個地方怪怪的，他找到了一個囊狀器官，他把這個東西叫做 bursa，也就是「囊」，這個字演變成現代詞彙就是「錢包」，從此以後這個器官就叫做「法氏囊」（bursa of Fabricius）。

這東西好像沒有功用，它到底是什麼？上帝（各位，這是十六世紀）為什麼在雞的身上留了一個似乎沒有作用的囊包？

法布里修斯會相信這個囊是理解我們生存的關鍵嗎？他是否知道這個簡單觀察有朝一日能挽救數百萬人的生命，其中也包括傑森的命嗎？

其他少數看似無關的發現也是如此，有朝一日將奠定我們理解免疫系統的基礎。

一六二二年七月二十三日，義大利科學家加斯帕雷·阿賽利（Gaspare Aselli）解剖了一隻「餵得飽飽的活狗」，他詳細記述了這個具有開拓性意義的手術。他觀察到，在這隻狗的胃裡有「乳白色的脈狀細絲」。這個發現與當時對循環系統只運送紅色血液的認知並不一致，相反的，這些乳白色脈管看起來像裡面有白色的血。阿賽利的解剖引發了一段歷史上稱為「瘋淋巴」（lymphomania）的探索狂熱，是一種憑著對淋巴這種體液的少許了解，隨之讓數百隻動物遭死體與活體解剖的風潮。

乳白色脈管的作用多年來一直不清楚，就像幾世紀後的《自然》（*Nature*）雜誌說的，阿賽利的觀察「幾十年來相對不受重視。」

這種時有時無的循環系統又是什麼？

一八八二年的夏天，西西里島的東北部，埃黎耶．梅契尼科夫（Élie Metchnikoff）正透過顯微鏡觀察。梅契尼科夫是來自烏克蘭奧德薩的動物學家，在俄國動盪不安時，帶著妻子去義大利拜訪她的家人；當時俄國猶太農民面臨政府和佃農的高壓迫害，某一天佃農集聚起來殺了猶太農民，梅契尼科夫就在那時帶著顯微鏡來到西西里島。正在看顯微鏡的梅契尼科夫猶如被閃電打到：「影響我科學人生的重大事件出現了！」

就像法布里修斯的名字永遠與雞的囊狀器官連在一起，梅契尼科夫與海星幼蟲也被放在一起連想，那是他偉大觀察的媒介物。

有一天他的家人都去馬戲團「看一些了不起會表演的猴子」，梅契尼科夫反而拿起顯微鏡看海星胚胎，胚胎是透明的。他注意到微小生物體內有細胞四處移動，他形容這些是「流浪的細胞」，一瞬間他的靈光乍現。

「頓時靈光閃過腦海，我想到的是，有機體在遇到入侵者時，是否也由類似細胞擔負抵禦功能？」他寫道。

他有辦法找到答案，他想，如果我把尖刺插進海星體內會如何呢？這些細胞會蜂擁前來救援嗎？

我們住的地方有一個小花園，幾天前我們還在花園裡用小橘子樹替孩子們做了一棵「聖誕樹」，我從裡面折了幾根玫瑰刺，立刻將刺插入美麗海星幼蟲透明如水的皮膚下。

因為一直期待實驗結果，我那天晚上興奮到睡不著，第二天一大早我就確定實驗完全成功。

的確，一堆流浪細胞把刺團團圍住，好像要吃掉入侵者或出問題的組織。

這個實驗構成「吞噬細胞理論」（phagocyte theory）的基礎，自此以後我二十五年的人生都在致力發展這個理論。

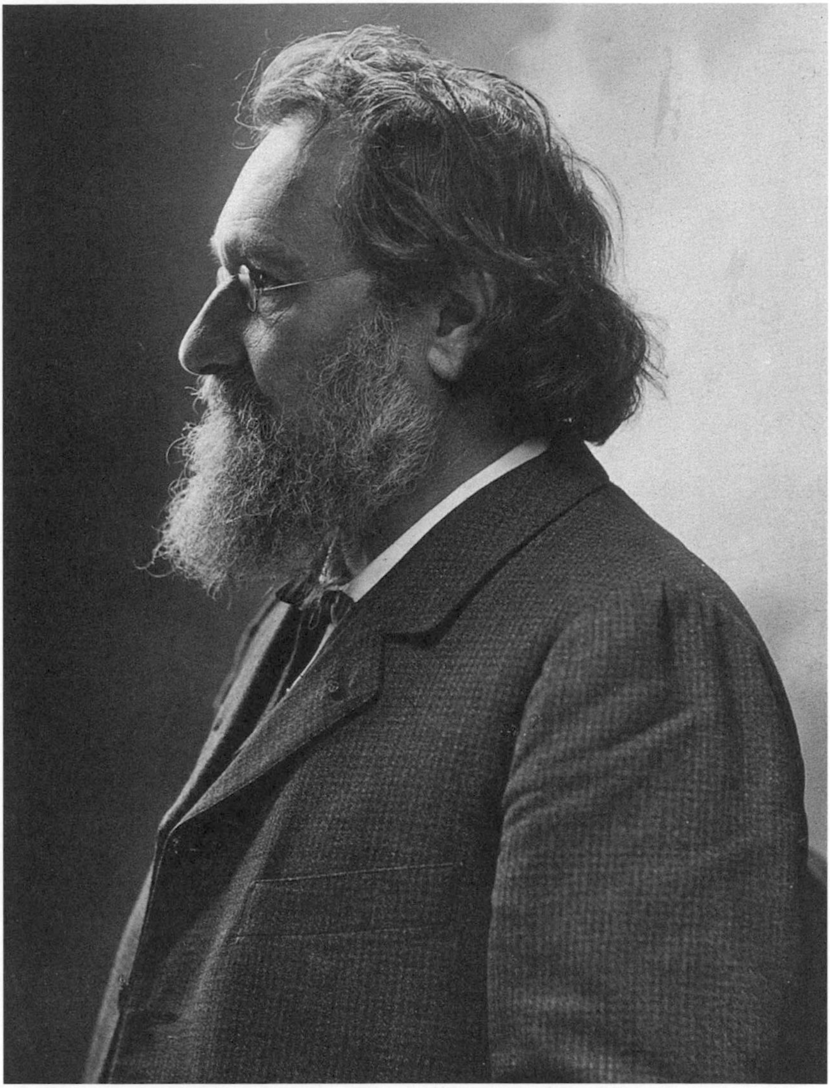

梅契尼柯夫在觀察免疫細胞上領先當時。（倫敦惠康收藏館）

吞噬細胞 phagocyte 一字來自希臘文，大致可解釋為「細胞吞噬者」。「吞噬作用」（phagocytosis）則是吞噬的過程。（恭喜各位讀者！你已見識到免疫學的專業術語，它們是最令人發狂甚至違反直覺的構詞。）

梅契尼科夫的妻子替他寫下傳記，想為這個在多年後科學家才能擁抱的理論多做說明：「這個簡單的實驗讓他十分震驚，因為和流膿的現象高度相似。」她寫道：細胞通過的時候會讓「人類和高等動物發炎」，在傳記中她將發炎定義為「有機體的**治療反應**，病徵不過是中胚層細胞和微生物間鬥爭的跡象。」

換句話說：在入侵發生的那一刻，身體初步的反應是吞噬細胞蜂擁而至，這種感受多半不舒服，而這就是我們說的發炎。

梅契尼科夫知道這種情況，他的見識已**超越**當代。

九年後，到了一八九一年，與梅契尼科夫同期的科學家保羅・埃利希（Paul Ehrlich）開始研究「魔法子彈」。埃利希是出身柏林的免疫學教父，致力解釋免疫學中最難捉摸的問題：我們的防禦系統如何認出危險異物，如病原體、或病毒、細菌和寄生蟲等有機體，且能針對它們發動攻擊？例如，海星體內的細胞是怎麼知道該出動了？又如何知道該開始吞噬的？

他以組織染色的科學技巧建構個人的迷戀，透過染色，可以看到某些化學物質對身體某些部位具有「明顯的親和力」，《藥理學》（*Pharmacology*）期刊對這段歷史做了說明：歷史記載，化學物質亞甲藍（methylene blue）似乎有辦法進入神經系統，或說神經系統吸引了這種化學物質？

是否有一種魔法子彈或其他物質、或某種程序可以讓防禦細胞一對一地攻擊壞人？

要回答這個問題，牽涉太廣，科學家多年來無以回應，但問題是正確的。

埃利希有一個理論，既聰明又錯誤。他認為人類防禦系統也許建立在某種「鎖和鑰匙」的機制上。當疾病出現，身體的特殊細胞會跑過去附著在病毒或細菌等病原體上。埃利希給

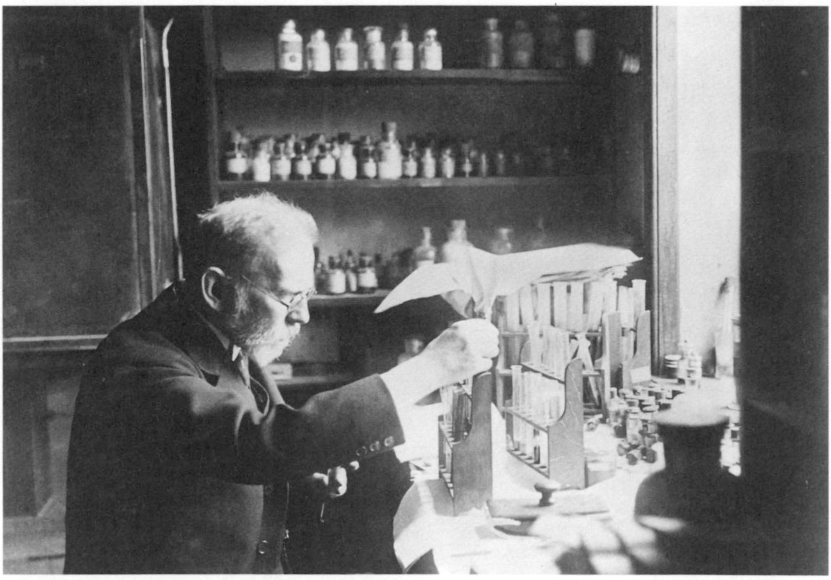

免疫學教父埃利希在他的實驗室。（倫敦惠康收藏館）

這個附著物取了名字叫 Antikörper，英文寫成 antibody，中文是「抗體」。他的想法是抗體會附著在病原體的某個部位上，此時的病原體稱為「抗原」（antigen）。抗體是鑰匙，抗原就如鎖，抗體附著到抗原上，就會幫忙摧毀疾病細胞。埃利希的理論雖然先進，但有幾個問題。就如他認為免疫細胞帶著一組名為「側鏈」的鑰匙，側鏈能變換成適當的形狀插入鎖中。這想法是錯的，因為那時科技還不到位，但它仍是了不起的猜測，並且由他的想法引出免疫系統術語中最重要的詞彙：抗體。

類似的構詞無奇不有，我還有別的要說，「抗體」的命名顯然有問題，因為它的組成含意是「抗-體」，對抗身體。

不相信我說的話，同領域的歷史學家也撰文表示這類構詞真的很複雜，甚至違反直覺。「這個詞有邏輯上的缺陷。」這是考證術語歷史時對這個字的權威評述。還有說得更白的，有一次某個免疫學先進在描述這個免疫系統的複雜術語時，故意放聲大笑說：「名詞對照表出問題了！」

你會在免疫學的發展歷程中一再聽到這問題，主題都是一致的。這一群科學家、免疫學家絕不可能獲得行銷獎，別說麥迪遜大道了[6]，只要任何靠近這條路的地方都不會讓**抗體**、**抗原**、**巨噬細胞**、**吞噬作用**或**神經膠質細胞**這類詞上市使用的。

埃利希博士還構思出一個由不同類型細胞組成的宇宙，各有不同的細胞邊緣與形

6｜譯註：紐約曼哈頓區的著名大街，美國許多廣告公司的總部都集中於此，因此這條街逐漸成為美國廣告業的代名詞。

狀，似乎連功能也不一樣，並以細胞名稱拓展了免疫學的特殊語言，就像「嗜鹼性粒細胞」（basophils）和「嗜中性粒細胞」（neutrophils）。

但它們是我們防禦系統的一部分嗎？還是別的什麼？

隨著時間過去，問題與觀察越積越多。難怪免疫系統是世上最複雜的有機系統，也許只有人類大腦能與它相提並論，它的發展起源早在人類物種進化之前就開始了。

免疫系統的起源可追溯自三十五億年前的遠古，大概是細菌這個最早的細胞有機物出現的時候。藉著先進的化學和分子工具，科學家發現一些細菌似乎有較精細的免疫系統，有辨識特定外來威脅且能編碼記住它們的能力，一旦遭受侵入，就可以消弭這些外來威脅。

接著大約在五億年前，免疫系統開始分化，在系譜上演化出兩條主要支線。一支屬於無下顎脊椎動物，如七鰓鰻和盲鰻。牠們發展出與我們本質不同卻又一樣複雜的防禦網絡。與我們的系統相比，牠們的系統就像一種使用不同字母的古老語言，是另一種遺傳密碼，同樣具備防禦優勢。

又過了二千萬年，大約到了四億八千萬年前，另一支線固定下來。我們之所以得知，是因為有些生物自古以來就存在，如鯊魚，牠的防禦系統就屬第二種。人類也是，所以基本而言，我們與鯊魚和其他有顎脊椎動物共享同種免疫系統模式。

我們這一版本的免疫系統歷經磨練，存在時間已長到說明它的功能強大。演化作用不會讓一件東西持續這麼久，除非它有用。

它的作用是：在生命慶典中隨時保持警戒，成為無所不在的維和力量。

6 慶典

想像一個節日慶典，對外盛大開放，來者不拒，這就是你體內的生命狀態。體內細胞群聚，各據地盤、區域、器官，它們的工作是維持生命，而且做得很有效率、有組織，即使事情又忙又雜。血液衝來衝去，化學物質起伏流動，情況隨運動、溫度、想法、情緒、年齡、健康瞬息萬變，我們這台隱形機器動得條理有序，接受牢固的基因編碼規範。

在這數十億細胞中，守門人和勞動者悄悄聚集在這場生命慶典，吞噬廢棄物，幫助重建。偶爾組織受損破壞時，還需要整修支架。它們是免疫系統的一份子，如同混雜在細胞間的哨兵和間諜，它們負責收集信號，摩擦一個又一個的分子，穿梭其間收集數據，是一種被動但熱心的存在。正在長大的新生組織是否會突變成癌細胞？器官受損了嗎？細胞是否正吐出某些化學物質，暗示身體某部分承受壓力、缺乏睡眠或遭受脅迫？

免疫系統尋找不受歡迎的入侵者。

身體是否有病原體、病毒、細菌或寄生蟲造訪？可能吸入了什麼惹是生非的搗蛋鬼？或有什麼東西從皮膚傷口鑽進來？或碰上浴室裡沒有清洗乾淨的隱形髒污？或在地鐵撿了東西再從手背擦進鼻子？這些病原體與我們身體的健康細胞不同，它們不喜歡待在特定區域，天生就愛跨越邊界，前進原始組織，到處擴散，一直吃、一直生。

病原體一旦進入人體，就會和我們的細胞混雜、繁殖，建立一個殖民地，把這一區完全占領後再散布。此時，第一線免疫細胞查覺到有危險，如嗜中性白血球、自然殺手細胞、樹突細胞，可能一種也可能多種，它們會組成救火隊，接下來是腫、痛、發燒，這就是發炎反應。體內生命慶典中，一場酒吧大戰開打了，但還不到全面開戰的時候，動作相對克制，因為免疫系統的目的只想維持現況。

接下來可能有各種劇本。

舉例來說，當免疫細胞大規模出現吞噬感染物時，發炎情況變得嚴重。有些免疫細胞會在此過程中自爆，有些會把感染物碎片夾起帶到一處叫淋巴結的防禦中心進行評估。此時大群經過的防禦者T細胞和B細胞會在淋巴結與感染物碎片接觸，這兩種細胞是免疫系統的先驅戰士，事實上它們是世上最有效率的生物結構。T細胞和B細胞之所以厲害，是因為它們非常明確特定。我們體內有數十億之多的T細胞和B細胞，每一個都由遺傳基因巧妙地量身打造，目的在鎖定特定的感染原。一旦T細胞或B細胞發現它的邪惡配對，發現與感染原一模一樣的分身靈增生了，這兩種細胞就會啟動強大的防禦網，展開天生的防疫反應，引發受過特殊訓練的防禦細胞反擊特定抗原。狀況就像：炸掉它！讓它內爆！放毒氣襲擊！好人吃掉壞人！

聽起來好像是好消息，對吧？別急。

要想在生命慶典中維持和平，這件事本身就是充滿危險的。對正在生病的人來說，發炎反應並不好玩，可能讓我們置身於危險中。免疫反應可能伴隨疲勞、發燒、發冷和疼痛。對數百萬人來講，過度的免疫反應就是自身的慢性疾病。這就是為什麼免疫是一切平衡的系統，因為它的設計重點在維持和平，過激的武力死得更慘。然而，小衝突仍會造成傷害，慶典被打斷，派對瀰漫著焦慮氛圍，生命的平衡已經被擾亂了。

這是免疫系統必須走卻幾乎走不通的道路，面對病原體時試著不要過度反應。病原體為求生存同樣也經過進化，所以它們狡猾、暴力，有時甚至愚蠢地殘酷，它們是慶典破壞者。

它們從我們誕生前就開始攻擊，令人討厭，且無所不在。

7 慶典破壞者

你剛出生，還在產房就被打了一針，針頭刺入皮膚，穿透了防禦網絡的第一道防線。威脅甚至不是順著派對入口的紅絨圍欄闖入——不從嘴，不從鼻，居然從天花板切入，雖然鋼針的細菌可能被清潔過，但直接侵入組織，無論如何一定會造成局部反應，引起細胞中的虛擬恐慌。

幾個月後，你可能被家裡養的貓抓傷，貓身上帶著微生物，蚊子身上也有，牠降落在嬰兒床上一口刺穿你的皮膚。一瞬間，組織動員了，世上最精良的防禦網引爆出動。

或者如果你出生在發展中國家，可能你母親餵你喝的一口水裡就有寄生蟲，那是蠕蟲的一種，會直下腸道，住在那裡，吃在那裡。

這些是最簡單的劇本，還可想像其他數不盡的情況，特別是當那些壞傢伙占領一席之地，就會把我們當做食物與物資來源。

讓我介紹這些惡棍和它們帶來的挑戰。它們種類繁多，至少上千種，形狀五花八門，各有武功招數和兵器。請想像它們的各種可能，我想到的是電影《星際大戰》第一集裡的場景，韓索羅和賞金獵人大打出手的摩斯艾斯利酒吧。派對裡有各色各樣奇形怪狀的東西，腦袋像電燈泡的樂隊成員站在外圍吹著管樂，有個外星人像是長了錐角的大猩猩；賞金獵人有一顆長滿刺疣的綠色大頭。它們是連環殺手和自殺炸彈客——伊波拉病毒、葡萄球菌、禽流感、肺炎病毒或細菌、梅毒、天花、小兒麻痺病毒……不勝枚舉。

若將它們歸為一類，就是病原體，是引發疾病的媒介。將病毒和細菌全部視為病原體似乎順理成章，其中一些確實是，但大部分都不是。有數十億的細菌細胞生活在人體卻不會造成傷害，據我讀到的資料估計，事實上只有約百分之一的少數細菌會讓你生病。非常有可能此刻你的體內就有癌細胞，但它基本上無害。就像任何精采的故事一樣，要從邪惡與冷漠中分辨出誰是好人總是困難的。

然而，有危險的總是那個不在監獄關著、不受管束的那個。

首先是細菌。細菌可能是最早的生命形式，時間可追溯到三十五億年前。它們能成為早期倖存者的原因是：只要有食物來源，它們就能自行成長，成為自立自足的單位。它們很小，一個人體細胞可容納數千個細菌。小小細菌，不只是讓人死亡而已，它可以毀天滅地到改變人類歷史軌跡、塑造文化、重寫時代。就如十四世紀的黑色瘟疫讓歐洲百分之三十或更多人死去，人稱「黑死病」的鼠疫是由耶爾森氏菌（Yersinia pestis）引起的，它是人類已知最致命的病原體之一，是一種由跳蚤傳播的細菌，名字來自一八九四年發現它的人：亞歷山大·耶爾森（Alexandre Yersin）。這件事告訴我們，要小心自己發現了什麼。以下是一些你不想餵養的細菌：大腸桿菌、沙門氏菌、破傷風桿菌、葡萄球菌和梅毒螺旋體。

接下來是病毒。

細菌雖小，病毒更小，一隻細菌可容納數千個病毒。

流感、伊波拉、狂犬病，天花是更令人討厭的病毒。病毒的挑戰在於它們只有在首次入侵細胞且接管此細胞自我複製的機制後才能繁殖和生長。

有個病毒起源的理論有助於解釋它們的天性。也許細菌先來到這世界，後來的是更多複雜的細胞，然後一點一滴的，有些細菌經過隨機突變和演化捨去了部分的遺傳物質，其中不那麼複雜的有機體找到了感染和依賴其他細胞的維生方法，感染對象包括哺乳動物的細胞，而這些病毒活了下來。第二種理論認為，病毒是人類細胞剝落後再演化而成的，是人類自體的排泄物，但它們卻找到依附在人體內外的存活方式。

要說我們這時代最有名的病毒，應該就是人類免疫缺陷病毒了，也稱為愛滋病毒（HIV）。它屬於病毒的特殊類別，是一種「反轉錄病毒」（retroviruses）。這些有機體入侵細胞，嵌入我們的DNA，與我們的DNA混在一起。試想這對免疫系統有多麼困擾，要如何從自己中找到異己的成分。同時間，還有另一處糾結：人類大約有百分之八的遺傳物質由反轉錄病毒形成。這意謂著我們已經和這些病毒錯綜交雜不可分，它們就是我們的一部分。以此觀點，它們的存在對人類可能不只是幫手的地位，更可能攸關人類的基本功能。胎盤就是其中一個例子，幫助母親與胎兒傳遞分享物質的胎盤可能就是由反轉錄病毒演化成的。

最後還有寄生蟲。

寄生蟲甚至比細菌更複雜，尤其它是這些有害有機物中體型較大的。

它們屬於真核類生物、原生類生物或寄生蟲類，是無法完全演化為動植物的有機體，雖用一些花俏術語來稱呼，但有些其實就是蠕蟲。像是「生命之樹上的小碎片」，加州大學舊金山分校的分子病毒學家艾瑞克．戴華特（Eric Dewalt）向我這樣描述。

它們有時會致命，如引發瘧疾的孢子蟲，導致昏睡病的錐蟲，以及隱匿在糟糕衛生條件下的極度危險——賈第蟲。有時寄生蟲有極大的致命危險，就像黑死病，是一種滅絕種族的力量，能改變人類歷史。以瘧疾的案例來說就是寄生蟲在血液中迅速裂殖，攻占了循環系統。

細菌、病毒、寄生蟲。

這些節慶破壞者有一些重要的共同點。

最蠢的就是急著想繁殖，利用我們身體餵飽肚子或複製自己，反正最後總會把我們弄死，但事實上如此做也殺死了宿主。站在病原體的角度，理想的情況是先感染我們，然後迫使宿主與人分享它們，以致病原體能持續從某個人類身上跳到另個人類身上。如果沒做到這點，只是自我複製，就算運作開關不關上，也只能複製到我們掛了，然後它們也掛了。「它們很笨，因為容易興奮過頭，一下就把我們全殺了。」一位免疫學家這樣對我說。

另一個共同點是它們的移動性。它們比其他細胞更容易在人體的障礙間穿梭移動。事實上，大部分細胞多滿足於待在各自區域或器官內，那是它們開生命派對的地方。而病原體有能力突破人體障礙，例如，細菌配備稱為鞭毛的小尾巴，是個可驟然加速的小馬達。跟著食物一起被我們吞下肚的沙門氏菌就是用這種推進尾巴突破腸道內壁進入體內的，它的建造目的就是為了入侵。

下一個挑戰，也是重大挑戰，就是這些生物體具有高度**變異性**。

細菌和病毒複製的速度很快，細菌數量每二十分鐘到三十分鐘就能翻倍，有些病毒更快。一次繁殖行為創造一次變化機會，帶來突變或是基因序列移動的可能。我們身體才剛弄清楚該如何對抗這個病毒或細菌，一轉眼它們又變化到我們身體不知如何對付了。

人類的繁殖週期大約每二十年產生一輪新世代，我們不可能在這場和有機體的軍備競賽中逃出生天，它們的變化速度快太多。

另一個思考方向是細菌分裂的速度如此快，如果放著不管，它們可在四天內接掌我們整個身體。我們的細胞分裂速度相對慢，一個細胞每天只能生成十六個。數學也不站在我們這邊。

所以區區一個人體怎能好整以暇地對付這麼多威脅，甚至還包括**從來不存在的**？想想看，我們的免疫系統必須應對病原體增殖時連珠炮似的迅速變異，而每一個病原體就是一個外來的蛋白質生命異形。

這個難題被更簡單的數學放大了。我們基因的數量有限，在一九七〇年代，我們以為人類基因組中的基因數量大約為十萬個，後來漸漸知道這個數字實際上小得多，大約在一萬九千到兩萬間。

我們如何保護自己？

「上帝有兩種選擇，」治療傑森癌症的醫生告訴我：「祂可以把我們變成三公尺高的青春痘，或者祂可以給我們力量，讓我們對抗十的十二次方個病原體。」也就是一萬億個潛在的壞傢伙。

為什麼是青春痘？青春痘充滿了白血球，充斥著免疫細胞（後續我會詳細說明）。簡而言之，你可以是一個巨大的免疫系統，但沒有其他東西。或者你可以擁有某種祕密力量，讓你保有人類其他一切屬性，像是大腦、心臟、器官、四肢，還能神奇地對抗無數病原體。

「這就是免疫系統奧妙的地方。」傑森的醫生說。

我在本書提到的大部分內容都源自這股神奇力量，是我們賴以存活的方法，而不僅是一顆特大號青春痘。

同時間，除了壞傢伙的多樣性和可變性外，我們的免疫系統還有其他更為根本的挑戰。

要克服的挑戰在心臟，這是不利的潛在風險。如此強大的中央循環系統有個麻煩，就是它負責把血打到全身且速度極快，幾秒內就要把血從頭送到腳。一旦病原體進入血液中，咻～敗血症很快出現，也就是感染原感染了血液，這是會致命的。免疫系統的主要功能應該是使感染原遠離我們的循環系統。

免疫系統另一個在結構上要面對的複雜處是維護生命的現實面，也就是這個生命必須有成長和癒合的能力，身體要有能力再生組織，而且一直再生，要不停替換受損與老舊的細胞。就以之前新生兒在產房的例子簡單說明吧，當疫苗注射針頭刺穿嬰兒的皮膚，身體必須有替換表皮的能力。被木頭或玻璃碎屑刺傷或被貓咬傷時都是如此，不然我們只會如雨中的沙丘，一點一滴流失腐蝕。

為了癒合，我們的細胞必須分裂增殖。這聽來或許簡單明白，但這對免疫系統來說並不穩定，因為它必須一邊讓新的組織生長，同時間還要保持高度警戒，注意那些爛掉的、破損的、有缺陷的細胞突變生成不好的細胞，也就是所謂的癌細胞。

僅在最近幾年，我們才知道免疫系統對細胞分裂、促進癒合和重建組織是有幫助的。但在幫助重建的過程中，免疫系統很難辨識何者是壞細胞或突變的細胞，它們看起來與我們的細胞非常相似——其實基本上就是自我細胞，只是部分變異。如果免疫系統無法分辨或不知怎地被癌細胞耍了，忽略了要它制止惡性細胞分裂的正常信號，接著就是壞傢伙不受控制恣意增長，破壞正常組織結構和功能，到頭來免疫系統反而保護了惡性腫瘤。

免疫系統走的路如同在深淵上走鋼索，偏左偏右皆是死。

要活下來取決於免疫系統知道分辨誰是自己人，誰又是外來者，還得對應三大挑戰：壞傢伙的變異性；讓血液在幾秒內流過全身的中央循環系統；以及必要的癒合力。

以上種種，免疫系統不但都要做到，且要做得恰到好處，不能在過程中把自己也殺了。免疫系統走了一條最細緻的路，它能成功是因為有高效率的維和部隊在幫忙，讓人誤以為它們的工作是魔法。

最近七十年的免疫學一直追求魔法的破解，想知道我們的防禦機制在關鍵核心如何運作分工。而這趟驚異旅程開始轉向，從對免疫系統的粗略了解轉到分子層級的探究，結果讓現代醫學深入魔法中心，從精微奧妙防禦的內部機制直接插手你的健康。

為了說明這一切如何作用在你身上，也作用在傑森、琳達、梅瑞迪斯與巴伯的身上，我接下來會用一百多頁告訴你免疫學的發展故事。簡而言之，它就像：科學家從T細胞與B細胞中得到靈感，開始把大概念知識應用在救命的疫苗和器官移植上，然後這些有想像力、有創造力的免疫學家仔細鑽研免疫系統的碎片零件、齒輪，建構出這部機器的藍圖。就像我等一下要說明的，他們理解了發炎是怎麼一回事，也理解了身體通訊網絡的構成分子。每一次科學進步都會帶來另一項實際應用，他們開始複製防禦細胞來製造藥物，在可預期的將來，也將創造另一次驚人的科學躍進，就像才不過幾年前，第二組免疫系統的發現。

你可以把這些免疫學家視為探險家或阿爾戈英雄[7]。他們越過海岸與地表，超越概念理論進入細節，他們走得越深越遠，我們越健康、活得越長。他們的發現救了數億人的生命，現在正影響你我的生活和健康。

所以，請和我一起探索這趟重要的發現及其意義。首先，就從英國的一間小木屋開始說起。

7｜ 譯註：希臘神話中，在特洛伊戰爭之前出現的英雄。他們伴隨伊阿宋乘阿爾戈號到科爾基斯去尋找金羊毛。

8 神祕器官

一九四一年，世界處於戰爭狀態，賈桂琳．米勒（Jacqueline Miller）的體內也是。這位苗條美麗的十七歲棕髮少女已經咳到喉嚨都啞了，隨身帶著痰盂收集爛掉的肺咳出的血痰。四年來，她與肺結核作戰，但戰況越來越慘烈。

富裕的家庭背景和奢華的生活環境對她幫助不大。她的父親是中法銀行駐上海經理，德國納粹入侵法國後想帶一家人逃離歐洲，所以調駐上海。他們行車匆匆趕往義大利，幸運搭上從底里雅斯特出發的最後一艘客輪。抵達中國後，他們一家住在獨棟五層樓高的圓形洋房，有二十四名傭人伺候。「像國王一樣。」賈桂琳的弟弟雅克．米勒（Jacques Miller）回憶。雅克生在法國，那時才十歲，之後的他將對免疫系統的發展有深遠影響。

一九四一年聖誕節前的幾個月，賈桂琳咳得更厲害了。雅克看著、聽著，想弄懂這一切，「我無意間聽到醫生告訴我媽，人類還不知道如何把傳染病趕出體外。」雅克對我說。他現在快九十歲了，思慮清明，不因年歲而放慢速度。

他回憶說，那時他看著姊姊，心中不斷糾結於一個問題：「我和姊姊住在同一間房，待在同一棟樓，我們卻從未生病，這是為什麼？」

結核病是由結核菌引起，這種細菌的特徵是細胞有一層蠟狀外殼，經常侵入肺部，具傳染性。但賈桂琳的弟妹並沒有感染上，是他們的身體沒有被侵犯？還是身體把細菌打跑了？或是他們的基因不同，所以一開始就不受影響？為什麼這個異形生命能占據這個小女孩的身體、在她體內成長？是她的防禦機制垮了，就如波蘭與法國軍隊一樣，只能被蹂躪，毫無作為？

能及時提出解答的問題才是好問題，其中最急迫的是到底還能為賈桂琳做些什麼？

他們做過的努力原始簡陋到幾近可笑又痛苦。在戰爭開打搬去中國前，這一家人在瑞士的結核病治療中心住過一陣子。瑞士人治療這個疾病的方法是向胸腔打入空氣，使肺部塌陷，希望粉碎細菌，給肺一段時間休息，讓它可以重啟功能。之後這一家人到了上海，賈桂琳的父親會帶她去鄉下騎馬，讓她呼吸新鮮空氣。當她的父親做了種種努力盡皆無效時，仍以最低調的方式對抗法西斯，暗助法國人從法租界偷渡上船離開中國逃到英國去。

賈桂琳在那年的十二月病情急遽惡化，「體重掉了很多，看起來就像骷髏，」雅克回憶說：「我覺得很可怕。」

賈桂琳死在聖誕節那天。

三年後在紐澤西，科學家分離出鏈黴素（streptomycin），這是第一種能殺死結核菌的抗生素。做出這項成果的是美國羅格斯大學，實驗室負責人塞爾曼．亞伯拉罕．瓦克斯曼（Selman Abraham Waksman）也因為此項發現獲頒一九五二年的諾貝爾獎。

「我姊姊只要再多撐兩年，就能夠治好的。」雅克說。

的確，賈桂琳的生命消逝在醫藥與免疫系統的轉折點上，科學那時才剛開始要把疾病逼向逃亡之路。現在回顧過去的殺人兇手，看著科學發展走過的懸崖，才知道這一切有多了不起。

例如在一九〇〇年，每十萬個病人中的死亡主因是肺炎和流感，其次是肺結核和胃腸道感染，心臟病和癌症排在名單最後。一世紀前，第一份醫學期刊《新英格蘭醫學雜誌》（*The New England Journal of Medicine*）在十九世紀初曾列出一份以九百四十二名病患為樣本的死因研究，發現他們有三分之一死於肺癆，近五十名是死胎，還有少數人死於斑疹傷寒，因癌症死亡的只有五人。還有一位病人藥石罔效，嗯⋯⋯被閃電擊中而亡。

根據美國國家二戰博物館的估計，二次大戰期間約有六千萬人死亡，其中有一千五百萬人死在戰場，平民傷亡占死亡最多數。在一九四〇那年，戰爭死亡人口約是當年全球人口的百分之三。

生命凋零，互相殘殺，科學與社會和這些議題互相角力，但在當時，免疫系統在這組對話中並不具有重要性，就如死水。當時的免疫學家對於身體如何護衛自身提出很多假設，但人體內部系統多不可見，當時的科學技術運用也相對原始。免疫醫學那時才正準備迎接知識的爆炸。

一九五六年，雅克．米勒從醫學院畢業，錄取英國切爾西貝蒂研究院做研究員。切爾西貝蒂是位於倫敦南肯辛頓的一所研究機構，也可將它視為一段發展時期。當時研究院的科學家特別注重癌症研究，部分是因為當時人們已活得比千年以來殺死他們的感染病壽命更長了，而因癌症死亡的人數越來越多。

癌症研究的興起還有另一個原因，廣島和長崎的原子彈爆炸導致白血病的發病率飆升。原子彈輻射讓細胞變異的速度如鬼魅般快，而且它會破壞ＤＮＡ，讓新生細胞突變。細胞變異越大，就越可能在體內長期存在，生成免疫系統更難應付的癌症。科學家在這原爆受害者裡找出可供實驗的群組，他們埋頭鑽研由這群可憐人提供的新數據，而且關注對象不限於日本，原子彈爆炸催化了全世界對癌症的研究。

雅克．米勒博士發現了Ｔ細胞的科學事實，要間接感謝從癌症研究出發、以小鼠為對象的放射線和白血病實驗。

小鼠、小鼠、小鼠、小鼠，很重要所以說三遍。免疫學蓬勃發展的這一段關鍵期是由動物實驗開始的，對象大部分是小鼠。免疫學家、病毒學家及其他研究者的工作夥伴都是一大群囓齒動物。研究白血病時，科學家用放射線照射小鼠讓它們得癌，然後研究那些得癌小鼠，觀察牠們得病後的狀態。這個想法是先在小鼠身上操作，看看是否能找到可行的治療方法，幫助那些在長崎、廣島遭嚴重輻射傷害的可憐靈魂。

那時的研究也引發出一種似乎與主題無關的好奇心：科學家觀察到有一小部分小鼠無論是否受到輻射，都自發性的得到白血病。科學家指出，這種自發性癌症是從一處小型葉狀器官產生的，這器官稱做「胸腺」（thymus）。

胸腺之名源自「thymos」這個字，定義是「疣狀贅肉」，換成大白話來說就是腫塊、瘤子或肉芽。胸腺有兩片，形狀像葉子或蝴蝶翅膀，位於胸骨上方。

胸腺長期以來被認為毫無價值，絕對、完全對人類生命毫無貢獻，浪費空間，是演化剩下的謎樣物質，是上帝在創造後沒有清乾淨的殘餘物。

接下來發生的事是典型的免疫學，是連串意外加上完美構思的實驗與不斷爭議的組合。

一九五〇年代末，雅克．米勒博士被派到倫敦城外的衛星辦公室工作，那地方實在稱不上是實驗室，只是一間小木屋，地方不比停一台車的車庫大。備用的小鼠被關進籠子放在馬廄裡。

米勒博士負責的第一個實驗是複製之前實驗發現的白血病新菌株，菌株從罹癌老鼠的白血病組織中提取出來，然後把組織磨碎到變成液體，再把它注射到某隻看來沒有白血病的小鼠身上，癌細胞就會像病毒一樣傳到新老鼠身上。

有個狀況有點怪，白血病濾出液只有打在新生小鼠的身上才有感染反應，成年小鼠不會被感染。但為什麼只有新生小鼠才會得病呢？對於這個疑問，米勒博士有個想法。

「我做了以前沒有人做過的事。」米勒博士回憶。

米勒博士成為老鼠胸腺移除專家、胸腺切除術的高手。他不是第一位做這手術的人，但他做到極致，還嘗試各種交換組合，在某次重要實驗中他將白血病濾出液注入新生小鼠體內，不久後，又把成鼠的成熟胸腺移除，換上那隻新生小鼠的胸腺，植入胸腺的成鼠會立刻得到白血病。事實上，切除胸腺的成鼠無論隔多久換上未成熟的胸腺都會得到癌症。「我在成鼠切除胸腺後一個月更換、兩個月換、三個月、六個月，一次兩次皆是如此。」米勒博士說。

至少這件事奇怪又有趣，但它是異常現象嗎？難道這意謂著胸腺在健康方面扮演著沒有人知道的要角？

米勒博士在一次意外中有了收穫。記得他把才出生幾天的小鼠移除了胸腺吧，現在他手上有一堆胸腺被割掉的小鼠，牠們應該要被丟掉，多謝齧齒動物為科學犧牲。但米勒博士注意到這些小鼠不是就這樣死了，而是先生病，通常病得很重很重，體重下降，身子蜷縮——被病痛折磨死。這很奇怪，「事情一發生，你就想把小鼠切開看看到底是怎麼回事？」米勒說，他發現小鼠肝臟裡全是病變，就像得了肝炎，身體被感染病攻占了。

所以現在他有兩個強大的論述立基點：有未成熟胸腺的小鼠會得白血病；沒有胸腺的小鼠似乎對疾病沒有防禦能力。

米勒博士的假設在當時是異端，他力排眾議認定胸腺極其重要，然後採取更具決定性的步驟證明，儘管可能因此被解雇，他仍然覺得這是個極好的想法。他抓了兩隻小鼠，一隻從出生就把胸腺移除，然後取下另一隻小鼠的皮膚，移植在沒有胸腺的小鼠身上。

米勒博士這樣做的原因是皮膚移植長期以來多被認為難以成功，因為健康的免疫系統會排斥外來組織，因為不是「自己的」，所以米勒假設缺乏免疫系統的小鼠會認不出移植在身上的皮膚是外來異物——缺乏免疫系統，就不會攻擊植入的皮膚。

米勒博士做了無胸腺幼鼠的植皮實驗，希望藉由這個實驗能證明免疫系統與胸腺之間的關係，即使胸腺在以前一直公認是無用器官。以下是事過境遷後的實驗記錄：

「結果讓人目瞪口呆，小鼠沒有排斥這樣的皮膚。」他說：「植皮處長出茂盛的毛簇，為了說服自己，我甚至在不同小鼠身上各植四片皮膚，這些皮還來自不同顏色的不同種老鼠。」他補充：「沒有一片植皮被排斥，每隻植皮小鼠的背上看起來都像是拼接毛毯。」

他對老鼠做了一系列的血液測試，有點類似醫生給你做的全套「血液常規報告」，只是更原始。結果是那些被切掉胸腺的幼鼠的單核白血球數量較少，那時這些單核白血球已經有名字了，就叫作淋巴細胞。

米勒博士想，這一定表示這些細胞來自胸腺，是「源自胸腺的細胞」，他這樣稱呼它們。

胸腺的英文字首是T，所以是T細胞。

到了現在，五十多年後，米勒博士分享這故事時仍然喜形於色。我聽得出他語氣中除了驚奇還潛藏著一股驕傲，但當他說明後續發生的事，則又交雜著沮喪。當時的科學團體並不相信他。一九六一年英國免疫學會開會，米勒博士秀出拼接毛毯小鼠的幻燈片，但他的發現被各種理由打回票，包括：他用的小鼠品種不良；馬廄裡有傳染病，不知怎地傳給了小鼠，使得實驗結果反常——反正不管他從小鼠身上發現什麼，都與人類絲毫無關。

米勒在著名期刊《刺胳針》（*Lancet*）上發表了一篇短論文，大膽假設胸腺是負責培育小淋巴球使其具備免疫力的部位，這是他的「居里夫人時刻」。這個小小葉狀器官，一直被認為浪費空間，長期被演化繞過不理，而他卻認為這是免疫系統的中心。

這個發現宏大卻片面，因為米勒博士並不確切了解胸腺功能，確定功能還要等一段時間。但免疫學進入現代的第一塊拼圖已經出現，它包含了T細胞來源的關鍵細節，以及T細胞對生存極為重要的事實。

米勒博士認為他已經找到免疫系統的主要角色，「我以為只有一種細胞。」他說的是T細胞，「我以為它無所不能。」

對這個論點米勒博士錯得離譜，但沒有引起太多人關注。雖然那時免疫學如孤島的世界能人輩出，充滿了在同輩間備受讚譽的菁英與得到諾貝爾獎加持的天才，但廣泛而言，免疫學家並不受重視。大部分情況是，免疫學並不是多數有志科學者的選項，或說不是建功立業的好地方。對醫學系學生來說，這是可以忽視的學科——「只占醫學教科書裡的一兩頁」，安東尼・弗契（Dr. Anthony Fauci）醫師如此說。弗契是美國「國家衛生研究院」（NIH）屬下「過敏與傳染病研究中心」（NIAID）的主任，他表示：「免疫學那時還沒有準備融入科學的主體。」

免疫學家才正準備大幹一場。

9 B開頭的字

時鐘撥回到一九五一年，馬里蘭的華特里德軍醫院有一位八歲男孩出現了異常狀態，擾亂了醫學史。這男孩在過去的十八個月裡至少發作了十八次肺炎和其他致命感染，雖然身體還能與某些感染作戰——畢竟他還活著——但似乎他的身體無法進行免疫防禦。

在華特里德照顧這孩子的醫生是奧登・布魯頓（Ogden Bruton）上校，他最後也在免疫系統的研究上留下美名。布魯頓醫生進行尋找抗體的實驗，當時對抗體的廣泛認知是它與感染原的確認及鎖定有關。再次說明，抗體是測知病原以及與病原接觸的關鍵，攜帶抗體的細胞在體內的生命慶典中循環，到處尋找能配對結合的壞傢伙。雖然這種種對抗疾病的機制在發病男孩住進華特里德的年代還未被理解，但抗體的概念已經存在。布魯頓尋找抗體的實驗可謂當時的尖端：與血液中其他成分相比，抗體帶的電荷相對弱，所以實驗方法是將血液放在電場中分離出一層液體，裡面是大名鼎鼎的「γ球蛋白」（gamma globulins，又稱丙種蛋白），γ球蛋白裡含有抗體。

這個八歲男孩沒有γ球蛋白，身體不會製造抗體，這是原發性免疫缺陷的已知首宗病例。美國國家醫學圖書館出版的布魯頓傳記指出：「這個發現的重要性就如同黃熱病的發現……對醫學界是劃時代的貢獻。」男孩和實驗告訴科學家的是，當抗體不存在時，就會發生可怕的事。

但是這男孩的案例有更讓人不解的地方。他沒有抗體，**但是**他仍有白血球細胞，仍能抵抗一些病毒，他的胸腺也是完好無傷的。

這個謎團讓科學家傷透腦筋，構成防禦機制的要素到底是什麼？

免疫學家對身體防禦的核心來源爆發激烈的歧見，有一陣營認為抗體是行動中心，是一種物質、一種程序、一種有助對抗外來威脅攻擊的化學反應，所以稱為「抗體媒介免疫」（antibody-mediated immunity）。其他人認為T細胞才是行動中心，此派的核心思想稱為「細胞媒介免疫」（cell-mediated immunity），意謂著T細胞才是老大。

要解決這個爭議，就要靠長達幾世紀的謎團——雞的法氏囊之謎——幫忙解決。

一九五二年，男孩住進華特里德醫院後一年，一位在俄亥俄州立大學就讀的年輕科學家正看著他的教授解剖鵝的屍體做檢查。這位科學家之後寫道，他看著教授拿出法式囊，問道：「這是什麼？它的功能是什麼？」

「好問題，你去找出來。」教授回答。這位科學家寫道，得到這樣的建議後，「我就開始找了。」

法氏囊，這個看似殘留在鳥類後方的退化器官，據他的推測會在雞孵化後的三週內迅速成長。兩年後，一九五四年，他的同學發現法氏囊割掉的雞對疫苗沒有反應，生成的抗體數量相當少。[8]

換句話說，沒有法氏囊，抗體數量微乎其微。如此，這東西肯定不是退化器官。它顯示，至少在鳥類，抗體可能來自法氏囊。但人類沒有法氏囊。

這個謎團的一部分將由麥克思·庫柏（Max Cooper）醫生解開。就像米勒博士一樣，庫柏成為內科醫生也是經歷過艱苦的過往，他的人生經歷不是一場穿插的玩笑劇，倒可以說是免疫科學發展史的一部分。

庫柏醫生於一九四〇到五〇年間在密西西比州的鄉下長大，小鎮生活讓他做過各式各樣雜工：在學校做工友，在藥局站櫃台，在油田裡打工，送過報紙。他的父母和一般父母不同，他們的教育程度很高。這也反映在小麥克思身上，他知道鎮上最受尊重的人是醫生，是「社會頂尖人士」，他回憶說，麥克思知道他要做什麼。

庫柏畢業於杜蘭大學醫學院，醫學院的最後一年曾替一位有消化障礙的病人看病，這位病人在來往芝加哥與紐奧良的火車「巴拿馬特急號」上擔任列車長，他的狀況很特別。

8｜譯註：一九五四年，俄亥俄州立大學家禽動物所的研究生布魯斯·格里克（Bruce Glick）以法氏囊為研究主題，他抓了一些雞割掉法氏囊準備做實驗，正巧他的同學提摩西·張（Timothy Chang）要在課堂上示範替家禽打疫苗，所以向他借雞，碰巧拿了切掉法氏囊的雞去打疫苗，這才

當時這位病人住在紐奧良慈善醫院的「有色人種」醫療區，那段時日醫院仍有隔離措施。庫柏醫生先替病人做檢查，然後向資深的主治醫師報告狀況。

「布朗先生主述的狀況是……」庫柏還沒開始說明，就被主治醫師打斷。

「誰叫你叫那黑鬼布朗**先生**的？」內科主治說：「是你爸爸教的？他教你叫那黑鬼布朗**先生**？在杜蘭這裡可不做這種事。」

「是的，先生。」庫柏回答，然後一輩子後悔沒有做不同回應。

一九六〇年，美國白人平均壽命為七十．五歲，非白人歸在政府統計的另一類，他們的平均壽命為六十三．五歲。這是眾多因素造成的，包括環境及與免疫系統的相互作用，關於這一點科學會在之後揭露。而當時值得注意的是女性平均壽命為七十五歲，比男性平均壽命六十六．五歲要長，白人和非白人的差距一致。

庫柏醫生開始思考人與人之間的差異以及他們的防禦。就像你所看到的，文化、環境、歧視，一切的一切都助長個人與社會的認同，我們如何界定自己的社群，如何看待自己與異己，這是免疫系統護衛我們身體的核心思考，同樣也反映在我們護衛防禦我們社會的態度上。

到了一九六〇年代中期，雅克．米勒已發表了對胸腺的開拓性研究，本來就對免疫系統的兩方辯論十分著迷的庫柏醫生當時在明尼蘇達大學做研究，開始對一種

發現沒有法氏囊的雞就算打了疫苗也不會產生抗體。寫成論文後向醫療科學期刊投稿多遭拒收，最後這篇有關人類免疫學的重要論文只能發表在《家禽科學》期刊上，以致數年後才被免疫學家羅伯特．古德發現，而古德正是麥克思．庫柏在明尼蘇達大學的老師。

你絕不希望有人得到的罕見疾病感興趣。這種病叫 Wiskott-Aldrich 氏症候群（Wiskott-Aldrich syndrome，WAS），得到這種病的人具有極嚴重的免疫缺陷。

「病患會發燒、起水泡，如果身體無法控制，就會變成足以致命的大範圍感染。」庫柏醫生說，病患會在三年內死亡。

庫柏先研究ＷＡＳ病患的屍檢報告，再次發現這個謎團：有很多白血球細胞，也就是淋巴細胞，但抗體卻少之又少。胸腺似乎仍可作用，但多半情形是整體免疫系統**沒有**作用。

那就是靈光一閃的時候。「應該是有同系分支的兩組淋巴細胞吧……」他說。換句話說，T細胞並不是城裡唯一的老大，免疫系統不只和胸腺有關，一定還有其他關聯。

一個線索來自雞：沒有法氏囊，雞的抗體數量少太多。為了尋找答案，庫柏醫生和他的同事又做了雞的實驗，發現的確如此，一組免疫細胞從雞的法式囊產生，另一組來自胸腺。所以雞體內原本看來兩個無用的器官現在竟是免疫細胞的關鍵，可以產生同系卻分支的免疫細胞。

但人類不是雞（謝了，作者！）。我們沒有法氏囊，那**我們的**抗體來自何處？

另一線索來自丹佛的研究團隊，他們以小鼠（還能用什麼？）做實驗，發現即使小鼠失去胸腺，也能進行某種防禦，而這防禦似乎來自小鼠骨髓。

一位研究者推測，來自胸腺的細胞與來自骨髓的細胞協同合作。研究者認為，也許來自胸腺的細胞雖能產生抗體，但只有在來自骨髓的細胞幫助下才能做到。研究人員補充說明：「這些問題不是現行分析可以解釋清楚的。」

雅克．米勒重新研究舊案，想把最後一片拼圖拼起來。

「描述起來非常複雜，」米勒博士人在澳洲用電話告訴我，「對你來講很難理解。」

「試試看。」

「那是非常非常專業經典的實驗。」

他試著描述將T細胞與B細胞聯繫起來的決定性實驗。他試著向我解釋，但我可不想對你嘗試。這實驗確實非常複雜，涉及以不同品種的小鼠雜交，混合及配對骨髓與胸腺，目的在尋找免疫細胞的來源。

米勒博士所發現的事實「改變了免疫學的進程」，他在寫給我的電子郵件中如此回應。他沒有吹牛。這是真的，而當時其他科學家對同樣主題做出的重要貢獻也是如此。

在米勒複雜實驗的幫助下，證明了有兩組免疫細胞，一組來自胸腺，另一組來自骨髓，細胞種類的差異界定細胞間的關係。T細胞在骨髓生成，之後移往胸腺培育成熟，T細胞似是多能分工的細胞，可直接與疾病或感染作戰。

然後是B細胞。B細胞來自骨髓，是米勒博士說的「生成抗體的前驅細胞」，它們準備適當武力以對抗疾病。B細胞需要某些指示和額外的資訊才能行動，這些資訊似乎來自T細胞，由T細胞指揮其他細胞該怎麼攻擊。

B細胞來自骨髓，能產生抗體；T細胞在胸腺成熟，可上場作戰或直接行動。它們一個是將軍，一個是士兵。

至少那是當時的理論，很多關於它們的想法到了現在已經不適用，甚至有更多相關資訊在當時並不知道。

米勒博士費盡心思想替這兩組同系分支的免疫鬥士取個好名字，但想不到什麼特別響亮或派得上用場的。幾年後，它們從關連性中得到命名，對現在的我們來說它們的名字似乎理所當然。B細胞取自法氏囊 bursa 或骨髓 bone marrow 的 b；T細胞表示來自胸腺 Thymus。「從那時候起，幾乎沒有一本免疫學期刊沒有提到T細胞、B細胞這兩個詞。」米勒博士後來寫道。

響亮好記又有理論基礎，T細胞、B細胞，真是個好名字。它們是如何運作的？如果一起工作，又是如何溝通的？

10 T細胞與B細胞

現在你知道T細胞與B細胞名字的由來，但它們的作用仍需幾十年研究，我們對這些細胞的理解幾乎每年都有些微差異。有好長一段時間，T細胞與B細胞在概念上被認為是免疫系統的核心，但對某些狀況而言，它們只是部分。狀況是它們皆為防禦系統上的根本，也嚴重依賴另一組終極殺手細胞和另一系列溝通及監視系統。

而T細胞與B細胞**是**什麼？這和**你**又有什麼關係？

記得阿賽利在一九二二年解剖狗時發現的乳白色脈狀細絲吧？這些白色物質是由白血球構成，裡面部分是T細胞，部分是B細胞，也混有其他細胞。

概略的說，白血球與我們聯想到的「血」有關鍵差異。其一，所謂的紅血，明明就是紅的，不是白的，就這麼簡單。兩種細胞在輪廓上也有根本差異，紅血球看來像刻了優雅圖紋的美麗圓圈；白血球則像布滿尖刺的棒球，多數尖刺是收發器，負責信號的送出與接收，所以它是信息中心，但也可能是殘酷殺手。

白血球對生存很重要，其重要性就像攜帶氧氣的紅血球一樣。T細胞和B細胞是此系統中最特殊的部分，當面對複雜異常的細菌和病毒時尤其關鍵。因為它們有極驚人的針對性，是一種可以為特定病原專門做出特定殺手的細胞。凡是能感染你的病原體，在你的白血球之海中總有一個能與它配對、結合，然後複製出成千上萬個針對它量身訂做的防衛者，把侵略者除去。

就說季節流感吧。你在飛機或公車上碰到有人咳嗽，或在辦公室工作，離被感染的人只有一・五公尺之遙。美國疾病管制與預防中心（CDC）說，這樣的距離不夠遠，兩公尺之內都是會被噴嚏咳嗽傳染流感的範圍。或者你的手碰到不久前才沾上感染源的電梯扶手，而由皮膚接觸傳染。一個吻，一個擁抱，一次握手，你再往鼻子上一擦，病毒就有了溫暖舒適的繁殖地。

免疫系統幾乎是立刻找上了入侵者，但在此刻，只是科學性運作流程上「發現」的階段，免疫系統並沒有真正理解初次接觸者的樣貌，這要到後來才會知道。

所以，回到感冒和你，也回到T細胞和B細胞的話題。當你首次被傳染，你的身體會產生某種仿製反應，在這段期間，體內警覺的防禦系統正等著T細胞與B細胞產生強大反應。反應時間可能要拖個五到七天，這是因為需要找到正確的B細胞和T細胞，以正確的抗體或受體與感染原被動或主動接觸，才能將鑰匙插入鎖頭，開始產生防禦物質。次次皆是如此，最好的情形是當免疫反應啟動後，你病了幾天。再說一次，這並不表示你的免疫系統在染病當下沒有防禦，而應該說沒有精準防禦，或說T

細胞或B細胞沒有精準地防禦到位。

目前我們知道的是T細胞與B細胞以非常獨特的方法發現獵物，這些特殊方法對於理解免疫系統複雜的演化至關重要。

T細胞表面上的某些尖刺能辨識病原特徵，或說壞人的指紋。然而大多數T細胞並無法直接認出病原體，必須透過中間人（我馬上就會用更完整的篇幅介紹它們，現在只要說到這兒就夠了。）T細胞會收到一條「出現危險入侵者」的警告訊息，這時候，T細胞承擔不同角色，有些是步兵，有

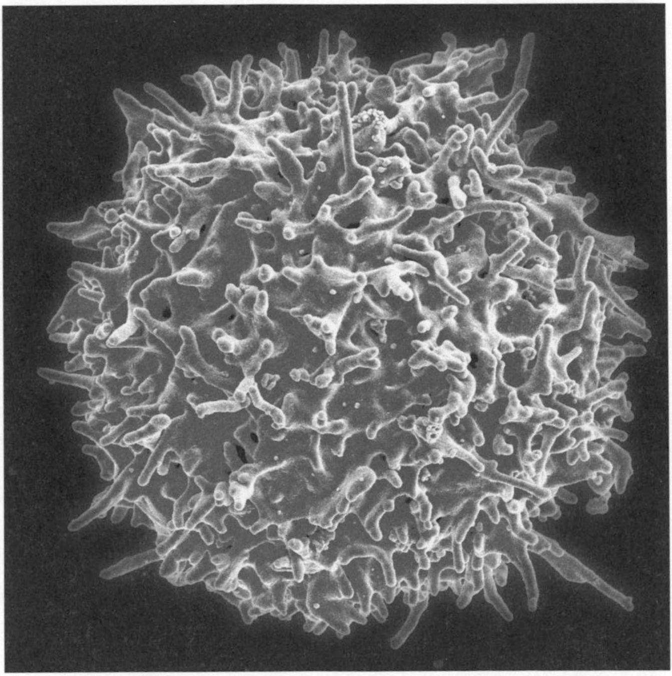

T細胞，我們奧妙防禦的中心。（NIAID/NIH）

些是將軍。將軍可派遣其他T細胞到前線，或可把B細胞送入戰場。

B細胞可用特殊受體，也就是抗體更直接地辨識病原。抗體是蛋白質分子，有極大能力，是免疫系統的中心。

抗體位於B細胞表面，它們就像天線和房門鑰匙的綜合體，有識別病原體的作用。

就像天線一樣，抗體接收信號，但每個抗體都經過精細的定頻，只會接收某一種信號。事實上，每個抗體都是獨特的，我們體內流動著數十億白血球，細胞表面上的各個抗

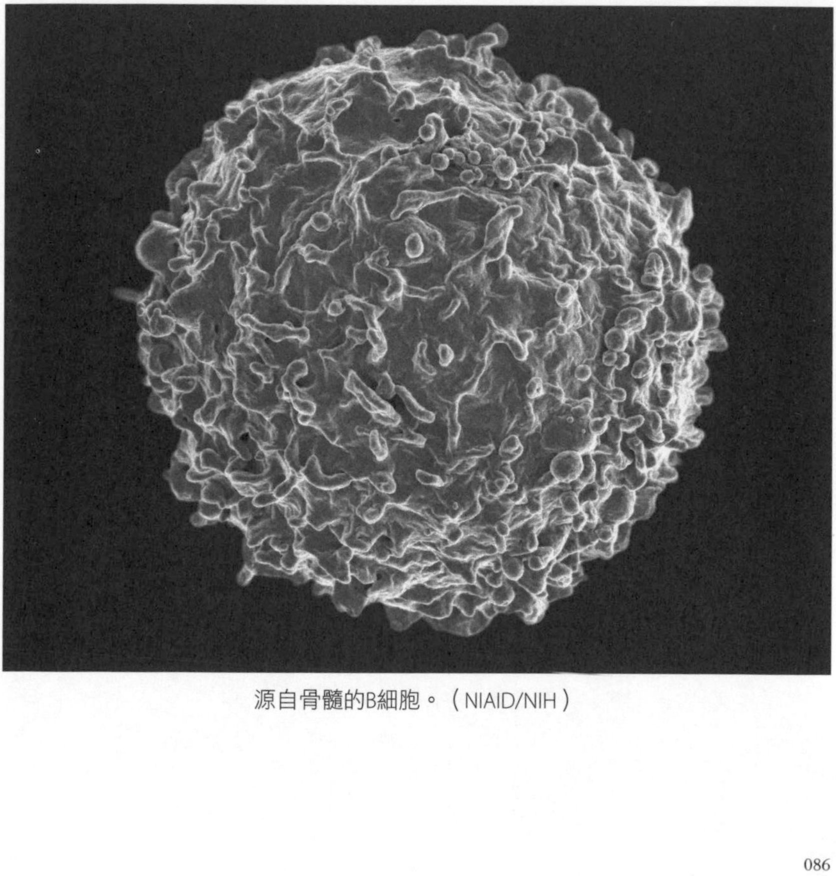

源自骨髓的B細胞。（NIAID/NIH）

體都是唯一。而抗體也有不像天線的地方——它不像電台天線只要信號全都接收，而是只接收單獨一種。抗體已經演化成只能與一種生物做連接。

這些細胞表面上的抗體能發現與它們相配契合的有機體，是偶然相遇，是真正地橫衝直撞。白血球在身體裡循環，穿越身體內部喧鬧的慶典，它們漫遊、流動、穿梭，經年累月無所事事到處閒晃，直到某一天——**蹦！**一頭撞上某個能相配相連的化學結構，且是唯有它們能接上的化學結構。

抗體用自己身上的小結點或細胞受體去連接，而連上的東西是所謂的「抗原」（antigen）。抗原和抗體是一對，彼此相合，就像鑰匙和鎖的關係。

如果你被細菌感染，病原在身體擴散遞送特定抗原，體內的B細胞負責發現它，和它結合進而消滅它，或者引發其他連串的防禦反應。

在科學知道這些事情之前，T細胞與B細胞就已經存在一個極度重要的共同特性：它們能夠學習。這些細胞有高度的適應性，這也是為什麼與它們相關的防禦稱為「適應性免疫系統」（adaptive immune system，又稱「後天免疫系統」）的原因。

這種適應力說明我們可以發展一種實際應用，也是我們這個物種在歷史上最重要的救命發現——疫苗注射。

11 疫苗

疫苗是免疫系統的新兵訓練營，預防接種可讓免疫系統事前準備和學習，對T細胞與B細胞進行有效的訓練，事先給它們一份備忘錄。合適的疫苗提供身體對疾病的加速反應力，否則這些疾病可能以其他方式傷人性命或毀壞身體，無論它們是天花或是小兒麻痺。

這並不是說我們奧妙的防禦沒有疫苗就不會上場攻擊疾病，而是免疫系統需要時間辨認病原才能開始製造足夠火力回擊，因此攻擊力道也許不夠。但在備戰的同時，你可能就死了。也就是說，找到適當的疫苗很重要，不能等閒視之。本章的學習重點是，免疫系統可以學，但是並不好教。

在疫苗界最響亮的名字是愛德華・詹納（Edward Jenner），他是研發出天花疫苗的英國醫生，但較少人知道的是詹納醫生的發現是由各種天花抑制實驗奠定基礎的。根據美國疾病管制與預防中心（CDC）的說法，天花病毒自古埃及時期以來一直存在（證據是：有膿皰疤痕的木乃伊）。

天花經由空氣傳染，咳嗽、打噴嚏或和患者密切互動都是傳播途徑。染病者百分之三十會死亡，致死率與天花及它的近親病毒對免疫系統玩的花樣有關。感染可以屏障掉求救訊號的傳輸，以致無法呼叫免疫防禦的殺手細胞上場。（我把欺騙免疫系統的方法留待後續討論，因為它與拯救傑森的方法有很大關係。）

在詹納醫生作出成果之前，人類費盡心思控制天花的方法叫做「天花接種」（variolation，通稱「人痘接種法」），學名來自天花的病毒名（variola）。如果你認為現今的疫苗接種並不舒服，以前這方法更糟。根據ＣＤＣ對接種歷史的記載，狀況是「從天花痘痂（膿皰）中取出膿瘍，種在從未得過天花的人身上，做法是在手臂上開一個口，把膿刮進去，或由鼻子吸入。」過程可能非常不舒服，但它的確遏制了一些人感染天花的可能，但這方法不足以抑制傳染病擴散。

對於那個時期的醫生和科學家來說，這顯示免疫系統似乎可培養一種「之後才上場」的反應。免疫系統會事先拿到一張小抄，讓它既能很快認出做怪的東西，也得到立刻掃蕩敵人的方法。但人痘接種通常沒有效果，因為多數情況是來不及教育免疫系統，更別提刺激免疫對抗，接種者一下就罹患天花了。

接著就是藥劑開發的轉捩點。

場景來到一七九六年的英格蘭格洛斯特郡，歷史書中的必訪聖地。詹納醫生注意到擠牛乳的女工長了膿皰，似乎就不會染上致死疾病。所以他取得女工的牛痘膿瘍，種在八歲男童身上，而這男孩活下來了。不知何故，牛痘病株是引發免疫系統防疫天花的正確品種。祝世上第一支疫苗生日快樂！

即使如此，科學家了解到免疫系統學習能力的必然狀態：它不容易教。通常有一半一半的機率製造疫苗的努力會失敗。疫苗混合物好像一定要完美，極小的變異都會讓接種無效。研究人員發現，一個成功的疫苗一定要夠強，才能引發免疫系統的強大反應；但也不能太強（科學術語的說法是「**減毒**」），不能讓它變成像真正感染一樣討厭。錯誤組合帶來的風險會讓疫苗無法引發防禦，反而成為殺人兇手。

這就是小兒麻痺疫苗在一開始做大量測試時發生的情況。

小兒麻痺（又稱脊髓灰質炎）首次大規模流行的記錄是在一八九四年，當時佛蒙特州有一百三十二例受感染者，其中約有百分之一到二會癱瘓。

小兒麻痺病毒從口腔進入，順著咽喉到腸胃道生長，之後很快進入血液，往神經系統盤據，附著其上並侵害神經細胞。它接管神經細胞的製造程序，開始自我複製，一小時可達數千個。接著殺死神經細胞，繼續感染其他地方。請想像一道陰影，慢慢爬過體內的生命慶典，細胞一個接著一個暗下來。

為了消滅小兒麻痺病毒，科學家殫精竭慮，包括一九三〇年代互相競爭的兩位科學家，一位是在紐約大學工作的加拿大籍醫生莫里斯．布羅迪（Maurice Brodie），還有在費城天普大學工作的病理學家約翰・科勒默（John Kolmer）。在此略略說明他們在醫療史上的種種失敗，甚至可說是災難。

兩位競爭科學家的想法雷同，他們先讓猴子感染小兒麻痺，再用牠們的神經組織製作人類疫苗。布羅迪的方法是用甲醛液（也就是福馬林）液化猴子細胞，希望減低病毒活性，即所謂「去活性化」。這方法理論上可行，或可出現強度足以引發免疫反應又不足讓人實際感染的疫苗。但事與願違，根據耶魯大學醫療歷史學者約翰・保羅（John Paul）的記述，布羅迪的疫苗測試了三千名兒童，但「出問題後，就不再使用布羅迪的疫苗了」。《紐約時報》的歷史資料更明確，因為兒童全都癱瘓了。

科勒默博士的實驗結果也相同，只是他製作疫苗的方法略為不同。他取下病猴的神經組織，用化學物混合後以冷藏「減毒」。保羅的歷史記載中直言這疫苗製劑是「名副其實的女巫毒湯」，只是讓更多兒童感染。書中還記錄科勒默博士的公開陳述，他在一九五三年的醫學研討會中公開說過：「那是一段我希望地上裂開一個洞，把我生吞活埋的時期。」

根據《時代雜誌》的報導，最嚴重的疫情在一九五二年大爆發，五萬八千名美國人受到感染，造成三千人死亡，兩萬一千人癱瘓。「兒童突然痙攣發燒的事時有所聞，父母都被這些故事嚇得心神不寧。」《時代雜誌》報導：「因為害怕被感染，社區的公共游泳池如同廢墟。小兒麻痺症年復一年將數千人送進醫院療養，讓他們坐上輪椅，或裝進暱稱『鐵肺』的恐怖鐵筒罐。」

眾所周知，小兒麻痺症的解謎人是約納斯．沙克（Jonas Salk），沙克是俄國猶太移民之子，出生於紐約，從紐約大學、密西根大學，最後做到匹茲堡大學醫學院病毒研究實驗室主任。他的小兒麻痺症疫苗由福馬林和礦泉水減低毒性，有效「殺死」小兒麻痺病毒，但仍保留足夠的辨認性，能讓免疫系統找到它。噹啷！如此就將感染風險降低了一半。

全國爭先恐後製作疫苗，並以最快速度接種，但快樂結局往往帶著附註。首批疫苗並沒有做好，加州的科特實驗室（Cutter Laboratories）是主要疫苗製造商之一，一九五五年有超過二十萬名兒童接受它們的疫苗接種，但接種幾天後就出現有人癱瘓的事件。一個月內，疫苗計畫中止。調查報告顯示，科特生產的疫苗造成四萬人感染，兩百名兒童有不同程度的癱瘓，十人死亡。

但最後問題解決了，小兒麻痺症在美國幾乎根除，也終於在全世界消聲匿跡。由此學到的教訓是：平衡是微妙的，想干預免疫系統並不容易。即使我們並不真正了解免疫系統的動態，但疫苗確實是朝此方向邁出的第一大步。在沒有完全了解其機制的情況下，我們找到了有效工具。

第二種發現也是如此，它是免疫系統的神奇盟友：抗生素。

抗生素可能比疫苗更重要。事實上，根據國家衛生研究院期刊的歷史記述，它們「可能是醫療史上最成功的化療形式。無需重申它們救了多少性命，或對控制傳染病的貢獻有多大，它們所控制的感染是造成多數人發病和死亡的主因。」大抵而言，抗生素在人類細胞和細菌細胞的差異中找到優勢而產生作用，例如，細菌細胞有細胞壁，人類細胞沒有，抗生素可以讓細菌無法建立細胞壁。

這張照片的背後，是一九二八年廣傳於世的抗生素作用機制。那時世界暫時處於和平，對倫敦大學聖瑪莉醫院的蘇格蘭醫學家亞歷山大・弗萊明（Alexander Fleming）來說，一切已十分美好，因為一戰期間他在陸軍

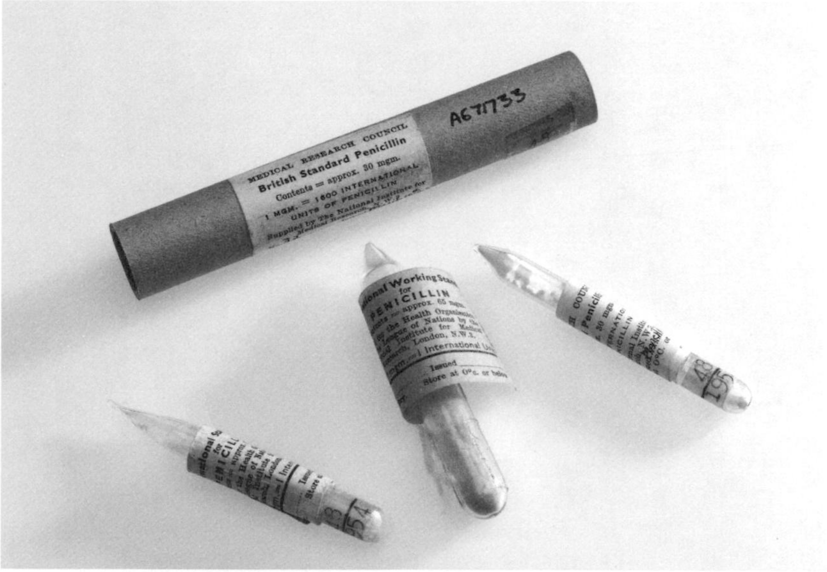

早期的盤尼西林製劑（又稱青黴素），這是改變世界的藥物。
（倫敦科學博物館／惠康收藏館）

醫療隊看到的是完全相反的一面。

某天，弗萊明的培養皿發生了插曲。培養皿裡種了他正在研究的細菌，但他發現有點奇怪：種滿有毒病原體的培養皿裡居然有一區找不到細菌。他仔細觀察，發現細菌被黴菌殺死了——「黴菌周圍形成一圈沒有細菌的區塊。」這是一九四五年諾貝爾得獎人弗萊明小傳中記載的內容。但他為什麼會得諾貝爾獎？

他把萃取自黴菌的藥稱為**盤尼西林**。

疫苗刺激我們自體產生反應；抗生素從外在注入反應，這對我們日常健康來說是絕對重要的差異。因為當你引入外力時，也就破壞了自然秩序。即使目的是保護生命，即使它有效，也不表示這個過程沒有嚴重風險。就抗生素這些終極殺手而言，不僅把壞菌殺死了，同時也瞄準好東西，包括那些對你的健康福祉十分重要的細菌。

如果你吃了抗生素卻腹瀉，你不是唯一，很多人都如此。抗生素把幫助消化的腸道益生菌都殺光了，除去了讓你生命慶典熄燈的病原體，但也在腸道內部造成真正傷害。之後我會更深入探討腸道及其微生物日常狀態與長期健康的重要性，但抗生素首次出現成為萬靈丹的那時，更基本的想法是：希望感染疾病後還能活下來再拚一天。

現在，多虧弗萊明博士，你不會因為手被割到、作戰受傷、耳朵感染等傷口就死了。抗生素不僅延長壽命，也提高了生命品質，因為它讓各種現代外科手術得以進行，例如膝蓋和髖關節置換術，如果沒有這個神藥，手術感染風險極高。此外，抗生素也用在維持牲畜健康，相對也增加了食物供給。

但疫苗和抗生素得來並不容易，至少那些有效果的往往難尋。身體必須做大部分的工作，它也一直在做最重要的事——完成一切訓練程序。

況且，不管是為了求知或為了實際應用，擔任開拓先鋒的免疫學家決心更深入研究這部機器——他們是否能進一步找到延長生命的方法呢？這表示必須回答最大的問題：我們的身體如何將免疫防疫訓練到能對付這麼多潛在威脅？我們如何能在一個危機無限的世界活下來呢？

12 無限製造機器

放假了，你和家人出國玩，去一個你從沒去過的地方，事實上，你的父母和祖父母也從未造訪過。你在美麗的湖邊大步健行，真是美好的一天。下水去玩吧，但水中不只你一個，一起游泳的還有寄生蟲，搞不好這隻蟲的名字是賈第蟲，正好從你的嘴或泌尿道滑入。它是新到的不速之客，後面跟著的還有更多。它對於你曾見過或接觸過的每個人來說都可能是初見面，或者說，這隻寄生蟲在這環境已演化了數十萬年，它和你之前遇過的蟲不同，也和那些在你居住地大量孳生的蟲不同。

你的T細胞和B細胞要如何對它們從未見過、不知存在、未曾接種的寄生蟲做出反應？而你、或你的醫生，就算窮盡一切智慧，又要如何對他們無法預知的寄生蟲做出反應？

這是無限迴圈的大哉問。

多年來，這是免疫學中最大的謎團。

當然，免疫系統必須在不殺死身體其他部位的狀況下化解威脅。如果免疫系統殺死身體其他部分也無妨的話，問題就比較好解決，用核武把整個派對炸掉就好了。但如果我們還想活著，這顯然是行不通的。所以免疫系統必須精準瞄準威脅，同時也要讓身體大部分器官隔絕在外。

經過這許多年，出現了各種立意良善、思慮周詳的理論，但它們糾結在解釋身體兵來將擋的神祕能力，理論複雜又充滿被糟糕名詞牽連的特異副作用，如「側鏈理論」（side-chain theory）和「模板誘導假設」（template instructive hypothesis）等。

這就是利根川進切入的背景。

利根川進和雅克．米勒一樣誕生於一九三九年，出生地是日本海港城名古屋，成長於戰爭時期，但他很幸運，他的父親因為工作關係經常輪調，利根川進就在鄉下小鎮長大。不然一九四四年五月十四日他也許就會在名古屋，那天美國派出近五百五十架 B-29 轟炸機，炸毀當地重要工業設施，也摧毀了大半城市。

十五年後，到了一九五九年，利根川進已是身負眾望的好學生。京都有位教授建議他該去美國，因為日本的分子生物研究課程對他來說已經不夠了。此時一個明顯且值得注意的現象正在成形：免疫學和免疫相關的偉大發現是一股國際趨勢，由世上最聰明的腦袋合作，共同促成免疫科學發展，國家邊界又算什麼。

利根川進最後進入加州大學聖地牙哥分校的拉荷亞實驗室，這是「靠近墨西哥邊境的南加州美麗小鎮」。在多元文化天堂裡，他在日裔學者林正樹的實驗室做研究並拿到博士學位，後來又到羅納托・杜貝科（Renato Dulbecco）的實驗室。杜貝科博士是出生義大利的醫藥學者，曾參與過二戰，打過法國，後來義大利法西斯潰敗後，加入反抗軍與德國作戰。（最後杜貝科來到美國，並在一九七五年得到諾貝爾獎，得獎原因是以分子生物學揭示了因病毒刺激而產生腫瘤的可能情形）。

一九七〇年，拿到博士的利根川進面臨自己的移民難題，他的簽證在一九七〇年底到期，他被迫離開美國兩年才能回來，後來在瑞士巴塞爾免疫研究所找到工作。

大約在這時期出現了一種新技術，科學家利用此技術將生物的基因物質分離出不同片段，基因片段被「切下」後進行比較。如此真相就出現了：若研究者取生物體的基因組，一次次反覆精準切下同個片段，照理說每次切下的基因片段都應該相合。

這也許聽來明顯，但這就是確定生物基因結構一致性的關鍵。

然後，利根川進發現了異常。

他把帶有B細胞的基因物質切成片段，一開始先和未成熟的B細胞做比較，也就是和仍在發育中的免疫細胞做比較。當他比較這些細胞的相同片段時，就如預測的，兩者有同樣的基因物質片段，這和之前所學相同。

但他將這些片段與**成熟**B細胞的相同區塊做比較時，結果完全不同。這是全新的發現，與已經研究過的其他細胞或生物體不同，底層的基因物質改變了。

「這是很大的發現。」耶魯大學學者盧斯蘭・梅德澤托夫（Ruslan Medzhitov）表示：「就目前已知的情況，利根川進發現的是抗體編碼基因不同於其他正常基因。」。

抗體編碼的基因不像其他正常基因。

是的，我把字加粗。你免疫系統的驚人能力始於基因高明的扭轉，當免疫系統開始成形時，它會自我混合，形成百萬種不同的組合，成為隨機的混合物或混雜物。它是某種基因大爆炸的概念，創造你體內各種各樣的防衛者，目的在辨識各種各樣的異形生命體。

所以當你跳入陌生地域的湖水中，儘管充滿異形蟲，你的身體仍可能存在能辨識這個生物的防禦者。

放煙火，撒花！

利根川進探究得更深，他發現一種模式，可以說明未成熟B細胞與成熟B細胞的不同。每個未成熟與成熟的B細胞都共享一個關鍵基因物質，此關鍵基因物質有個極大的差異性：在未成熟B細胞裡，這個關鍵基因物質會被混入、且隔絕於一系列其他基因物質。

當B細胞長成功能完備的成熟免疫細胞時，大部分基因物質會被踢出去。不，而是每個B細胞在熟成過程中都會不斷踢掉**不同的**基因物質，然後被踢掉的基因開始大規模的重新編碼，重組出一種特殊、甚至唯一的另一型基因物質。

這過程極其複雜，但我要為它鼓鼓掌：這階段就如任何說得出來的人體奧祕一樣深奧重要。親愛的讀者，我們有作戰的兵了！

最後，科學家為了定義基因變異的特性，找到一個方便說法，將抗體中關鍵基因物質用三個英文字母代表：V、D、J。

字母V代表variable「可變段」，可變的基因片段來自數百個基因。字母D代表diversity「多樣段」」，這類基因片段來自不同基因組的基因庫。而J（joining，「連接段」）則是另一半基因。

在未熟B細胞中，V、D、J各型基因片段各在不同基因組中，中間隔著相當大的距離。但隨著B細胞成熟，單獨、隨機的一個V保留了下來，加上各區單獨的一個D和J，其他中間的基因物質都會丟掉。當我掌握到這一點，它讓我想到一條延伸數公里長的基因物質，突然間，三個隨機片段往前一站，而其餘部分一點一滴離開。

這些原本分組壓縮在某個單一細胞的基因片段結合成一組，憑藉數學的力量創造數萬億不同而且幾乎獨一無二的基因密碼。

或者你喜歡來點不同的隱喻。身體隨機打造出上百億支不同的鑰匙，或說抗體，每一支都與裝在病原體上的鎖相配相合。多數抗體都經過重組，以致它們都是相異的基因物質（至少我們的狀況是如此）。而抗體的鎖永遠不會在人體內浮現，有些鎖甚至不存於整個宇宙。但我們的身體已經儲存好鑰匙，為了對付最稀有、甚至最難想像、世上從未見過但有一天總會見著的妖魔鬼怪，為了迎戰這難以逆料的威脅，我們的防禦也演化成無限製造的機器。

「利根川進的發現，解釋了抗體間可有無數豐富的差異性。」諾貝爾獎委員會在一九八七年利根川進得獎數年後表示：「除了對免疫系統基本結構建立更深入的知識外，這些發現對增進各種免疫療法將具有重要意義，例如疫苗接種與移植時抑制免疫反應。此外，對另一個疾病領域也極為重要，這種病是自身免疫系統攻擊自身組織，也就是所謂的『自體免疫疾病』。」

最後那幾句有關自體免疫與移植的議題，引進了我們理解身體防禦的中心挑戰：免疫如此強大，要如何避免它攻擊我們健康的地方？我們透過移植與藥物等醫療手段醫治自己，但如何避免自己強大的抗體系統拒絕實際上能幫忙的東西，即使這些東西一開始看起來像是非己異物？

什麼是異己的？什麼又是自己的？

13 移植

一九七〇年代初的某一天，明尼蘇達州羅切斯特市的梅奧診所（Mayo clinic）[9]來了一家人，這家襁褓中的男嬰飽受奇怪症狀折磨，他的皮膚起了像痲疹一樣的斑塊，還有嚴重的腹瀉和發燒。憂心忡忡的父母還有另一層擔心害怕的理由，他們之前也有一個孩子，一樣是襁褓中的男嬰，發病的症狀跟這個孩子一樣，但熬不過幾週就死了。那個大的男孩死後在身上找不到B細胞和T細胞。

這家人把第二個寶寶帶到梅奧，去找麥克斯．庫柏（Max Cooper）醫生尋求幫助，庫柏醫生是曾經協助辨識T細胞與B細胞存在的著名免疫學家。他是否能救救他們的孩子？

「人家要我們找出對策。」庫柏醫生回想。他感到強烈的責任感，但沒有多少科學依據可循。他想到，如果把男嬰母親的骨髓抽出來注射到男嬰的骨髓裡會如何？骨髓是細胞的家，是成熟細胞、幹細胞、成熟免疫細胞的老家。母親的免疫系統有辦法在男嬰體內扎根嗎？

沒有太多證據能向家屬說明會發生什麼事。「我們心中只有粗略的路線圖。」庫柏

9｜譯註：梅奧診所雖稱為診所，但從十九世紀至今都是世界級醫療權威，是世上最早的綜合醫院，專做手術，沒有門診，目前排名仍是全美第一。

醫生回憶道。成功的移植必須殺死未知疾病，並且不讓男孩自己還不穩的防禦機制轉向對付母親的免疫細胞。庫柏推測，男嬰身體不會排斥母親的防禦細胞，因為母子倆有太多相同的基因物質。庫柏醫生從附近的明尼蘇達大學用電話遙控，將母親的細胞從臀部用長針抽出，然後注射到生病嬰孩的身上。十二天後，男嬰開始發燒，長出像麻疹的斑疹，又開始拉肚子。最後那男嬰死了。

庫柏醫生的研究職涯成果輝煌，卻被一個有免疫問題的男孩打擊到無法招架，名聲大傷。那男孩無法戰勝疾病，最後還可能因為打入了外來的母親細胞而變得更加嚴重。

「如果我們不做些什麼，男孩一定會死的，但他的死居然是因為我扣下扳機，這感覺太糟糕。」庫柏醫生回想道。

為什麼免疫系統不能用其他人的替換？試想，把T細胞和B細胞從一個健康活躍的人身上抽出來，注入另一個無法戰勝疾病的人身上，這會是多麼優雅簡單。同理，若能把某人的健康皮膚移植到某個士兵被砍傷而發爛壞死的腿上，這會是多麼美妙的事？為什麼我們身體物件無法互換？

我在這裡談到移植基於兩個理由。一是它可解釋互換身體物件的挑戰，另一個則是顯示研究與應用的交互作用——免疫學家深入科學探索，而其研究成果在實際應用上又更增進理解。沒什麼好驚訝的，每次承先啟後的發現，都帶來更多拯救生命、改善生活的醫療手段及藥物。一為真理揭露，一為現世應用，兩者互為滋養，隨著二十世紀腳步向前邁進。探索免疫系統的阿爾戈英雄越探越深，找到寶藏和工具，而且實際去應用它們。很少有像移植這樣的例子足以說明這一點。

長期以來移植的念頭一直是危險誘惑與致命想望，它之所以那麼複雜，正告訴我們物種存活必有的根本平衡之道：人類具有驚人的相似性；也具有本質上的多樣性。相似是必需的，讓我們一起工作、溝通，共享資

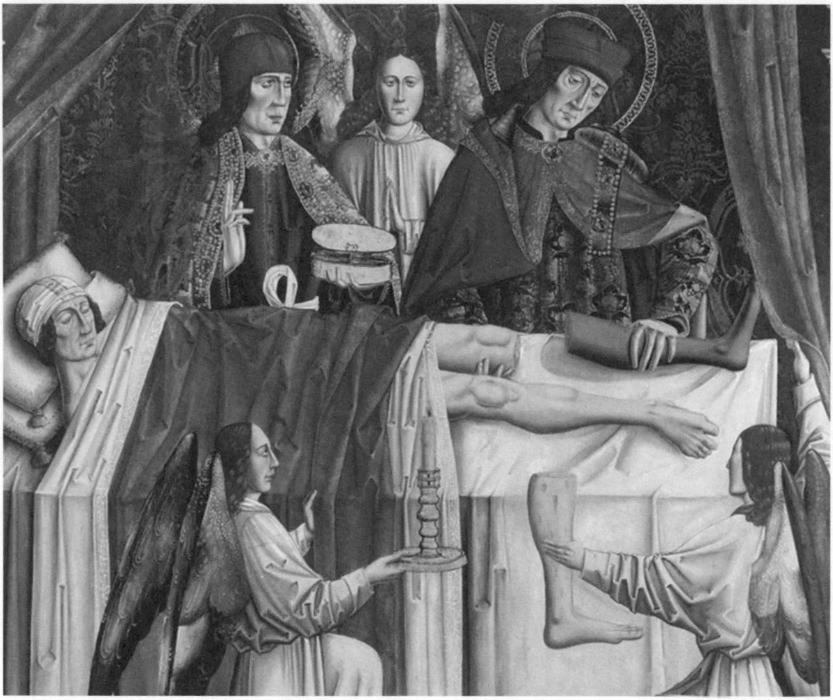

聖科斯馬斯（Saint Cosmas）和聖達米安(Saint Damian)，他們絕對不是移植手術的守護神。

源、想法、食物。但我們還必須彼此不同，才能貢獻各種聰明才智，包括抵禦不同威脅的固有能力。簡言之，如果我們所有人的防禦系統都是相同的，只要出現一種致命疾病，我們大半的人都會被消滅。

相似性與差異性的拉鋸帶來某種權宜，一是我們無法輕易交換我們的身體物件，例如，用我的腿換你的腿；我的免疫系統換成你的免疫系統。事實上，守護某人的神奇防禦系統對另個人來說可能是致命的。

讓我們用更廣的視角看移植歷史，就能得到防禦網絡會這麼特殊的關鍵線索。

這段歷史包括兩位雙胞胎聖人，聖科斯馬斯和聖達米安的傳說，他們是公元三世紀（或在他們自己心中）的奇蹟創造者。據說這兩位聖人曾將某人完整的一條腿移植到另一人身上——可說是「成功的」早期移植手術。上述奇蹟故事來自兩位當代移植先進豐富精采的移植史紀錄，他們是賓州大學的克萊德．貝克（Clyde F. Baker）博士和麻州大學的詹姆士．馬克曼（James F. Markmann）博士。

他們在「**成功的**」這個詞上加了引號，因為事實上全腿移植的奇蹟根本完全失敗。（不，這對自稱為奇蹟創造者的兄弟檔並沒有成功地把某人的腿鋸下來裝在另一人的身上，這也許是為什麼科斯馬斯和達米安後來變成藥房的守護神，而不是移植守護神的原因。）

幾世紀以來有好多成功移植的故事，像鼻子不見了，就用皮瓣替換。兩位移植史專家在他們撰寫的歷史書中寫道：「傳說和奇蹟的宣告」、「幾世紀以來的草率觀察和自欺欺人」。聽來非常荒誕，就像推銷員在賣生髮水之類的東西。

這些嘗試無法成功的原因絕對與免疫系統有關。

「移植手術是免疫學的父母和手足。」當我們談到這段歷史，馬克曼博士如此對我說。移植和免疫學是手足關係，因為只要身體把植入物當成「異類」拒絕，移植手術絕不會成功，無論植入的是皮膚還是免疫系統細胞。移植也是免疫學的父母，因為身體接受人類或動物組織的失敗是最清楚也最早期的跡象，說明我們身體拒絕並攻擊看來很相似的組織。對於奧妙防禦的精準度與力道，這是一條關鍵線索。

各種移植的科學實驗沒有成功：人類的腎臟移植手術屢試屢敗；用狗的腎臟植入徹底砸鍋；連道德領域都受到質疑。

最後，多謝動物學家，科學取得了突破。

牛津大學動物學家彼得·梅達沃（Peter Medawar，後來成為梅達沃爵士）在二戰時被派去幫整型外科醫師治療燒燙傷病人。患者多是因為轟炸砲擊致使皮膚燒焦，梅達沃爵士試圖把捐贈者的皮膚移植到他們身上，結果卻很殘酷，皮膚移植失敗了。看來會成功卻只能撐數天或幾個禮拜，那是因為皮膚不像腎臟或其他內臟一樣有很多血管、血流，免疫細胞需要一段時間才會順著血液被帶到皮膚，評估情況進而排斥植入的新皮。

「新皮放在那裡看起來好好的，」馬克曼醫師說，傷兵和梅達沃醫生都覺得謹慎樂觀。「然後植皮處就開始敗壞，本來還看著很好也高興，到頭來總是失敗。」

戰場與病榻的故事太多，讓我們理解科學與科學家面對的艱困現實，免疫學家面對的尤其困難。通常偉大發現來自對病患進行實驗時生死交關的當下，病人是盟友，通常會同意孤注一擲，死地求生。真理極詭異地誕生自絕望，不只從救人為先的科學宗旨，也是打從心底那一份痛到不行的苦，讓人甘心做一隻天竺鼠。**用我做實驗吧，我就不用死了。**這概念最終變得清晰，當我看著在生死邊緣的傑森自願把自己交到立意良善的腫瘤學家手上，這醫生很了解狀況，但在科學的限制之下他只是半盲。

二戰後，梅達沃醫生持續做移植工作，不管兔子和人類都做。他試做兄弟姊妹間的植皮，據推測，免疫系統比較不會排斥兄弟姊妹這種帶著相近基因的組織。但你相信嗎？有時候，這只是讓事情變得**更嚴重**。就如某個婦人被瓦斯爐氣爆灼傷後送來診所接受植皮手術，皮膚是手足捐贈的，但幾星期後，植皮出現排斥。但因某機緣，又改用另一個手足的皮移植，大出意料的是排斥來得更快，排斥發生時間從兩週變成一週。

換句話說，在第一次手足組織被排斥後，免疫系統更慎重了，一旦植皮被決定為

「外來的」，排斥速度會加快。這強調了免疫系統的學習能力，第一次謹慎的防禦系統還要花一點時間評斷皮膚是外來的，再建立機制排斥它。第二次，因為防禦機制已經就位了，決定下得又快又無情。

最後，梅達沃把注意力轉向乳牛的移植。此時他並不知道，在大西洋另一邊出現了移植科學的關鍵貢獻。時間發生在一九五〇年代，一樣是乳牛——這故事要特別感謝一頭色性大發的赫里福德公牛。威斯康辛州有一頭公牛就愛活蹦亂跳，一天掙開了牛繩，上了一隻母牛，但那隻母牛已經和另一隻根西島公牛配種過了。最後這母牛懷了異卵雙胞胎，每個孩子各有不同的父親。

這些小牛有點奇怪，父親不同，血卻極度相似。事實上，每隻小牛身上都流著對方爸爸的血。似乎當小牛還在子宮時，就以一種意想不到的方法共享細胞形式。

一切種種引起了某位免疫先鋒的注意，威斯康辛大學的雷．歐文（Ray Owen）就問，為什麼子宮裡的小牛可以接受來自不同父親的陌生血液，而不是排斥它。畢竟對妊娠期的小牛來說，繼父的血也應該是外來的異物。無端連結的神祕牛隻讓歐文心理浮現某種想法，成功移植與免疫耐受的關鍵就出現了。

回到大西洋這邊，梅達沃和其他科學家利用雙胞胎牛做類似努力。他們發現如果在雙胞胎之間進行皮膚移植，移植成功率會高很多，無論他們是同卵或異卵雙胞胎。情況逐漸明朗：如果在生命開始的最初階段就混合血液，便如同為免疫系統面對「異己」或「自己」的選擇方式先打好底——即使這種混合涉及異卵雙胞胎或異父手足不同基因組的混合。「免疫耐受的新學理誕生了！」某位基因學家在一九九六年美國遺傳學會（the Genetics Society of America）出版的論文上如此寫道。

很快的，梅達沃醫生用其他物種繼續研究，最後做了首次成功的腎臟移植手術。（梅達沃醫生已經厭倦以大型動物做研究，拿大型動物開刀總是不好受，他在一篇報導中表示：「多謝上帝，我們不需要那些乳牛了。」）

在生命慶典中，器官衰竭並不罕見，但也不是隨隨便便就出現。肝臟、心臟、腎臟與其他器官因疾病、過度耗損、喝酒、抽菸等行為受到傷害而被壓垮，更別提老化後的必然磨損。如果植入物只能來自雙胞胎，很顯然地，這會高度限制救命的可能性。幸運的是，我們已超越了這一點。

移植手術終於成功，但多半要歸功於早期「縫上又錯」的實驗，就像抑制免疫系統的策略應用及藥物研發也是如此。如果反應不是已經很明顯了，中心思想是降低身體防禦者的反應，讓它們不會把植入器官當成外來物攻擊，這就拓展了可能移植物的適配性。

早期抑制免疫系統的方法是用放射線，但這嘗試失敗了（意思是病人死了）。在移植手術上第二波用來抑制免疫系統的藥物是類固醇。（類固醇是一種藥物，在我們了解防禦及保持防禦平衡的作用上極其重要，我之後會詳細解釋類固醇的機制。本書描寫了兩位自體免疫失調的女性琳達和梅瑞迪斯，之後我也會說明類固醇在她們故事中的意義。遊戲規則被一種特殊藥物「環孢菌素」（cyclosporine）改變，這種藥在一九八三年核准使用，它可以干擾T細胞接受攻擊信號的能力。）

你想的沒錯，使用抑制免疫藥物絕對是憂喜參半。如果你服用這類藥物，卻得到感染，你的免疫反應可能很輕微，如此就有變成重病的風險。但另一方面，如果你真的需要一顆新腎臟維持生命，這種藥與其他療法或與現在更先進的治療合併使用，則會阻止你的T細胞展開全面攻擊。

感謝天，人類生命得救了。根據美國器官共享網的數據顯示，在二〇一七年，美國的器官移植手術有三萬五千例，包括肺、心臟、腎臟、腸胃道及其他器官，但這些手術並不是同卵雙胞胎間的移植，更別說是兄弟姊妹間的移植了。最有可能速配的器官基於幾個判斷基礎，包括血型及抗原的相似性，然而就算移植成功，移植者也需終生配合抑制免疫反應的療程。

另一種移植手術是知名的骨髓移植，這也是最後將拯救傑森性命的移植。它涉及將一人的免疫系統移植到另一人身上，這也是庫柏醫生目前正在嘗試的事。

而某人會接受或者會排斥另一人的組織，在發現其背後的化學原理之後，此類移植的可能性在一九五〇年代極度擴大。法國免疫學者（及其他學者）分離出人類第一種會對他人產生排斥反應的抗原，即所謂的「同種抗原」（iso-antigens，同物種內有的抗原）。如果兩人骨髓不相合，同種抗原會在另一人體內激起抗體反應，啟動防禦攻擊。同種抗原的發現為找到它的人掙得了一座諾貝爾獎，這個研究成果可讓醫生事前先測試，去除可能產生衝突的組織候選者，如此就能知道哪個植入物最速配。免疫學上描述同種抗原的奇特術語是「**人類白血球抗原**」（human leukocyte antigen，簡稱HLA）。

對科學發現而言，「這是最主要、最重要的。」史丹佛大學免疫學家向我解釋，對這說法毫無疑問。身體如何分別「自己」與「異己」，就是問題核心所在。

幾十年後，這技術的現代版本可以讓傑森從他姊姊那裡獲得免疫細胞，幫助他擊退他自己的免疫系統無能對付的癌症。

但是也誠如他們所說，同種抗原的發現和傑森的骨髓移植之間還有很多步，其中一步大躍進是一位獸醫起跳的，他讓我們掌握更深入的方法，理解我們（及我們的免疫系統）如何了解並認清自己。他找到了免疫系統的指紋。

14 免疫系統的指紋

以諾貝爾獎得主來說，免疫學家彼得·杜赫提（Peter Doherty）是個有趣的傢伙。

他在一九六二年畢業於澳洲的獸醫學校，一開始專門研究像綿羊這種脊椎動物（人也是脊椎動物）如何控制感染。他做得興致勃勃，即使年過七十五，當我有榮幸訪問他，他依然口若懸河，很有幽默感，熱情洋溢。當他還是個十多歲的青少年，讀到赫胥黎、沙特、海明威的作品，深獲啟發卻又十分困惑。用杜赫提博士自己的話來說，他應該是那個「不是一飛衝天，就是摔落谷底、烈焰灼身的人。」

他在二〇〇五年出版的《通往諾貝爾獎之路，給新手的學習指南》（*The Beginner's Guide to Winning the Nobel Prize*）中，語帶幽默地反思了他在青春期的天真想法。「我決定成為行動者，而不是哲學家，致力念獸醫學畢業，並投身研究工作。」他寫道：「在那個時期，我只有十七歲，如果我更成熟，可能會做非常不同的決定。」

我們一面說著，杜赫提生動地解釋了免疫系統長期以來的研究狀況，當他投身研究的時候，還有很多人依然存疑。事實上還有一些老頑固不認為免疫系統主要是T細胞與B細胞這兩種形式的細胞。「但事實已經很明確了，一些老傢伙因為要面對這種複雜性都被嚇壞了。」杜赫提博士告訴我：「他們說B和T也是Bullshit（胡說八道）的開頭和結尾字母。」

免疫學者做開路先鋒大力推進，但人們不確定航程是否正確，這種阻力是可以預期的，每一次進步都是如此。同時，進步與突破的腳步正加速前進。就在此時，科學發現開門的把手，允許人們做更精確的健康治療、護理和諮詢。接下來，在我完全回到傑森、巴伯、梅瑞迪斯和琳達的故事前，我會用幾個章節帶你更深入這個領域，和科學家一起暢遊他們的想法，進入特定的分子和系統，讓你理解原因以及那些能為你健康負責的機制。等到我們再浮上水面，你將能更清楚地看到免疫系統在健康各層面扮演的角色，無論是在身體或心理，它都具有深遠的作用。

杜赫提博士於一九七〇年在蘇格蘭愛丁堡大學獲得博士學位，他的研究主題是羊腦炎症。他回到澳洲把所學應用在小鼠上，然後開始和一位來訪的瑞士醫生兼學者羅夫・辛克納吉（Rolf Zinkernagel）進行具歷史意義的重要合作。辛克納吉的專長是利用小鼠觀測T細胞攻擊病毒時的濃度變化。

兩位科學家用病毒感染小鼠，引發牠們得腦膜炎（腦膜炎是一種脊髓內膜感染）。然後觀察T細胞聚集在被感染細胞周圍的狀況，看著它們放出怒火。實際上以上過程大多在試管中完成，小鼠先被感染，再抽取感染細胞和從脊髓分離出來的T細胞混和。

杜赫提博士告訴我：「我們從腦分離出的T細胞，一開始它們引起未曾見過的嚴重殺戮。不管是從疾病或死人角度。」他又說：「我們十分雀躍！」

做了更多實驗後，這一對搭檔了解到非常重要的事，他們認識了大屠殺的本質：T細胞不是只把游離的感染原殺了，他們殺戮的對象是被感染的小鼠細胞；也就是說，被徹底摧毀的細胞一部分是異己、一部分是自己的。這發現非常有趣而且明顯，意思是T細胞隨時在診斷生病的細胞，而不僅僅辨識獨立的病毒。

然後厲害的來了，「這是一個意想不到的發現。」諾貝爾獎委員會在一九九六年如此寫道此研究的得獎原因（但這篇研究報告在一九七四年就出版了）。「即使T淋巴球細胞可針對特定病毒產生反應，但它們也無法殺死從另一隻小鼠提煉出來的病毒感染細胞。」

換句話說，免疫系統能辨別自我細胞以及被非自我細胞感染的細胞，而它只殺死自我細胞當中被感染的。**個體的優雅防禦並不只是單純地關心感染，防禦機制在意的是防禦細胞攻擊自己居住地時的感染狀態**。我加粗，因為它是關鍵的科學見解。

如果你把鏡頭往後拉，往自己體內拍攝每日記錄，這對研究搭檔發現我們的殺手T細胞正在我們體內大範圍遊蕩，目的在辨識組成身體組織器官的細胞是否正常健康？或被某種危險（如感染或癌症突變）以某種方式傷害？這些T細胞多被認為與殺手相當，但這項工作也顯示這些細胞需要配備更多功能的武器，它們帶有特定的「受體」，可以讓它們在攻擊前先發問。

T細胞首先要確定**你**是否被鎖定攻擊，這個組成稱為「主要組織相容性複合體」（major histocompatibility complex，或稱為MHC）——另一個免疫學術語，聽著就像冷天裡一杯冰檸檬汁順喉而下。

MHC的存在只有一個意義，它讓T細胞漫游生命慶典，避免殺死杜赫提稱之為恰好在附近的「正常人」，「暗殺必須精準，就地解決，有非常具體的目標！」「MHC是我們免疫監視系統的核心，」杜赫提說：「它是自我辨識的關鍵。」MHC是所有人類基因中變化最大、最多態的單獨個體。每個人都有大致相同的MHC基因，但其中也都略有不同。這就是免疫系統的指紋，區分自己與世上他人不同的關鍵標記。

這個了不起的概念，是我為本書進行研究時碰到的最令人著迷的科學理論，一個與配偶偏好、亂倫和MHC有關的理論。

研究顯示，MHC基因會發出味道，氣味成為擇偶的因素。如果某人的MHC與另一人過於相似，MHC就會啟動排斥，差異很大的MHC氣味作用就如磁鐵。

從各角度來看，這個現象都很重要。首先，如果伴侶結合帶來的多樣性可讓後代具備更廣泛的能力，則這個現象顯示了無意識的驅動力能推動一定程度的多樣性。與此相關的是，它也讓免疫系統的起源多了一份可能，免疫系統的起源不只讓我們遠離病原體，更讓我們選擇夠像自己卻又沒有太像自己的伴侶。事實上，亂倫讓人憎惡，ＭＨＣ可能是部分原因。

最後，將議題拉得更遠些，ＭＨＣ的角色也增進了某種可能：即免疫系統是如此原始且基本，生存功能看似與它無關，但它的演化實出自繁衍的需求。這個問題尚未得到解答，但基於湯瑪斯・博姆醫生（Thomas Boehm）的解釋，這個想法是可能的。博姆醫師是德國馬克斯普郎克研究所免疫生物及表觀遺傳學[10]的醫生及研究員。

他告訴我：「由於人類需要繁衍，我們就必須確保不會因為均質化而殺死自己，最能因應此問題的理想系統就是ＭＨＣ。」

博姆博士在二〇〇六年的一篇論文中寫道：「我認為這個用來判定基因特徵的機制，最初用在性選擇，之後才被納入免疫系統。這種原始系統是否只對新出現的自我反應提供短暫覆蓋，之後再被ＭＨＣ取代，或者直接演變為ＭＨＣ，目前都還不清楚。」

這些都只是部分猜測。此機制還說明免疫系統很可能是人類存在的基本，進而成為人類物種本質的一部分。

就如我之前提過的，Ｔ細胞、Ｂ細胞及免疫系統的其他核心組成已存在世上五億

10｜譯註：表觀遺傳學（Epigenetics），研究在不改變 DNA 的情況下，影響人類遺傳的因素，如不當飲食、吸菸、長期暴露於 PM2.5 中都不會改變 DNA，卻會將不利因素遺傳給後代子孫。

年，在演化史上，我們優雅防禦系統的基礎是人類與世上其他物種共享的，上可追溯自有顎脊椎動物，如鯊魚、鰩魚和魟魚等大型魚類。庫柏博士解釋說：「牠們的免疫系統與我們的類似，有像我們一樣的胸腺，可製造T細胞。」庫柏博士已是免疫系統演化論的權威。

演化讓生物走向陸地，將牠們（或我們）變成兩足動物，看著溝通形態的改變，現代工具經研發成為可能，然而免疫系統大多仍保持不變。回想一下，要找到不同免疫系統（至少在這個星球上），必須回到物種分歧的那一點上，有顎脊椎動物與無顎脊椎動物分開的那一點。

這告訴我們，即使免疫系統不同，某些防禦功能對物種生存似乎是基本要素，其中一種是出現功用重疊的冗物。兩系統中都有多樣的分子和細胞，包括數種蛋白質，但它們無論在攻擊、誘敵或拖延速度上都負責同樣工作。

為什麼有這麼多冗物？例如庫柏醫生提問的，我們為什麼需要T細胞也需要B細胞？一組特定細胞還不夠嗎？難道系統沒有辦法演化出一組細胞專責處理？這些問題的答案仍是霧裡看花，除了已經被證明的一點。庫柏醫生指出，如果我們不是兩種細胞都需要，它們不會同時存在——「演化不會保留那些沒用的東西。」

總體而言，科學家距離答案更近、更深入，甚至超越微觀。隨著每一次的進步，都有機會探討以前連問都不會問的問題。我提供一個：什麼是發燒？

你以為你知道，是吧？我也覺得。發燒就是身體發熱了。但這是一個比我所知更深奧的問題，一個能揭露免疫學內涵新高度的問題，那就是：免疫系統具備龐大、無可匹敵的電信系統，有助於解釋當身體受侵害時，防禦信號如何能傳送得如此快、如此有效；一旦需要，即能號召全體成員緊急出動。

發燒也能解釋發炎，我也以為這概念不言可喻，沒太多可說的。

什麼是發炎？

什麼又是發燒？

一位癡迷於兔子發燒的固執科學家，發現了以往認為無法觸及的真相。

15 發炎

一九六〇年代末，一名女子因發燒被送到耶魯大學附屬醫院，她的體溫高到頂天，不止一次突破四十度。她年紀二十五歲左右，來自加勒比海，冷到發抖，非常痛苦。但這完全沒道理，這名女子身上沒有任何感染。

真實情況是患者有自體免疫性疾病「紅斑性狼瘡」，但就算是狼瘡也不曾聽過會引發如此高燒，而且她沒有外來感染，沒有致病菌，沒有病毒，身體並未藏著任何會導致發高燒的東西。

醫生多半都會對這個病例感興趣，但它特別引起一位醫學院學生的注意，他簡直對它著迷。那時還在念醫學院三年級的查爾斯・迪納雷羅（Charles Dinarello）正朝兒科醫生的目標邁進，他對發燒特別有興趣。迪納雷羅剛好看到病榻上的這個年輕女人，這個病患抓住了他對發燒的好奇目光。這是一個長期困擾研究者的主題，發燒的來源是什麼？目的又是什麼？為了殺死感染？或身上正發生某種作用？那時都還不清楚。

這完全不是簡單的問題。舉例來說好了，身體又沒有中央鍋爐，也沒有恆溫控制器或發熱器官，但不知怎麼地，當身體被激怒了，免疫系統就讓內部溫度飆高。花一點時間想想這反應的奇怪與力量，生命慶典的溫度急遽升高，為什麼升高？又是如何升高的？

當迪納雷羅開始著手研究時（這是要到一九七〇年代中期才會開花結果的研究），關於體溫有些事情很清楚，聽起來不證自明。

多數人的體溫都在一定的相對範圍內，成人的體溫約攝氏三十六到三十七度；兒童體溫略高，約三十六．六到三十八度），只是或高或低。迪納雷羅之後寫道，他注意到一天內的體溫有波動，「年輕女性的波動比男性更大。」有趣的是，體溫在下午六點左右達到高峰，迪納雷羅醫生所稱的低溫發熱並不表示生病。

發燒時，我們疲憊又全身發冷，這些感覺都是非常強大的神經反應。這是最早的醫療觀察，早期科學家在公元前四百五十年就發現疾病與發燒的關係。

少為人知的醫學先驅凱爾修斯（Aulus Cornelius Celsus）在公元二十五年寫道：發燒就如疼痛、紅腫都是發炎的主要症狀之一。

順便一提，雖然凱爾修斯的觀察領先當時，但對各種引發發燒的相關病因卻有一些奇怪的理論。他的作品在一九三〇年代中期被翻譯出來，下面節錄其中一段文字：

在各種天氣中，北風會引發咳嗽、刺激喉嚨、腸便祕、抑制尿意、使人發抖，引起肺部和胸部疼痛。儘管如此，它也是健康身體的支柱，讓身體輕盈有活力。南風影響聽力、使感官遲鈍、引發頭痛、使腸道鬆弛、身體潮濕、瘦軟無力。至於其他的風，就要看它偏北還是偏南，偏北偏南都會產生與其方向相應的狀況。此外，太熱的天氣會引發肝、脾膨脹失調，腦袋變得遲鈍，導致昏厥、血管爆裂。另一方面，寒冷有時會致使肌腱緊張，也就是希臘人所說的**痙攣**；有時則會引發身體僵硬，也就是他們所說的肌肉強直。潰瘍會發黑，發燒時會發抖。

痠痛、頭痛、疲勞、發抖、發燒。發炎（inflammatiom）。

這個I開頭的字。

是的，因為前一行很重要，所以自成一段。德國政府成立的醫療品質效率研究所曾對「發炎」下了定義，替這個包羅萬象的概念做一總結：「大體而言，發炎是身體的免疫系統對刺激的反應。」

在健康的脈絡下——也是傑森、琳達、梅瑞迪斯和巴伯，以及你我人身健康的脈絡下——有些事物挑戰你我身體的舒適感，發炎就是身體對它們的反應。這些東西可能是吸入的病毒、插入的小刺、吞下肚的有毒細菌、熊或貓的爪子，甚至是足以傷害聽力的噪音。在身體遭到侵入或刺激的那一刻，防禦機制即做出反應。

從表面看，發炎的主要症狀包括疼痛、紅、腫、失去功能和發熱，包括發燒。每一項不適都來自身體內部的活動，目的是限制侵入的傷害範圍並修復受損區塊。在我轉去談發燒及發燒的相關研究前，我想把發炎的說明範圍擴大一點，將發燒納入討論。

假設你踩到一根刺，你的身體幾乎是立刻確認這狀況需要回應。它會先做準備步驟，將被刺區域的血管打開或擴張，以便有更多防禦者進來，所以被刺區域變紅發熱，來了更多血、更多細胞、更多氧氣。然後血管經歷第二次變化，變得更有滲透性，現在，其他防禦者可以跟凝血劑一起進入組織。凝血劑是不同種類的蛋白質，隨著它們數量增多，這個區域就腫起來了。以上動作都會導致疼痛。可以這樣看，發炎用這種方式大幅度地影響行為，例如限制踩到尖刺的腳再活動，這樣你身體裡的奧妙防禦就有時間保護皮膚。

發炎反應的目的是確保受侵入的區塊全然安全，所以發炎區域可能大於針刺的影響範圍。事實上，從侵入發生的那一刻到二十四小時之後，組織損傷情況可能更嚴重，在那段時期，精細的防禦在檢查、清理、重建足夠的身體空間，確保危險被拋到遠遠的，讓它在發炎區域周圍無縫接軌地重建新組織。

日常發炎的另一個例子是由普通感冒引起的一系列癥狀，感冒通常由鼻病毒引起，鼻子成為殺戮戰場。首先，病毒在鼻腔繁殖複製，那區域的血液細胞敞開大門讓免疫細胞更容易進入。一時間，免疫細胞蜂擁而至，鼻子隨之腫脹。血管變得更有滲透性，讓更多液體流動，還多到滴下來！這就是鼻塞的現象。

所以，如果把發炎反應拉近一些，拉到分子狀態上觀察，會是如何？

這是大難後的收拾殘局，就如武裝攻擊、多車追撞、颶風來襲，這些重大事故與車子擦撞不是同一等級。小擦撞只要等警察出現，把每個人送回家就好了。而外物侵入時，就像你踩到尖刺，也許外面看來只像小擦撞，但我們廣大卻細微的防禦需要很多資訊才能呼叫救援，修理被侵入的區域。無論受傷區域多小，都會讓多種細胞投入戰火。讓我們來認識這些細胞。

我已經介紹過其中一個關鍵細胞了，巨噬細胞，也是我之前提過埃黎耶・梅契尼科夫觀察到的細胞，這位一百年前的俄國科學家用尖刺刺入海星幼蟲，透過顯微鏡看到遊離的細胞都往被刺入的部位集聚，他觀察到巨噬細胞吞噬了被刺區域的其他細胞。

細胞吃掉另個細胞的術語是「吞噬作用」（phagocytosis），源自希臘文 phageîn，意思是「吃」，所以巨噬細胞是大胃王。這些細胞就像警衛與警察的愛情結晶，先吃飽了再問問題。它們攻擊受傷範圍內可能會帶來傷害或感染的細胞，吃掉它們，再以化學方式轟炸那些吞下的顆粒。

免疫細胞種類繁多，巨噬細胞來自其中一組叫做單核球（monocytes）的細胞，有些單核球會變成巨噬細胞，有些則具備截然不同的功能。

到目前為止，我已經描述了很多T細胞和B細胞。如果你聽到免疫系統還有這麼多種細胞而感到訝異，你不是唯一，很多人和你一樣。事實上，歷經上世紀，免疫學家對發炎現象研究得越多，對我們的防禦系統也知道得越多，知道在免疫系統項下還分有各種不同功能的細胞和受體。這些認知終於讓他們重新定義免疫系統的根本組成，儘管時間已來到八〇年代末了。

同時間，出現零零碎碎的發現，這些發現非常重要，一方面能確定各類型的免疫細胞，也能確定身體防禦的基礎功能。

例如，我提到的巨噬細胞是一種單核球細胞，在一九七〇年代中期，雷夫·史坦曼（Ralph Steinman）發現了單核球的同胞兄弟，在科學界投下震撼。

「在科學界，很少有人單憑一己之力就做出開啟全新科學領域的研究成果，也少有人獨自一人在研究前線孜孜工作四十年，而且能活著看到自己的努力成果促進醫療手段的全面轉型。（史坦曼）因發現了樹突細胞（dendritic cell）改變了免疫學。」

這是諾貝爾獎對史坦曼博士的褒揚文開頭。一九七三年史坦曼身兼醫師及研究員，當時的免疫系統看來越來越複雜，史坦曼希望能把中間缺落的細節填上。他透過電子顯微鏡發現一個長得不太一樣的細胞，它有樹枝狀的長觸鬚，因此樹突細胞dendritic之名源自dendron，希臘文的樹。

史坦曼博士及共同研究者推測這些細胞在免疫系統內扮演關鍵角色，但有待證明。經過一系列的實驗，他們發現這些細胞會在外來細胞或有機體出現時現身，進而刺激或引發T細胞和B細胞的強烈反應。

史坦曼想知道這些樹突狀細胞如何作用，所以開始研究。他告訴我們，樹突細胞在把抗原提交給免疫細胞的環節上扮演關鍵角色。例如，把抗原交出去後，樹突細胞負責讓T細胞確定交上來的抗原和受體是否相配。

實際情況是，當你的身體被外來有機物侵入時，樹突細胞會拿著一塊有機物組織秀給士兵和將軍看，以確定是否有必要進行攻擊。樹突細胞在生命慶典上漫遊，在擁擠的宴會上和賓客摩肩擦踵，將它們的身分證明拿給T細胞看。若抗原被視為外來的，則會引起稱為「混合淋巴反應」

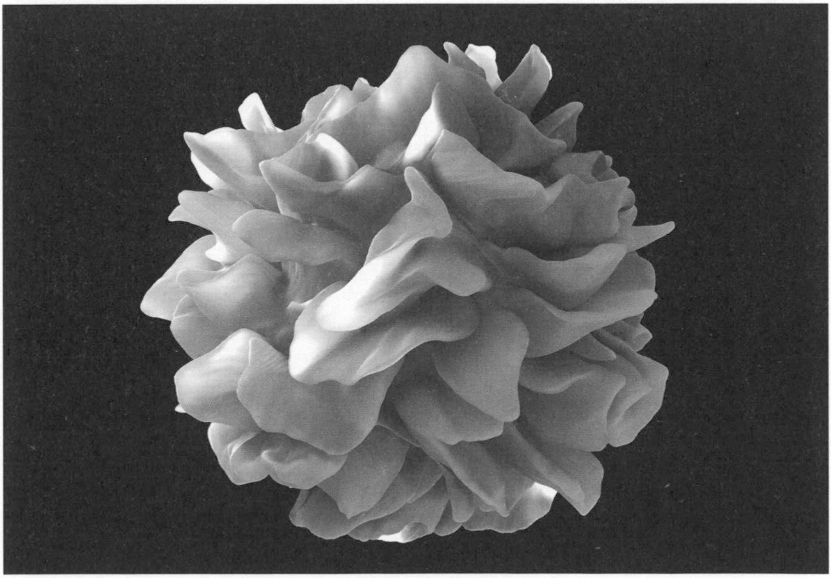

藝術家呈現的樹突細胞模型。(NCI/NIH)

（mixed leukocyte reaction，簡稱MLR）的嚴重反應，這是T細胞、B細胞及其他免疫細胞共同引發的嚴重發炎。

一開始有些科學家否定這個發現，因為它似乎與一般對巨噬細胞的認知不同甚至牴觸，一般多相信巨噬細胞是某種在前線作業的免疫細胞，和全能的T細胞和B細胞大不相同。然而，一點一滴的，越來越多的證據顯示，T細胞和B細胞不但受到其他細胞的大量幫助，甚至依賴其他細胞。事實上，合稱為淋巴細胞的T細胞和B細胞只占全部白血球細胞的百分之四十。

單核球細胞占百分之五，或多或少不出這個數字。

占最大宗的是嗜中性白血球（neutrophil），它們既是間諜，也是刺客。

嗜中性白血球就是梅契尼科夫觀察到的細胞，最後他也努力讓它更被世人了解。嗜中性白血球占白血球細胞的半數以上，約五成到六成。現在我們知道，它們在體內的工作有點像冷戰時期的間諜，一個殺手特務，但多半時間只是靜靜地觀察傾聽哪裡有麻煩，等時候到了才下場出手。嗜中性白血球的旅程始於骨髓，防衛者在那裡出生，進入血液且隨著循環，它會深入組織器官尋找病原體，如果找不到，就返回血液繼續監視與**嗅聞**，它們可以截取病原體的味道，或說病原體釋放出的化學物質。

當嗜中性白血球「聞到」這樣的東西，便會從血管擠進已被感染扎根的組織，像磁鐵般被吸到感染部位，開始吃它，把入侵者都吞了。嗜中性白血球放出一種叫做「酶」的化學物質摧毀病原體。整個過程非常暴力，它就像螫人就折損尾刺的蜜蜂，用傷己的方法傷敵，然後自我溶解，把自己變成可消化的團塊，再被清潔功能更強的細胞清除。

生命慶典中第一個回應入侵者的就是嗜中性白血球。

「如果你的手現在抓破了，受了感染，第一個出現的就是嗜中性白血球。」安東尼・弗契如此說。我之前提過這位醫生，他是美國國家衛生研究院轄下「過敏與傳染病研究中心」主任，也是當代極有影響力的科學家。他的故事將與愛滋鬥士巴伯・霍夫的故事緊緊交織在一起。

我們身體內還有其他兩種防禦者，它們的濃度小得多，「嗜酸性白血球細胞」（eosinophil）占白血球細胞總數的不到百分之五，「嗜鹼性白血球細胞」（basophil）更低於百分之二。它們與嗜中性白血球合稱「顆粒球細胞」（granulocyte）。細胞名字反映了功能，這些細胞含有微小的酶顆粒，可消化及破壞病原體。

一九七〇年代，另一種免疫細胞的實驗展開了，就是「自然殺手細胞」（Natural Killer cell，NK細胞）。不但探索過程有趣，探索對象也有趣，更因為這是免疫基本組成擴大重建工程的一部分，所以也有趣。一直以來科學論述多把T細胞與B細胞放在首要位置，這樣的論述正在瓦解。

故事起自一九七五年刊載在《歐洲免疫學雜誌》上的一篇文章，標題是「老鼠的自然殺手細胞」，文章描述一個完全不合情理的實驗。

這項研究是關於一群養在無菌環境中的小鼠，因為無菌，所以這些小鼠的免疫系統無須面對挑戰。按理說，這些小鼠的免疫系統不可能有機會學習及對應特定威脅。

萃取這些無菌小鼠的脾臟細胞，加入內為癌症環境的試管中會如何？特別是白血病細胞的環境中。

最奇怪的事情發生了——有免疫反應，脾臟的免疫細胞出來攻擊了。若只是這樣倒也不稀奇，畢竟我們之前學過，也許免疫細胞裡有可以辨別外來異物的抗體。但奇怪的是，攻擊行動與B細胞或T細胞毫無關係。比起B細胞與T細胞鎖定特定對象攻擊的本質，這次攻擊反應並不那麼特定。這些「新」細胞以一種原始、通殺的方式立即湧入，更像敲膝蓋立刻回踢的反射動作，而不是有針對性、刻意的，出自「克隆選擇理論」（clonal selection theory）[11]的表現。

這個狀況相當不同，可能非常重要。但這些東西是什麼？

科學家把它們叫作「自然殺手細胞」，它們似乎屬於T細胞與B細胞的同一家族，但表現大相逕庭。

「自然殺手細胞在剛發現時並沒有得到太多重視，」加州大學柏克萊分校的大衛・

11｜譯註：克隆選擇，1957年澳洲學者柏內特（Sir Frank Macfarlane Burnet）提出，認為免疫細胞可針對不同特定抗原受體增生為多樣克隆。如作者之前所提B細胞的受體與抗原受體結合後，活化長大再分裂為有同樣免疫能力的細胞群。

勞勒（David Raulet）如此回應，他是這領域的專家。「很多研究T細胞的人都在嘲笑它們，覺得它們沒什麼作用。」

就連此篇論文的作者群都承認這現象很奇怪，結論時寫著：「小鼠脾臟細胞『自發性』的攻擊行動，是由一群還未被定義的小淋巴球執行的。」

科學家在吸收新知遇到的困難與人體和異物爭鬥遇到的困難很像，原因之一是科學較難與看似陌生的**想法**和平共處。帶著窠臼思維的科學家與思想家拒絕對比T細胞與B細胞更突顯的事物提出挑戰，好像這些新發現是異物組織或病原細菌。理念或迷因[12]都可引發一種自體免疫反應，一種最初以為受到保護的過度反應，但最終

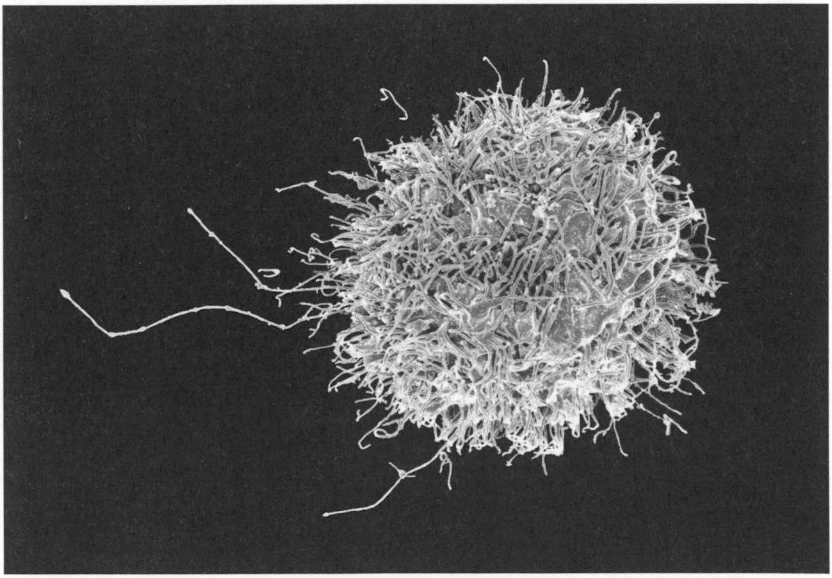

自然殺手細胞。(NIAID/NIH)

12｜譯註：迷因（meme），理查・道金斯在《自私的基因》一書中提出的想法，原是可傳遞的文化傳承因子，應用在網路時代，此概念正可詮釋網路病毒式瘋傳的爆紅事物。

往往適得其反，更難找到真相。（另一方面，要讚美一下免疫學，最後把這個細胞取名為「自然殺手細胞」，這才是一看就懂、描述細胞真正功能的名字，麥迪遜大道終於欣然地擁抱它了。）

這些一連串的新細胞如何結合在一起？相互作用又是什麼？

「我們並沒有把這些點串連在一起。」弗契醫生說。這些東西是如何合作的？

部分解答來自一九七〇年代中期對發燒的觀察了解——由一位加勒比海女性的發燒事件所引發，她體溫飆高出現在耶魯大學，接著變成查爾斯·迪納雷羅醫生癡迷的案例。

16 發燒

「在溫度計出現在這世上的幾世紀以前，發燒一直是生病的最佳辨識指標。」迪納雷羅醫生在一九七八年如此寫道，那時的他正在改變免疫學的世界。「僅在過去三十年間，生病讓體溫升高的機制才開始變得清晰。」

迪納雷羅醫生追溯到一九四三年的相關研究，一位到美國定居的俄國科學家發現，若把膿瘍注射到兔子體內可引起發燒。最後證明，膿其實是嗜中性白血球細胞的殘餘碎屑，也就是最先趕到受傷處作用的細胞，它們殺了傷口周圍的入侵者並在過程中死亡。當你看到身體滲出膿瘍，其實是看到死去的嗜中性白血球細胞。

一九四三年的論文提出一個假設，認為發燒是嗜中性白血球細胞引起的。這是錯的，但這是開端。

為什麼用兔子來實驗？兔子是科學上很好的實驗用天竺鼠，因為它們可接受一定程度的訓練，行為相對容易觀察。

早期人們發現把膿注射到兔子體內可以引起發燒，這是找尋確切發熱（或說發燒）過程的第一步。到了一九五〇年代和六〇年代間，發燒過程的更多證據增加了，例如，兔子發燒時血管會收縮，藉以保存熱量，所以兔子發燒時耳朵是冷的。（當你發燒時是否覺得渾身濕冷？）「兔子變得安靜不動。」迪納雷羅醫生之後記錄：「這個觀察帶來後續發現。」他補充說明，發熱其實是「睡眠因子」。

一九六七年，一個驚人發現讓科學更接近答案。《新英格蘭醫學雜誌》上刊登了一篇論文，文章提出發熱源頭的證據，認為發燒的啟動者在血液細胞而不是嗜中性白血球。與發燒有關的化學物質似乎來自單核球，一種巨噬細胞，而不是來自第一個趕來應敵的殺手。這是可以理解的，因為早期科學家很難把這些細胞梳理清楚。所以到底是哪一種，嗜中性白血球還是單核球？兩者又有什麼差別？

這是當時的大致氛圍，是當迪納雷羅醫生看到這個沒有感染、不該發燒的女人在耶魯大學醫院高燒不止時的背景。「來這個病例非常吸引人，而且身為醫生的他本來就對發燒有興趣。「我說：『我的天啊！我想知道影響分子是什麼？』」迪納雷羅醫生回憶道，他的目標是解決發燒之謎。

查爾斯・迪納雷羅醫生（請不要叫他查理）在波士頓郊區長大，就像他說的，那裡充滿義大利人、猶太人和愛爾蘭人。他的祖父母是來自義大利和西西里島的移民，母親沒有念完高中，父親是藍領階級。但就如你所知，查爾斯念完耶魯大學醫學院，還寫出最優秀論文而獲獎，就是這篇關於發燒的論文。

那時，越戰正打得如火如荼，作為醫學院學生，他和他的醫科同學有相同的選擇：不是報名參加政府研究工作，就是甘冒風險，被送到直升機飛來飛去的戰區去修補在地雷區受傷的男孩。這樣的選擇並不容易，不過對許多年輕醫生而言，到華盛頓去為政府工作，的確能保護他們遠離戰區。迪納雷羅選擇研究工作，最後來到國家衛生研究院（ＮＩＨ）做事，不僅如此，他靠自己的力量進入當時最了不起的地方：國家衛生研究院的十號大樓，真正尖端科學的殿堂，一座探索新知與進行實驗的威利・旺卡工廠[13]。

巨大的磚造平房坐落在園區，這是世上最大臨床研究中心的一部分，由患者、科學家共同合作。它代表美國及艾森豪總統對科學的非凡承諾，從一九五〇到一九六〇年間，ＮＩＨ的預算從五千三百萬美元增加到四億美金，資金來自兩黨和議，雖有一些共和黨議員擔心政府組織擴張太大而反對，但不像今日看到的敵對狀態。隨著歷史推演，ＮＩＨ不斷研發救命的科學，說不定其中也包括傑森的命。十號大樓培育出拯救癌症、愛滋、自體免疫失調、流感及阻止其他殺手的救命種子。這裡的研究成果說明一種來自廣闊領域的力量，即所謂的基礎科學，其定義是以了解科學的核心概念為目的，而不是只想著開發，例如開發某種攻擊特定疾病的特定藥物。基礎科學的範圍更廣雜，是信仰與失敗的反覆行動——很多計畫都沒有成功，但努力的總和已成為很多重大疾病的保命血脈。

13｜譯註：威利・旺卡工廠，出自著名童話《查理與巧克力工廠》（*Charile and the Chocolate Factory*），是古怪糖果製造商威利・旺卡的巧克力工廠。

迪納雷羅醫生的實驗室在十號大樓的十一樓，令人印象深刻的一層樓，有一陣子那裡的免疫學研究計畫多到快爆炸，但十一樓令人印象深刻的點並非空間局促（那裡簡直一團亂），而是腦力。每個角落都坐著一位雄心勃勃、聰明、有創意的思想家。

要認出迪納雷羅醫生非常容易，他是那個指甲縫塞著兔子屎的人，他在測兔子肛溫時總會掏挖出一些。

「我開玩笑的，」他告訴我，有點開玩笑地說。「實際狀況是我指甲下面藏了二十年的兔子屎。」

時序來到一九七一年，他的第一個任務是處理官僚心態。他必須說服一起工作的研究員和長官（有個有名的叫謝爾登・沃爾夫〔Sheldon Wolff〕），放手讓他去找身體自己發燒的分子。有些人有疑慮，好比懷疑迪納雷羅是否真能過濾掉其他分子，不只如此，還有他是否有**絕對**把握，確定引起發燒的不是外來異物、不是感染？

請思考一下這問題的深層含義。長期以來一直認為發燒與感染有關，相反的，迪納雷羅醫生追逐的想法是感染不一定存在，類似他在讀醫學院時看過的案例，那個身患紅斑性狼瘡的女人，因為自體分子引起發燒反應，無需外來刺激。

最後，他達成願望，終於能做這個研究計畫了，但他遇到一個非常實際的問題。他要上哪兒去找白血球細胞？「每天都要準備幾十億、幾十億的單核球細胞，這要上哪兒找？當研究計畫真的上軌道後就會需要，這是重要的一環。」他告訴我。他就是有抽絲剝繭的本事，我彷彿聽到他加速行動的聲音。先來個小提示：單核球細胞與巨噬細胞大概是一樣意思，不同處是單核球細胞是未成熟的巨噬細胞。當這些細胞從骨髓中跑出來，最初幾天會以單核球細胞的狀態存在，等到它們分散到各組織後就變成巨噬細胞。為了簡化這個議題，加上狀況無誤，我會說迪納雷羅醫生懷疑巨噬細胞與發燒也有關連，但他需要一大堆巨噬細胞。

這時候他發現了輸血車。

它就停在ＮＩＨ的停車場，放在那裡做輸血新技術的實驗，讓正在化療的癌症病人接受血小板輸血。要準備這些血小板需要用到很多血，而輸血車上的夥伴卻對白血球沒有興趣。

「我每天下午都去那裡打撈這些細胞，拿個血袋把它們裝了帶走。」

雪白兔子毛茸茸的，「我把牠們當成我的孩子一樣。」迪納雷羅醫生說。他會讓兔子受訓兩個禮拜，所以在進行實驗時兔子會很安靜。「幾個星期後，牠們就準備好了。」

要先把環境和注射用的巨噬細胞準備好，他對環境要求極為嚴謹。「我看到任何會引起發燒的細菌產品都像看到瘟疫避之唯恐不及，我不能冒著被污染的風險。」他知道，如果他的同僚懷疑發燒的原因是抗原或細菌，他的實驗就會被否定。

迪納雷羅醫生從輸血車那裡拿來「醫療廢棄物–白血球」，然後把免疫細胞和死亡的葡萄球菌混合，用來刺激巨噬細胞反應。再把混合物注入兔子體內，他知道這個實驗會刺激這些毛朋友的反應。

當他講這個故事時停了一下，好像被自己沉迷其中的怪異所嚇到。「花了六年淨化這個分子，如果你問我什麼力量驅使我做這件事，為什麼不放棄或改做簡單的計畫？我會告訴你，力量來自觀察這些兔子的生理變化。看到兔子停下來不動，耳朵變得冰冷。這些可怕的戲劇性變化只要十分鐘就看得到，我必須知道：這個分子到底對大腦產生了什麼作用？」

到了六年計畫的第四年，他被打斷了。他必須履行約定，到麻省總醫院擔任兒科主治醫生。

他於一九七五年回到NIH，那時世界各地的免疫學研究如雨後春筍般興盛，有更多新技術應用在新科技上。其中一項與放射性標記有關，它可以幫助識別、淨化或剔除單個分子。十號大樓裡只要往下走兩層到九樓，就有人對這項技術很擅長，他是克里斯蒂·安芬森（Christian Anfinsen），一九七二年的諾貝爾獎得獎人。迪納雷羅醫生問他，是否能幫忙讓這個尋找兔子發燒啟動器的案子結案。

他們瞄準某個純化的分子，把其他污染物和分子隔離開來，越來越接近答案。但在一九七七年的某一天，發生了一件奇怪的事，那個被鎖定的分子不見了。

就是這一刻，真相揭曉了。當分子消失，迪納雷羅醫生了解到應該是引起發燒的分子被純化得看不見了；同樣重要的是，他發現這個分子的數量幾乎少到不存在，但仍能在身體放一把火。這實在太重要了，再三強調也不為過，這東西數量這麼少，卻能引起身體重大反應。

他說：「這也許是我職業生涯中最重要的陳述。」用科學上的術語來解釋，此物質只要每公斤出現十奈克這麼少的分量就可以引起發燒。翻譯之後的意思是，「比任何人預測的都要少一千倍，非常不可思議，這個分子非常厲害。」

這些分子來自單核球細胞，單核球是一種很像巨噬細胞的免疫細胞（差別在於巨噬細胞會吞噬垃圾和病原體），但現在看來，單核球似乎有更廣泛的功能。迪納雷羅把這個分子稱為「白血球熱原質」（leukocytic pyrogen），一種誕生自白血球細胞的點火器，算是一種白血球細胞。

他理解到：「我的天，它不是來自嗜中性白血球，它來自單核球。」弗契醫生回憶說，他當時和迪納雷羅一起在十一樓工作。弗契告訴我這故事時，聲音因興奮而揚起，這樣的情緒也感染著我，身為一個局外人，帶著欣賞的心情聽著，這些對話訴說著免疫學的深度。但興奮之情破滅了，出大事了。

迪納雷羅醫生在一九七七年發表第一篇論文，他的發現最初受到重重打擊。「德國人寫了很多文章反駁他。」弗契醫生說：「他們說，那是受到污染。」

然後慢慢地，現實沉沒了。

事實上，一九七九年在瑞士厄瑪廷根舉辦的第二屆淋巴介質研討大會，與會人士已經接受了這個概念，決定給這些所謂的介質一個新名字。此後，白血球熱原質就以「介白素」（interleukin）這個名字為人所知。字首 inter 表示「溝通方式」，leuk 來自希臘字根「白色」，就像白血球的名字 leukocyte 也有 leuk。

廣義而言，白血球熱原質是介質，一種溝通物質。

介白素-1（IL-1），第一種介白素誕生了。平心而論，迪納雷羅醫生絕對擔得起「介白素接生婆」的稱號。你有了這些知識，應該不用多久就可獲得免疫學學士的學位。

故事還沒有完。也許最重要的部分還沒有講到，這也讓迪納雷羅醫生變成極有爭議的人物。

七〇年代中期某個星期六早上，迪納雷羅醫生正和另一位科學家在十號大樓的十一樓工作，正玩著被他純化的分子，他們想知道介白素-1對較大的免疫系統是否有影響，除了刺激發燒之外，它還能做什麼？

概略地說，他們做了一個實驗，把死亡的人類病毒注入兔子體內，刺激兔子產生介白素，再把這樣的介白素注入老鼠體內觀察T細胞的反應。為了測量反應，他們會進入「計數室」，裡面的機器若測到有放射性標記的物質就會敲一聲，狀況就像測量特定分子或細胞的「蓋革計數器」（Geiger counter）一樣。

「計數器每敲兩次我們就會看一下，看看T細胞是否被激活。突然間，計數器發瘋了，叭—嗶—答—叭—嗶—答……響不停，就像科幻片似的。」迪納雷羅醫生回想。房間裡的另一個科學家則是一直用小鼠和T細胞的激活物質作研究，當他們看到計數器瘋狂地敲，表示T細胞大量增加。「藍尼對我說：『你到底給了我什麼？』」迪納雷羅說：「這比我見過的活性強百萬倍。」

這意謂著什麼？

以最基本的水準來看，意思是介白素-1不只引起發燒，也會刺激T細胞反應。

所以呢？

回想一下，那時的免疫學界還把焦點放在T細胞與B細胞的顯著特性，特別是把T細胞當成整個聯盟的主要指揮官，但現在看起來是巨噬細胞在刺激T細胞反應，而不是T細胞刺激巨噬細胞。

「從一九七六到七九年，我只要想到要發表這個論點就嚇到拉肚子。」迪納雷羅說：「引起兔子發燒的人類單核球怎麼會在小鼠體內造成淋巴細胞反應？這對免疫學家來說根本是異端邪說。」迪納雷羅醫生的想法最終證明是對的，他的想法直指核心，針對現今我們如何理解免疫系統、如何嘗試管理，甚至如何操縱它，特別是像傑森、梅瑞迪斯、琳達、巴伯這樣的病例。

時代的腳步持續進行，在這時代已發現了數十種強大的防禦分子，它們顯示我們精微防禦的複雜性，由責任重疊的各種角色交錯上場，科學的奇妙就像小說一樣，請進入《飛俠哥頓》（Flash Gordon）的世界。

17 飛俠哥頓

在一九六〇年代的漫畫《飛俠哥頓》[14]中，太空船上的醫生用一種叫做干擾素的神奇藥物治療瀕臨死亡的病人。飛俠哥頓當然是虛構的，但藥不是。幾年前，這個概念出現了，有兩位科學家，一位瑞士人、一位英國人，當他們在做病毒和小雞的實驗時，觀察到奇怪的事。

科學家從雞蛋裡取出病毒，把它泡在酸性液體裡殺死，然後把這個「去活性」的病毒注入另一個雞蛋，再在蛋中加入活病毒，如此一來，活病毒並不會生長。去活性病毒可以干擾活病毒的繁殖。

因此這個去活性病毒叫作「干擾素」（interferon，簡稱 IFN）。

科學家的理論是，健康細胞從去活性病毒中得到信號，要健康細胞不要生長了。這是否顯示某些訊息一直被大聲放送：**此地貧瘠荒蕪，請勿在此浪費資源？**但是目前並不清楚干擾素如何作用，甚至連干擾素是什麼東西都不知道。

但免疫學越來越迷戀這個概念，認為干擾素也許會隔離且把訊號發送系統團團圍住。這想法之所以重要，是因為它使用自然物質對抗疾病。如果用不屬於身體、人為

14｜譯註：飛俠哥頓（Flash Golden）是 1934 年的科幻冒險漫畫，劇情描寫耶魯高材生哥頓，在科學家的幫助下遠赴蒙戈星對抗邪惡皇帝「明王」，後多次翻拍成電影。

做出來的藥物圍住外來物，總會引起副作用，因為它會刺激免疫系統的注意，引起發炎反應。請想像一下化療的恐怖，化療用可怕的毒素攻擊腫瘤，但代價是把自己也燒焦了。

想像一下，若改用無害的已死病毒，一種完全無害的天然化合物，就可以阻止致命的活病毒生長且不傷己身。這個承諾實現的可能性隨著微生物科技進步而日益增長，科學家看到了干擾素的某一關鍵特性，發現它能激發特定基因的活性，讓它們產生攻擊病毒的化學物質。到了一九七〇年代，干擾素（現已定義為蛋白質）出現了幾個亞型，這想法也變得更清晰，接下來它的應用範圍也許會變得更廣。

的確如此！

有一段時間（先超速提一下後話）藥物研發都圍繞著干擾素進行，它擁有數百億美元的市場價值，但它通常不是用在第一線的治療藥物。像肝炎這樣的疾病會以干擾素合併利巴韋林（rivavirin）做成注射藥物。干擾素支持身體防禦的方法是透過向免疫系統發送訊息來攻擊病毒。

但要達到這一點（又回到正題）需要科學家純化干擾素。純化干擾素的關鍵步驟和純化介白素的挑戰不同，要切入這問題，就要等到免疫學的世界出現一種被視為異類的有機生物：一個女人。

她的名字是凱瑟琳·佐恩(Kathryn Zoon),屬於新一代女性,不但打破科學界的性別疆界,在長期被男性主導的領域拓展「自我」的定義。在一九六六年的倫斯勒理工學院(Rensselaer Polytechnic Institute),她顯得與眾不同,是班上唯一主修化學的女生。她說她是「稀世珍禽」,少數進入頂尖理工大學就讀的女生。同學似乎對她都沒什麼好臉色,包括她未來的丈夫;男老師也不一定靦腆客氣。「有些人甚至從不直視我的眼睛。」她回憶說。

但她的功課好,成績優秀,畢業時,還得到化學系書卷獎。

到了一九七〇年代中,科學界終於有些改變,一九七六年佐恩獲得約翰·霍普金斯大學的生物化學博士學位,之後被NIH十號大樓的九樓錄取,加入克里斯蒂·安芬森的實驗室,就是那個為迪納雷羅醫生提供化學技術、隔離介白素的科學家。

那時迪納雷羅醫生在十一樓和兔子共事,佐恩在九樓,實驗用天竺鼠是羊。你總不能把一群羊放在實驗室裡,所以NIH把牠們安置在馬里蘭州普爾斯維爾鎮的農場理,從貝賽斯達的十號大樓開車約四十五分鐘就會到。那地方是名副其實的動物園,老鼠、羊、猴子,是的,還有兔子,送貨員每隔幾天就會開車來往十號大樓和農場運送致命病毒。

在農場裡,獸醫將部分純化的干擾素注入羊隻體內,然後從羊身上抽取有白血球細胞的血漿。科學家的想法是,羊血漿中有引發介白素反應的抗體,用這些抗體可純化干擾素。一旦干擾素被純化了，佐恩和她的同事，以及在加州理工學院的合作伙伴，就對干擾素進行排序。

花了四年時間，他們在一九八〇年發表了一篇描述純化干擾素的論文，說明這種物質可被操縱訓練轉為醫療之用。最後研究者確定出三種型式的干擾素，分別是 α (A)、β (B)、γ (G)，到後來又發現了一型 λ (L)。

科學家花了很多時間才全然了解這些干擾素的角色，但值得把干擾素A（INF-α）的重要性和角色先提到前面介紹，它是偉大卻微小的分泌物，是一組有十二個相關蛋白質的家族。

「它們是第一步，當我們身體與異物、病毒或腫瘤打交道時，它們是第一道防線。」佐恩告訴我。我可以感覺到讀者困惑的表情，從書本或閱讀工具抬起頭，揚起一道高挑的眉，你不是已經在這本書裡讀過其他細胞或物質才是第一道防線嗎？

是的，挑起眉毛很正確，你沒有讀錯。狀況是，免疫防禦是多樣重疊的，第一道防線有時多方出動，第二道防線也是。我們的生命慶典是來者不拒的雞尾酒派對，如果不走混亂及多層次進攻的路線就沒有意義。要瘋狂也是有方法的，就讓多重角色大肆暢遊派對，使出各種手段，經常重疊交雜。

不僅如此，「很多種細胞都可以製造干擾素。」佐恩解釋。

比如說，病毒滲進你的鼻子，滑入你的喉嚨，入侵者跑去和健康細胞交互接觸。

而健康細胞先派出和異物一致的分子做偵測，在這個微小細胞內開始了某種像超級電腦般的運作，讓蛋白質產生變化，最後分泌干擾素α、β、λ。或者這細胞最終受侵害而死，但在死之前會改變蛋白質，產生干擾素，讓周圍其他細胞擷取干擾素出現了的信號。

「這就開始連鎖反應。」佐恩解釋。

反應可涵蓋一個獨立區域，如某器官，或在幾小時內傳遍全身。細胞一個接一個收到信號，產生保護細胞的干擾素和其他蛋白質。只要到了這一刻，干擾素就會真正名副其實地干擾，誘發出有干擾力的蛋白質，目的是干擾病毒自我複製的能力。

但副作用隨之而來。

「分泌干擾素時，你會覺得噁心，又刺又痛，非常難受。」佐恩解釋。你的身體表現正改變中，**不是直接被病毒改變，而是被反應改變**。簡單來說，就是病毒入侵了，早期預警系統引發了連鎖的發炎反應，讓你覺得全身癱軟、疲憊、痠痛、發燒，就像我之前提過的。你的速度因此放慢了，這對你身體資源的運作有好處，以對抗病毒為先，而不是放在工作或跑步什麼的，免疫系統需要你有限的能量。

免疫系統照顧你的方法之一是要你自己照顧自己。可以說，你萎靡癱軟的感覺是退守的信號，好讓你的身體休養生息。但到頭來自己照顧自己的真實層面要複雜的多，這就是自體免疫缺陷患者琳達和梅瑞迪斯變得有教育意義的地方，也是我們接下來要講的故事。免疫系統有時候會過度反應，有時候也讓你捱過難受的感覺發炎反應。想知道更多，請別走開。

若以核心科學作另一種角度的解讀，她們的故事會更容易掌握，更有意義。干擾素屬於更廣的範疇，是一種能刺激免疫系統作用的化學物質。這組化學物幾乎對所有疾病瞭若指掌，包括我們該如何應對。

在此介紹「細胞激素」（cytokines）。

細胞激素是細胞的分泌物，由其他免疫細胞刺激後行動，它是傳信者，被干擾素或其他免疫系統角色送出來。在生命慶典中，當異物在派對裡大爆發，免疫細胞彼此間會發送很多細胞激素，形成溝通的脈衝。

這是了解免疫系統主要概念很好的切入點：它有電信網路，就這樣。防禦系統的信號傳遞網遍布全身，就以發燒為例，信號最後被送到大腦下視丘，它是體溫調節的神經中樞，然後信號發散到全身，呼叫其他細胞刺激發燒，干擾素也以類似的方式運作。

免疫系統傳播網絡的決勝點在力量與速度，而且與現今所發明的任何傳播網絡不相上下（記下來，就是矽谷！）訊息由單核球細胞向外發送到身體銀河，無須線路，跨越的廣闊距離比細胞自己實際尺寸大了數百萬倍。

「這些電信傳送系統本來就是無線的，細胞不用接觸另一個細胞。」弗契醫生說：這系統「可塑形、有彈性、極端複雜」。「就像超級電腦。」

是該停下來想想免疫學的發展了。從一九五〇年代晚期米勒博士發現胸腺不只是浪費空間、不只是上帝廢棄物起，到現在免疫學已有連串的進步。胸腺製造T細胞，骨髓是B細胞的來源，它們流進淋巴系統的通道及血管，匯聚在淋巴結與淋巴組織。那裡就像指揮所，是消防員駐守等電話的監控中心。受到樹突細胞警告的T細胞就像士兵和將軍一樣行動，吐出細胞激素；B細胞用抗體和抗原連接，就像鑰匙尋找鎖頭；巨噬細胞、嗜中性細胞和自然殺手細胞則在體內漫遊、品嘗、探勘、殺戮。以上種種透過信號、化學傳輸物質或一些程序所聯繫成的網絡，一旦受到干擾素和介白素的刺激，便會產生強烈的副作用，就像發燒。

從概念上看，這是讓你保持健康的某種連鎖反應。這系統追蹤寄生蟲、病毒、細菌和惡性腫瘤，永不停歇。抓住我們在意識層還未經驗過的最小威脅、與我們共枕同眠的中型威脅，還有那些沒有免疫系統保護就會害死自己的無數主要威脅。在歷史觀上，我描述了一個複雜系統，至少比米勒博士那時代認識的系統要複雜。

在科學和技術的支持下，一座可顯現不同分子和細胞激素的舞台搭好了。本來只知道了T細胞和B細胞，突然間又出現一長串分子名單，上面列著監測與警備生命慶典的分子大名。隨著個別發現而來的是整體目的的顯現。當然，有些分子會參與識別和攻擊外來者，但還有很多分子是在監測我們自己的免疫系統，確定它沒有過度反應。這些分子統稱介白素，簡稱IL，它們在生命慶典裡遊蕩，確定是否有外來者，也彼此監測。

例如：

介白素-1（IL-1）會引起發燒。

介白素-2（IL-2）促進T細胞成長。

介白素-6（IL-6）刺激B細胞成長。

IL-2和IL-6武力強大，但有個糾結的地方，問題出在這些介白素可能生產過多、信號太強，讓身體攻擊太過猛烈，這就是自體免疫性疾病。即使你從未經歷過像梅瑞迪斯或琳達她們所面對的戲劇化長期挑戰，在你的人生中一定也曾感受過免疫系統火力太強的衝擊，就如當你從沙發起身準備要走的那陣疲累，或不明原因的疼痛或發燒。

如果放著不管，免疫系統失調的危害不亞於致命威脅，這就是為什麼免疫系統已演化到有自己專屬的制衡系統。事實上，多種介白素都被設計成能夠抗發炎，是免疫系統的煞車而不是油門。

在單核球細胞中，雖有幾組有刺激發炎的功能，但同組之下也有抑制發炎的旁支。例如，我們現在知道 IL-1 家族下面有數十種成員，其中很多都有抗發炎的功能。在這一組主要免疫系統蛋白質中至少有三分之一變體，這些變體被設計成有阻止免疫系統發炎的功能。

「在抗生素之前，這些有關發炎的細胞激素幫著消滅感染，」迪納雷羅醫生說。細胞激素持續扮演這樣的角色，但它如何知道該停下來？如果它們不停下來會發生什麼事？「如果你無法製造抗發炎的細胞激素，輕微發炎就會讓你送命。」

這就是此系統強大的地方，如果不經管控，輕微發炎就能把你殺了。迪納雷羅醫生喜歡把免疫系統類比為身體進入警備狀態，「你需要發炎來抵抗入侵者。就像你也需要警察，但如果警察太抓狂失控，也會造成傷害，殺了無辜民眾。」

這些蛋白質的發現為弗契醫生所說的話提供了證據，弗契滔滔不絕地向我解說免疫系統的真相，說它是超級電腦。

弗契醫生要重新定義免疫系統的目的。

18 和諧之路

一九八〇年，弗契醫生是醫界新星，註定會成為免疫學界最亮的那盞明燈。一九七二年起，他就一直心心念念想解決他所謂「異常」的免疫系統反應。他指的是免疫系統攻擊身體的情況。

他在醫藥上做了大幅度的創新，研發出免疫系統攻擊身體時有辦法抑制它們的藥，「我們必須使用抑制劑來安撫免疫系統，但也不能壓制過多反應，它們太容易受感染物影響。」他說。

在這時候，弗契醫生還沒辦法對上述做法提出很好的觀點，但已促使免疫學開展新定義。多年來，免疫學領域一直把免疫系統看作某種只會「攻擊、尋找、摧毀」的東西。

弗契醫生知道，這只是這道方程式的一半，事實上，這想法遠不及免疫系統的完整內涵。

論及免疫系統的中心概念，它做的不只是尋找和摧毀，而是尋求平衡——攻擊並化解真正的危險，並展現足夠克制，不讓攻擊力道摧毀身體。一九八〇年，弗契醫生在NIH成立新的實驗室，想捉住免疫學的關鍵樞紐，他把這地方稱為免疫調節實驗室。

請記住這一刻。自此刻起，免疫系統的故事成為動態平衡的故事——追求和諧穩定的狀態。就是這點讓我們的防禦如此優雅奧妙，為了維持平衡、保持和平，這個系統精確、細緻地量身訂做，盡量把對自身和對環境的傷害都降到最低。

這樣的平衡，正是我們健康的核心，在巴伯、琳達、梅瑞迪斯和傑森的人生故事中可不時看到這一點，很快你就會再見到他們。

但首先，我要向你們介紹三位智者和一項把免疫學轉為醫療藥物的研發。學術轉研發的實用功能在免疫學是長期不透明的世界，而此刻正是數十年的科學累積變成救命醫療技術的轉捩點。

19 三位智者和單株抗體

「這是個徹底改變科學和醫藥界的故事。」瑟非・阿爾肯（Sefik Alkan）博士如此寫道，阿爾肯是土耳其免疫學家及歷史學家。這項發明如今還應用在「從風濕性關節炎到癌症」等諸多知名疾病的診斷和治療上。

我們越來越接近了。碎片逐漸拼湊起來，研發通往應用，也通往真實世界的解方。我們可以說，沒有任何一種發明的重要性高過「單株抗體」（monoclonal antibody）。這是每位讀者在某個時間點都可能會接觸到的下個科學寶藏，如果不是直接接觸，也可能透過某位家庭成員。所以掌握這段內容很有用，可以了解或許某天會打入你身體以延長生命的救命仙丹。

故事的開頭是這樣的：某天，一位丹麥人、一位阿根廷猶太人和一位德國人走進實驗室……

三位智者的第一人是丹麥免疫學家尼爾斯・傑尼（Niels Jerne），當時的菁英思想家，也是巴塞爾免疫學研究所的創辦人。阿爾肯博士寫道：「在傑尼的辦公室有一張大長桌，上面如擺飾般放了數十本科學期刊，無論是哪一種語言寫的（英文、荷蘭文、丹麥文、法文及德文）都被讀過。」

傑尼發明了一種分離與計算抗體的方法。

這項發明稱為「傑尼空斑檢測法」（Jerne plaque assay），我從溫莎大學的網站上節錄檢測最開始的幾個步驟，我把這些步驟想成某種食譜，先探探水溫，小試一下免疫學的複雜性，然後我再總結這個討人厭的東西和它的意義。

1. 2.0 毫升的 Hank's 平衡鹽溶液（HBSS）放入小研磨缽，隔水放涼。
2. 用過量乙醚殺死小鼠。方法是：棉花用乙醚浸泡後放入小罐，把小鼠放入罐中，蓋上蓋子。
3. 從罐中取出死老鼠，放在紙巾上，用七十％的乙醇擦拭小鼠腹部後切開，切除脾臟，去除多餘脂肪及組織。
4. 脾臟放在放涼備用的 2.0 毫升 HBSS 中切成小塊。用磨杵把脾臟碎塊磨碎，變成均勻的細胞懸浮液。
5. 懸浮液用鋪上棉布的小漏斗過濾，除去任何大塊細胞。用 5.0 毫升的冷 HBSS 沖洗布上少量的殘留細胞。

這樣你就能抓到這技術的複雜性（後續還要用到離心機；放更多硫酸鎂；洗過的小鼠脾臟細胞放到載玻片上，用石蠟密封，培養；最後放在顯微鏡下觀察結果）。最後，你會在顯微鏡下觀察到可用來計算抗體的斑塊。

這是好大一步，為什麼？當你染上病毒，身體會生成抗體對抗它。而醫生經常使用分離抗體的測試去了解和我們對打的蟲子是哪一種，我們和它作戰的效果有多好，以及我們的免疫系統和病原體之間的對抗有多激烈，這就有部分要多謝傑尼了。

第二號智者是來自阿根廷的西薩・米爾斯坦（César Milstein），他為了研究，想出大量製造抗體的妙法。生產抗體的策略是用B細胞和癌細胞交配，這可就讓人驚訝了，因為就算癌細胞再壞，也有重要的科學價值：因為癌細胞是身體的野草，他們會生了又生。而米爾斯坦做的就是用B細胞和血癌（骨髓瘤）細胞融合，造出具有癌細胞強大生殖週期的B細胞家族。現在米爾斯坦有了充滿抗體的培養皿，有一大批可供科學研究和實驗的珍貴抗體。

一九七三年，米爾斯坦來到巴塞爾研究室發表演講，說明製作程序，也聽取智者中第三位成員德國科學家喬治・科勒（Georges Köhler）的想法。

長話短說、簡而言之，科勒綜合傑尼和米爾斯坦的技術，用小鼠和羊分離出單支抗體，再做出無數同樣的複製品。

這是科學家第一次分離出帶有特定抗體的細胞，並複製出無數相同版本。反過來說，這技術讓科學家可以用抗體在一大堆細胞中區分出不同細胞類型，狀況類似造出了細胞生物學家從未看過的強大顯微鏡，讓他們區分出不同細胞，確定哪一種細胞上有哪幾種抗體，以及各細胞上的抗體數量。

跨出了基本的第一步，一切開始真相大白，例如，B細胞比人們原來想的更複雜。在B細胞表面就有數千種抗體。

一旦分離出來，這些抗體就可以拿來作研究。例如，如果我們知道某特定抗體對某特定病原的反應是什麼，我們就能想出如何攻擊特定疾病，或想出自己與異己之間的舞蹈是如何開始的。

弗契醫生告訴我，這種轉向使免疫學出現深遠的變化，將以往一直想不透、甚至到一九七〇或八〇年代都深奧難解的謎團變成實際的領域。「突然間，受到免疫系統影響的疾病之多，完全超出你的想像。」他這樣說。弗契醫生並不是說免疫系統有新的作用，而是科學家現在才搞清楚這種無所不在的作用有多強大，包括「癌症、自體免疫失調、自體缺乏症、過敏」。

這些分離出來的增生抗體稱為「單株抗體」。此刻，它們正改變你的生活。基於單株抗體做成的藥物在二十一世紀初已成為藥品大宗，年度市值接近一千億美元。它們的作用在加強或減低（視狀況而定）特定抗體的表現，所以對某些危及生命的威脅如癌症，身體能產生更好的攻擊，或反過來抑制我們強大奧妙的防禦，讓我們的免疫系統不會表現得太過積極，造成自體免疫系統失調。

這種藥就像 Humira 和 Remicade，它們是琳達和梅瑞迪斯用來試著讓熱情的免疫系統放慢速度的藥物，或像救了無數癌症患者的 ipilimumab，還有像 nivolumab 這種藥，它救了傑森。在接下來的故事中，你會用一種貼近的方法看到這些神奇新藥的研發與作用。在一般認知上，這些藥物的目的是對免疫系統進行相對精確的操作，一種在分子層級上的把戲，而不是之前藥物執行的焦土政策。

提醒一下，請想像化療與免疫治療這兩種癌症療法的不同。在傳統化療上，把能消滅快速增生細胞的毒物丟進體內，就算效果理想，殺死了肺癌細胞，也絕對毀掉很多健康組織。眾所周知，這是敵我消耗戰。但在腫瘤與治療交逼之下，生命慶典必須活下來。就像你所看到的，用 nivolumab 或 ipilimumab 這類藥物，是希望在分子層次操弄免疫系統去攻擊癌細胞。動用身體自然防禦，而不是把漂白劑注入身體殺死所有會動的東西。

這是非常複雜的事？而我們又處於這篇免疫學故事的什麼位置？

在大半的人類歷史中，感染，甚至只是輕微感染都會死人。人會死在開放傷口的駭人規律下，吃了未煮熟的肉會死，吸入某人不經意呼出的流感病毒會死，手手相傳的肺炎病原菌被你擦上鼻子也會死。幾世紀以來，科學家用小兒學步的速度了解這些感染，以深水淺探的態度臆測我們身體如何回擊。請特別注意，這些科學家來自世界各地，因為跨越國界和文化的合作是人類為生存而展現的強大基本價值。

人類在疫苗與抗生素上有很大的突破，讓我們即使不甚清楚免疫系統的運作，靠這些藥物也能活。但這種事多少是盲目的，我們把藥注入體內，它們有時有效但往往沒有，我們經常不知道原因。無論如何，我們開始從細節上一點點釐清，特別是在十九世紀中期。

來自胸腺的T細胞似乎在駕馭防禦系統上扮演重要角色，但我們並不清楚它是如何做到的。

從骨髓來的B細胞也如上述，不但角色重要，似乎本質上就與T細胞有交互作用。日本科學家利根川進在聖地牙哥念完書後到了瑞士，研究出一個解釋免疫學大爆炸的發現：我們的DNA在子宮內重新排列，形成數百萬能與億萬種抗原結合（和攻擊）的抗體。

澳洲獸醫彼得．杜赫提和另一位做移植的瑞士科學家合作，發現T細胞能分別異己與自己。

然後是俄國人及最後一個重要發明，它出乎意料地在奧妙防禦的故事最後才登場。我們不只有一個免疫系統，而是兩個。

20 第二個免疫系統

如果我們的身體不把食物當異物攻擊，我們又怎麼能把食物吃進去呢？畢竟香蕉不是人，麵包也不是人，更別說是費城人起司牛肉三明治（這也許連食物都不算，只是向費城人致敬）。我們吞下食物，食物向下進入胃和腸道，被酸分解，營養進入身體，它們是微小的異物碎片，卻有巨大的維生價值。我們的身體是如何知道單純異物和真正危險的區別？免疫學家認為他們已回答了這個問題，例如，發現抗體和抗原間的關係是由MHC基因（參第14章〈免疫系統的指紋〉）等探測物控制。

即便在研究愛滋病時，依循的假設也是生病狀態都與受T細胞和B細胞主導的「適應性免疫系統」（adaptive immune system，又稱後天免疫系統）有關。

科學錯了。要回答香蕉或起司牛肉三明治的問題，科學需要另一條基本訊息。又一次，關鍵發現來自國際村的科學家。

一九六六年三月，盧斯蘭・梅德澤托夫（Ruslan Medzhitov）誕生在烏茲別克共和國，十八歲進大學，是個過著苦悶日子卻渴望自由的共產國家公民。

「每年秋天我們都要去棉花田勞動幾個月，是強制性的，如果不做，就會被踢出大學，這是普遍狀況。有一次我被系主任『抓到』在田裡讀書。」

讀的是生化教科書。

「他居然說：『我要扣你獎學金。』」

這是壞消息，更糟的是打仗了。大一下學期，梅德澤托夫受徵召入伍，剃了個大光頭被送去廣場。新兵分成三十排，基本上是隨機挑選，決定誰要去阿富汗，一九七九年的阿富汗正受蘇聯入侵。「在我之前已經送了兩批人去了，我去之後又送了兩批。」他告訴我：「很多人都沒有回來，回來的也都不正常了。」

回顧如命定的阿富汗戰爭，搖搖欲墜的共產世界對所有外國都有敵意，現在看起來他覺得狀況有點像自體免疫性疾病。「你試著摧毀被你認知為異己的東西，但也殺了不少自己人，」他說：「這就像自體免疫。」他接著說：「這就是在中東發生的事。」政治文化的防禦系統橫衝直撞、過度敏感，沒有檢查就做出反應，以致無法分別什麼該留，什麼該走，什麼能維持體內平衡，什麼會毀在自己手裡。

梅德澤托夫退伍後，回到大學念書，對科學有廣泛興趣，鑽研科目不只是免疫學，但出現一個巨大轉折。在多次面試後，他被選上去美國念書。「這是難以置信的奇蹟。」他動容地說。

「我簡直不敢相信自己有多幸運，只差最後一步。」有一天他接到一個男人的電話，告訴他需要做新生訓練，要求和這位年輕科學家約在公園見面。「現在回想起來，我怎麼沒聽出來這些話有多可疑？」

和他碰面的那個男人穿著西裝打著領帶，他「看起來很模糊，我很想記起來，但總是想不起他的臉，什麼都有，就是想不起臉。」

那男人扯東扯西的，要求幾天後再碰面，到了下次碰面時，這位官員要他這名學生拿出愛國心，他說：「你想幫助你的國家吧？」梅德澤托夫回憶道：「我在心裡對自己說：『喔，糟了！』我那時才意識到他是KGB。」

那男人對梅德澤托夫瞭若指掌，知道他的成績，他愛打籃球。但這個男的也沒有公然威脅，只是解釋梅德澤托夫必須在美國收集機密資料，然後傳回國內。梅德澤托夫變成T細胞了，變成過熱的蘇聯免疫系統的受器，它想讓他變成T細胞在美國做監視工作。「我們會教你在晚上溜進大樓，」他記得那人這樣告訴他，這部分聽起來像〇〇七詹姆斯．龐德，「那部分很令人興奮，但其他都很糟，我努力說明我的想法，『我想念書，不想當間諜』。」

「就在隔天早上，我接到國際事務處的電話，說『你的文件不見了，你哪裡都不能去了。』」

他忠於自己，但也付出代價，非常昂貴的代價。

然後又一次好運降臨，或可以這樣想，是隨機中獎，一次在時空上真正的隨機變異，也讓科學往前演化，點燃火花的地點是距離梅德澤托夫數千哩外的長島北岸。

一九八九年，耶魯大學免疫學家查爾斯・詹威（Charles Janeway Jr.）在紐約冷泉港的研討會上發表演講。會中他大膽提案要揭開「免疫學的骯髒小祕密。」

他指的祕密是，免疫系統基本上是繞著T細胞與B細胞的優勢建構的（或說本質上只繞著它們轉），這就是適應性免疫系統，我不會在這裡嘮嘮叨叨重複一些早已根深蒂固埋在免疫學史裡的事。

但是詹威博士一直放不下一個關鍵問題，一個簡單卻一直被忽視的問題：T細胞和B細胞是如何知道該攻擊哪些細胞的？

你也許會想，又來了，關於這點，不是已經有答案了嗎。畢竟，抗體和抗原早就被發現，它們中間的互動關係也被廣泛研究，也知道樹突細胞會傳訊息給T細胞。假設狀況是，因為T細胞和B細胞會認出抗原，所以知道攻擊目標是什麼。還記得這些東西吧？它們是病原體上的標誌——一個標識牌子。

詹威博士的學生問過他一個問題，他也困擾很久：有沒有抗原是依附在無害異物上的？就像依附在我們吃的香蕉營養上？說不定我們吸入的細菌是無害的呢？畢竟，我們周遭圍繞著數十億細菌，很多都不致命。照理說，進入體內的細胞或有機物上一定有抗原，我們的精微防禦一定要先評估，而不是攻擊、放任不管，甚至把它們化入體內。

「我們知道的是免疫系統如何看待抗原，我們不知道的是它們如何看待感染。抗原和感染不是同一回事。」梅德澤托夫說。他向我解釋這個簡單的邏輯。他告訴我這件事，是因為詹威博士在二〇〇三年死於癌症。（刊登在《紐約時報》的訃聞寫著，他「經常被人稱作先天免疫學之父」。）

在冷泉港研討會上，詹威博士提出一個想法，認為T細胞和B細胞的確會辨認抗原，很多很多抗原，**但是它們並無法單憑自己就知道要攻擊哪些抗原**。

「它們會說：我抓到東西了，但我不知道那是什麼？是自己的胰腺還是惡性病毒？」梅德澤托夫解釋。是消化後的香蕉營養素還是愛滋病毒？「它們看不到抗原的性質，抗原可能來自自己的細胞，來自食物，或是某些沾上皮膚的東西，不是所有東西都有感染性或致病可能。」

他說，T細胞和B細胞「能偵測到顯著特異的東西，但代價是不知道它們是什麼」。

梅德澤托夫借用「巴普洛夫的狗」（Pavlov's dog）做類比，說明詹威博士認知到的問題本質。巴普洛夫知道，他的狗聞到食物就會立刻流口水，聽到鈴聲什麼也不會做，所以他把鈴聲和食物的味道配對，之後當狗聽到和食物有關的鈴聲時就會流口水了。

詹威博士發現我們的適應性免疫細胞（後天防禦細胞）也是按兵不動的，只有當它們聽到俗稱的鈴聲（抗原）時才會上場攻擊；換言之，它們需要另一個信號。

當詹威博士提出這個概念時，「大部分的人都把他忽略了，」梅德澤托夫回憶說：「人們認為這只是另一個瘋狂點子。」

詹威博士提不出證據，所以說了也沒有用。究竟是什麼東西告訴T細胞和B細胞它們鎖定的抗原應該被灰飛煙滅？又是什麼告訴它們這是好東西要留它一命？

以一般意義而言，詹威博士提出一個「共刺激信號」（costimulatory signal）的概念，這是一種啟動物質，某種不知從哪來的訊息或什麼的，它們會通知T細胞和B細胞該注意什麼。

回到前蘇聯，梅德澤托夫在莫斯科圖書館查看各類論文，那時候他還在做另一主題的研究，偶然看到詹威博士的理論。在那之前，他對免疫學的興趣不過泛泛，但當他讀完這篇論文，其中漸漸成形的問題對梅德澤托夫產生極大衝擊，他一直為此問題煩惱：人體如何對應外在世界？

「完全是偶然的」，我讀了他的論文，我想：「就是它了，它解釋了一切。」梅德澤托夫說。在此之前，他雖知道免疫學很有趣，「但只是一堆背後沒有邏輯支撐的東西。」

梅德澤托夫花了一個月的大學獎學金印了一整本論文，這樣他就可以一遍又一遍翻看研究。那時是一九九一年，他開始迷上免疫學。

梅德澤托夫把心得打在一張大磁碟片上寄去給詹威博士，大意是說：「我對你的理論很著迷，很有意思。」

「一個星期後，詹威博士回信了，這真是值得紀念的時刻。他開始和我討論理論，我只是沒沒無名的莫斯科學生，他卻是非常有名的大科學家！」

那時蘇聯正從內部瓦解，隨著蘇聯解體，正是「法律的真空期」，梅德澤托夫採取行動，申請到加州大學聖地牙哥分校的獎學金。到了一九九四年初，他到了紐哈芬[15]，在他仰慕的人底下做研究。

這兩人決心提出證明，T細胞和B細胞除非收到兩條訊息，否則按兵不動。一是認出抗原（一種外來異物，無論是食物或病毒），但若沒有收到第二條「共刺激訊號」多半也沒用，信號上寫的就是「殺！」

但這第二訊息是打哪兒來的？

一九九〇年代的科學家各以強大工具找尋解答，借用電腦計算能力與程式設計，針對幾乎看不見的事物做深度分析，就像在分子層次對免疫系統做大範圍的定位繪圖。在這些測試法中，梅德澤托夫擅長使用的是單個基因片段的辨識力。他看不到人

15｜譯註：紐哈芬（New Haven），耶魯大學所在地。梅德澤托夫於一九九四到九九年跟著詹威博士於耶魯做博士後研究，之後在耶魯教書。

類基因全貌，因為整個基因序列還沒有定位完全，但這項技術可以讓他定出單個基因蛋白質的位置。梅德澤托夫表示：你可把基因想成一個人，如果知道腳在那裡，就知道大腿的參考位置。一點一滴地，就可建構出整個人的基因檔案。

或是蒼蠅，一隻讓梅德澤托夫和詹威找到突破點的蒼蠅。

他們瞎子摸象似地找法子證明共刺激信號的存在，找尋一種啟動T細胞與B細胞行動的信號。然後他們去聽了一場演講，內容關於一九八〇年代中期對果蠅的發現。科學家發現果蠅身上的某個基因突變後，就無法控制真菌感染，這個基因叫做Toll。

我第一次聽到**「Toll受體」**（Toll receptor）時，還想這個術語應該是和高速公路收費站有關的隱喻。事實上，這個字是從德國來的，意思是驚人、狂或偉大。（根據歷史記載，這是因為德國科學家在掌握研究結果時會驚訝大叫：「Das war ja toll.」——太驚人了。）現在通常稱它為**「Toll樣受體」**（Toll-like receptor，簡寫為TLR）。

梅德澤托夫和詹威想，這件事聽起來就算不驚人，至少也很有希望。他們認為這個Toll樣受體可能有助適應性免疫系統分辨什麼該殺，什麼該留，搞不好這真能解釋我們身體不會攻擊香蕉或自己脾臟的原因呢！這兩位耶魯大學的科學家就開始找和果蠅Toll樣受體類似的人類DNA片段。

首先，他們發現了基因，或說看起來像果蠅Toll基因的人類基因片段。然後進行實驗，看看他們是否能確認這個基因不只是工具性的，而是引導T細胞對病原體作用的本質性基因。一九九六年二月的一個晚上，梅德澤托夫正在用電腦檢查實驗結果。這又是一個技術性太高，無法在此描述的實驗。所謂技術高是貨真價實地高，不是好萊塢玩出來的把戲。首先是混合物的難度，或化驗的問題，然後數據要變成數值輸入整合，再經電腦算出結果。

但結果呢？現在只能說部分結果很好萊塢。

梅德澤托夫和詹威博士發現身體的基本運作機制，此機制可讓身體確定現在對付的是不是病原體，是否碰上了有害病毒或細菌等壞傢伙。

這是首次接觸時的發現。Toll 類受體是基本成分，與所有我們賴以生存的組成物質及免疫科學一樣，真相的揭露往往要數年。

「要找到蛛絲馬跡，為一個只有兩個人關心的假設提出證據，這想法是當時的聖杯，是夢想的結果。」梅德澤托夫說：「那天已是晚上八點了，大家都知道，詹威博士到家後就不喜歡被打擾，但我甚至忍不住等到隔天，當天晚上就打電話給他報告結果：『我看到基因內部的引導。』他知道那是什麼意思。」

這個發現變成我們理解第二種免疫系統概念的基礎，稱為「先天免疫」（innate immunity）。

先天免疫系統現身，發現病原，啟動原始但普遍性的攻擊——意思是這攻擊並不針對病原體。它可以抵抗壞人，但通常無法殺光它們。要殺光，需要靠特定T細胞或B細胞，它們還要裝好受器與抗體等武器，而且是能配合細菌、病毒、寄生蟲表面或體內抗原的武器，如此才能發動特定攻擊。

先天免疫系統知會適應性免疫系統（後天免疫）：**我需要幫助，把重裝備帶上**。

先天免疫系統掃描有機體，先確定目前手上為數不多的關鍵識別標記是否和面前的病毒及細菌共享。就如，大多數細菌都有條扭來扭去的尾巴，Toll樣受體就掃描找找有沒有這類的；或者找找特定種類的大分子——脂多醣（lipopolysaccharides，簡稱LPS），這是格蘭氏陰性菌（例如大腸桿菌）的生物特徵；或者尋找和病毒相關的核酸。

現在比較幾種情況：第一種是你被貓咬了，另一種是你吃了香蕉。第一種狀況，貓的唾液滲入你手上的傷口，引發連串的免疫反應，免疫細胞經由張開的血管進入，帶來紅腫發熱。巨噬細胞和樹突細胞帶著Toll樣受體穿梭在現場各細胞中，受體可立刻確定進入體內的外來物質是否帶有主要病原體的標識。

如果病原體出現了，來的是有毒細菌，免疫系統不只會放出第一線攻擊，還會放出現在對病原體已經很清楚的樹突細胞，為了提供更準確的攻擊，開始一段尋找必要T細胞和B細胞的旅程。

相較之下，你吃香蕉的時候，食物往下進入胃和腸道；腸胃道分解食物，營養素滲入體內。這些營養素在被分解時，也許看起來很像「自己」，所以不會吸引免疫系統注意。或者我們精妙的防禦也把這些營養碎屑視為異己，卻看不到任何病原體的標記，於是就被身體接受，允許在生命慶典中存活。

Toll類受體的角色代表人類和外在世界的關係，它和你我的存在一樣久，演化時期有多長，它的養成就有多久，以致人類的基因密碼發展出某種掃描能力，能找到數十萬種病原體共享的遠古標記。

在二〇〇二年的論文中，詹威博士與梅德澤托夫是這樣描寫它的：

> 先天免疫系統是普遍又古老的形式，用在宿主對抗感染。受體演化成可辨認微生物病原體代謝後留下的產物，而不是宿主的。辨識這些分子結構，讓免疫系統能區別有傳染性的異物和非傳染性的自我，Toll樣受體在病原體識別和促動發炎及免疫反應上扮演重要角色。
>
> 因此，Toll樣受體的微生物識別有助於指導後天免疫系統對來自微生物病原體的抗原產生反應。

進一步破解研究發現：我們生來就有原始的檢測機制，不僅可以辨識什麼是異類，還可辨別什麼是**病原體**。作為第一道防線，先天免疫系統的分子認出一大類病原體，並且發訊號通知T細胞：**那個你剛剛認出的異類是壞蛋，殺了它。**

隨著此一發現，免疫學的主要拼圖已經到位。其中很多仍待研究。但免疫學突然面對一場讓多數學理轉成實際威脅的危機。

一場瘟疫正醞釀中。

當代對免疫學及免疫系統最大挑戰發生在一九八〇年代。更清楚地說，那是大難將至、風雨欲來的時刻，愛滋病成了免疫學故事的轉捩點。免疫學一直以來不外是實驗室與小鼠的學問，充滿費解的語言、片段的科學。但是嚴峻的考驗來了。

所以我們的故事也轉向了，越來越常走出實驗室，進入診間，進入患者的人生，進入研發新時代。同時基礎免疫學仍持續，但有了令人興奮的新重點，開始將數十年來辛苦得到的知識應用在更多實際的面向，如免疫系統與睡眠、壓力、過敏、癌症、營養的互動關係，以及鮮為人知但實際上卻是免疫失調的病症。各種醫療專科，如心臟、肺、肌肉、骨骼……也納入七〇年代的工具和知識，在此層面，免疫學隨之擴張。

這一切都是由現代醫學從未見過的駭人疾病開始的。

Part 3

BOB

巴伯

21 性愛機器

巴伯．霍夫認為，他在一九七七年的萬聖節夜晚得了肝炎應該和生活型態有關吧。他的生殖器上有菜花和梅毒及其他各種性病。

做為「在櫃中」的愛荷華年輕人，巴伯認為性不只是一種偏好，也是自我的展現。「我那時關係很亂。」巴伯說起他人生的那段日子，「美國各地的每一家澡堂我都去過。」

明尼波利斯的澡堂「圖書館」，芝加哥的「男人國度」，堪薩斯城的「棒球場」、丹佛的「競技場」，還有其他在聖路易斯的和聖地牙哥的澡堂，他都去過。一九七〇年代是同性戀社群的出櫃派對，是男同志紛紛覺醒的時候。正如巴伯說的：「去那裡的不只我一個。」他們長期隱藏同志身分，帶著恐懼生活，自暴自棄地自我放縱。

巴伯身為政府行政部門的資深律師，需要全國跑透透，飛到一處就在一處進行不安全性行為。他的老婆是空服員，也經常飛來飛去，讓他有足夠機會在家也能找樂子。一九七八年某一天，巴伯在水晶城的健身房做完運動，水晶城雖處維吉尼亞州，但有很大部分屬於華盛頓特區，很多政治圈的人都住在那裡。然後他遇到一位叫榮

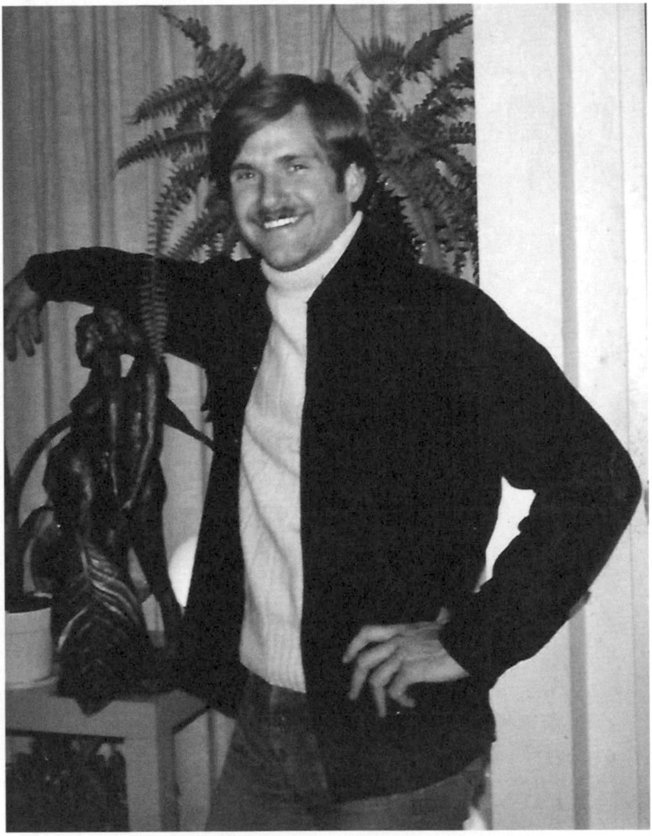

羅伯特・霍夫（巴伯），1973年。（巴伯提供）

恩・瑞修的男子，榮恩有三個博士學位，在維吉尼亞的海軍基地工作，專替 F-4 幻象戰機做升級，做的不是建造端而是設計方面的事，其實他就是個天才。

「他看起來就像電影《王者之劍》裡的蠻王柯南。」巴伯回憶，有長頭髮和大肌肉。這一對成了朋友，有一天巴伯的老婆不在家，他們就在巴伯家裡做愛。

到最後，榮恩不只是另一個超乎友誼的朋友。

接下來發生的事是人類免疫系統從未經歷過的痛苦煎熬。它也是一個尋找療法的故事，從過去五十年間科學所做的重大研發中找尋良方，一切為求阻止愛滋病的苦苦追尋，最終將從巴伯・霍夫獨特的免疫系統中獲取解答。

22 GRID

一九八〇年八月在丹佛綜合醫院，醫學院學生馬克・布倫萬（Mark Brunvand）被派到九樓重症治療部，這是醫學院三年級學生的定期輪調。多年後，布倫萬醫生會變成傑森的癌症治療醫生。這時的他則在醫學院建構一套主導他未來職業生涯的哲學思維。就像當時其他的醫生和科學家，他的世界觀是由奇怪的新疾病和破壞造成的浩劫所形成的。

八月天，在醫院九樓，布倫萬醫生走進病房，進住的病人患有不明疾病。這男人躺在病床上，掛著呼吸器，說不出話。布倫萬醫生覺得這男人正透過悲傷又害怕的眼睛努力和他溝通。

另一個醫科學生告訴布倫萬：好人一個，但我們不知道發生了什麼事。他也許會死，看起來像得了肺炎，還有，他是同性戀。

某種意義下，這是醫療訓練的一部分，學生待在實驗室，看護臨終病患。但在這種情況下，實驗室不具意義。

「大家都很困惑，也培養不出什麼東西，」布倫萬醫生回憶說。看起來像有寄生蟲，「但我們找不到任何確定證據。」

他們找原因。這傢伙有什麼不尋常的？無法解釋。「我們不知道這傢伙是不是老菸槍，是不是暴露在有毒氣體中，或和住家附近其他人接觸過？」

布倫萬醫師記得，他看著那個人，覺得完全無助。

當時這樣的故事遍布全國。

一九八一年六月五日，美國疾病管制與預防中心（CDC）發布了洛杉磯五位病患的研究案例。他們接受肺囊蟲肺炎（pneumocystis carinii pneumonia）的治療，其中兩人死了，五位全部註記為「活躍的同性戀者」。病例報告是在加州大學洛杉磯分校（UCLA）的實驗室做的，這個實驗室是新部門，就是為了結合臨床醫學與免疫學成立的。UCLA 的研究者發現病患「T淋巴細胞的數目大幅消滅。」

七月三日，CDC 第二份報告出爐，公布了二十六個案例，分別出現在洛杉磯、紐約和舊金山。

這是這類病人開始出現的縮影，更讓醫生困惑了。

一九八一年七月，在紐約市的斯隆-凱特琳癌症醫療中心，菜鳥醫生麥克·麥昆（Mike McCune）在病床旁看著二十四歲男人枯槁殘敗的屍體，完全不懂他的病癥是怎麼回事。

「他的肺部硬化成水泥一樣。」麥昆醫生回憶說。

病人是從康乃爾轉來的，在那裡也找不到他的病因。他能活下來都要感謝麥昆口中的「超級呼攏呼吸器」，靠著呼吸器的幫忙才讓空氣進入崩塌的肺。病患是非裔美國人，有注射毒品的歷史。在醫學中，「鑑別診斷」這術語基本上的意思就是：在可能原因的清單上找出什麼是最可能的原因。

「癌症、癌症、癌症。還有什麼可能？感染嗎？那又是什麼感染？」麥昆醫生說：「我們從喉嚨放了一條管子進去，帶了一點東西出來，放在顯微鏡下觀察，我們看到什麼？」

「沒有癌症，沒有細菌。」

是一種名叫卡氏肺胞子蟲的寄生蟲。這些東西在顯微鏡下看起來一團一團的，麥昆病人的肺裡塞滿了這些東西。

但問題來了，卡氏肺胞子蟲通常不會那麼危險。「也許它們現在就在你的體內生長，」麥昆告訴我：「但你的免疫系統不會讓它們蔓延開來。」

麥肯醫生束手無策。「我回到實驗室想著：『這傢伙得了什麼病？』」

這男人只撐了幾個星期就死了。

他們都死了。

但巴伯・霍夫沒死。

巴伯的電話在一九八二年中響起，是麥可・華德的來電。他是巴伯的好友，在林肯公墓當殯葬禮儀師，他一直是榮恩・瑞修的情人，就是也和巴伯發生性關係的那位。麥可告訴他一個壞消息和一個要求，壞消息是榮恩住進國家衛生研究院（NIH）十樓了，因為他有特殊疾病；而要求是NIH需要巴伯的血，也要其他曾和榮恩在一起過的四個男人的血。

到現在為止，同志圈出現一種新的性病術語，病名是GRID，Gay-Related Immunodeficiency，同志相關免疫失調症候群。巴伯在《刀鋒》（*The Blade*）上讀過，那是一本為華盛頓特區同志辦的報紙，報導的都是同志圈的消息。

這五個男人出現在NIH，由一隊小而精的研究小組接待，這個菁英團隊由安東尼・弗契醫生組隊領導，成員還包括兩位很有成就的醫師兼科學家，克里夫・蘭恩（Cliff Lane）和亨利・馬素（Henry Masur）。弗契醫生對這現象感到困惑擔心，但也著迷。

「我看著這情形不由得說：『喔，上帝，我不知道這是什麼造成的。』但當我們檢查免疫系統，發現它完全搞砸，真是災難。」弗契醫生說。

這樣的人一個一個出現，他們連基本感染都無法抵抗，更別提那些其他人理所當然會踢出去的各種病毒、寄生蟲。人類免疫系統遭到破壞。

「天啊，如果真有一種我該研究的疾病，應該就是這個了。這應該是種感染，但我不知道它是什麼！」弗契醫生說：「它很明顯在攻擊免疫系統，這是以前從未發生過的事。我們根本不知道我們到底在對付什麼東西！」

「我把手上其他事情都停了下來。」

弗契找到他的龍，或者它不過只是風車？是能與之對抗？還是難以捉摸到根本是一場幻象？

巴伯．霍夫和其他四個男人依約到ＮＩＨ來看他們的好友榮恩，他們首先被叫到十樓大廳抽血。巴伯的血液測試簡直是一場災難。醫生本該找靜脈，卻切了動脈。

「血在醫生身上噴得到處都是，」巴伯回憶說：「他嚇都嚇死了。」

抽血是某種蒙眼開槍的概念，弗契和他的團隊不知道他們要找什麼，也許血裡有東西，也許能告訴他們在對付什麼。最低限度，弗契說：「我們要把他們的血存起來，留給未來的研究。」

抽血過後，這群男人到重症病房探視榮恩。這個一度長髮飄逸的彪形大漢看來憔悴不堪，全身長滿紫色病斑，一根根管子從身體各處伸出。除了神祕疾病外，榮恩還有另個地方吸引弗契醫生，他有一個雙胞胎弟弟。也許他的雙胞胎弟弟可以點亮一盞燈，告訴我們榮恩的免疫系統到底出了什麼問題。

那天，榮恩的朋友情人盯著他，全都嚇壞了。他們努力不哭，因為正如巴伯說的：「現在發生在他身上的，將來就會發生在我們身上。」

等他們離開病房，才釋放情緒。「然後我們去葛倫家，大家一起發生性關係。」巴伯說。

你沒有讀錯。這一群男人看到他們第一個正因為某種可怕原因慢慢死亡的朋友，然後到了其中一人家中進行雜交。

巴伯毫不隱瞞地告訴我，所以我也毫不隱瞞地告訴你。我問，是什麼刺激這樣的反應，他說：「嗯，我們做的是安全性行為。」他回答得很保留。對我來說，這是另一個具啟發性的時刻，這段對話其實說的是我們如何定義自己與他人。就像免疫系統想做的事，巴伯和他的朋友擁有彼此，他們把性當成定義這種關係的特徵。性是一種符號，排除彼此異類感的符號，讓他們不要感受到在成長過程中感受到的。

另外，巴伯告訴我，他們其中不乏華盛頓特區菁英圈的人，那天狂歡派對裡就有一個是總統候選人的競選幹事，其他很多也是圈內人，只是那天不在那裡，他們部分還是「共和黨的高層」。巴伯告訴我，他也是多年共和黨員。他們堅守讓他們感覺安全的事，就像他們必須屬於彼此，包括性。

巴伯就是如此結束那一天的，用宣洩。「對我來說，那是我最後一天看到他們這麼多人。」

一九八二年九月二十四日，美國疾病管制與預防中心（ＣＤＣ）發布一份報告，聲稱目前已收到五百九十三份現被稱為「後天免疫失調症候群」（acquired immune deficiency syndrome，又稱愛滋 AIDS）的病例。當初布倫萬醫生在丹佛看到的和麥昆醫生在紐約看到的疾病，現在有了名字。據報導，案例的百分之四十一已經死亡，很多人患有卡氏肺胞子蟲肺炎，很多人得到卡波西肉瘤，還有人得到其他終被證明是病毒趁虛而入的感染。這些病毒利用免疫系統正被壓抑的時刻發作。我們大多數人對這樣的感染都可控制，當然也不會被它們殺死。

ＣＤＣ的報告中標註著一句話：「ＣＤＣ將ＡＩＤＳ的情況定義為一種疾病，至少可適度預測這是一種細胞介導免疫機制中的缺失，可發生在抵抗力因不明原因下降的人身上。」

再次強調，**這個疾病發生在抵抗力因不明原因下降的人身上。**

被報導的病例雖不到一千例，仍然引起醫界注意。這些病患的免疫系統太過混亂，以致無法抑制病毒及一般不會造成任何問題的病變；而且不只一項病變，是多重病變。換句話說，有些新事物正把我們奧妙防禦系統的基礎結構拆散解體。

我們無法輕描淡寫，說這只是某些大思想家眼中的末日景象。「我們陷入恐慌，它就如同瘟疫。」一位免疫學家告訴我：「我們以為大家都會死。」

此刻，我想花一點時間，對其他瘟疫表示適當的尊敬之意。

根據疾病管制與預防中心的說法，一九一八年的流感大流行造成全球五千萬人死亡，美國的死亡人口約有七十萬人。CDC表示，造成那次流感如此致命的原因仍然不清楚，而研究上之所以困難，部分是因為它甚至危險到在研究時也容易致死。但對那次流感有一個重要理論：人體內的流感

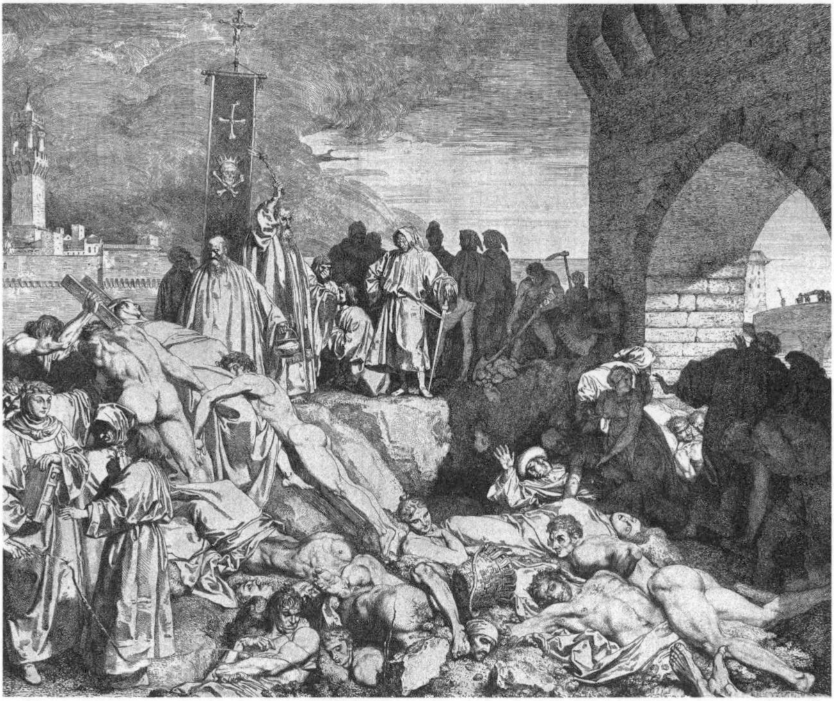

14世紀正受黑死病掌控的佛羅倫斯。（倫敦惠康收藏館）

病毒（我們免疫力已經適應的）和從鳥類傳來的流感病毒結合在一起，產生基因突變。意思是說，多數人並不具備對抗這種流感的抗體，即使在我們與生俱來的抗體萬神殿中也找不到。ＣＤＣ是這樣說的：「流感專家認為，最可能造成流感大流行的應是流感病毒的亞型，因為很少有人、或根本沒有人能事先備妥流感亞型的免疫力。有證據顯示，針對一九一八年的流感病毒或類似病毒，部分人口還殘留著對治它們的免疫力。」

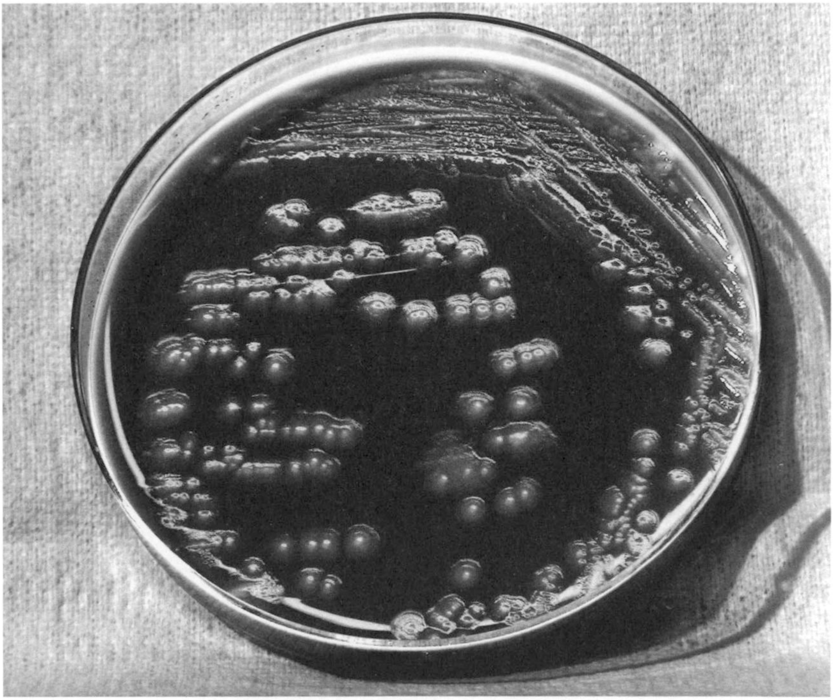

實驗室中的黑死病。（Pete Seidel）。

不是所有人都死了，因為某些人還是能啟動免疫機制；有些人在體內無限機器的某處還是藏有適當抗體。讓我們為多樣性的價值大聲歡呼！

另一個瘟疫大魔王是黑死病，奪去百萬人命的殺手，死亡人數一度包括十四世紀全世界人口的一半。《史密森尼》（*Smithsonian*）雜誌描述瘟疫攻擊的三種不同方式：通過皮膚，攻擊淋巴結（腹股溝淋巴結）；透過血液；透過肺部。瘟疫的致命性來自細菌的突變，也讓免疫系統對它更難捉摸，容易轉移。若入侵肺部，我們的免疫統幾乎無法抵抗。

一個與禽流感有關、快速又重要的字在一九九七年把傳染病學家嚇得昏天暗地。在香港先是一個三歲小男孩死了，接著又有十七個人感染，其中六人死亡，他們被擊潰而亡的原因是在鳥類身上找到的可怕病毒。當疾病管制與預防中心的流感專家福田敬二抵達香港採證時，這想法根本是異端邪說，但最後卻是真的——為了避免進一步傳染，當地市場上所有活禽都被撲殺。

流感有一個與其他致命病毒一致的重要觀點，死的人不是被流感本身打敗的，而是被自己免疫系統對流感的**反應**打敗的。面對被視為超級強敵的感染，免疫系統進入高速啟動模式來阻止它。隨之而來的是大量的發炎反應。

「這是細胞激素風暴，」福田醫生說：「人們因為受不了鋪天蓋地的反應而死亡。」

我們一直是如此看待流感的，直到一九八〇年代初，GRID 或 AIDS 或其他不管叫什麼鬼的東西，都成為新興疾病了。如果你很樂觀，總把半杯水看成水半滿，是有一點好消息的。當潛在的病情開始肆虐，科學也開始掌握免疫系統。

巨大的機器開始呼嘯，即將改變癌症治療的一切，而這全都是因為愛滋病。

「愛滋病就像免疫學上的九一一事件，」一位發展生物學家這樣告訴我：「我們突然恐慌起來，大家都開始投錢研究免疫學。」

23 來電

榮恩．瑞修，前多科博士筋肉人，一九八四年死於愛滋病；巴伯．霍夫，他的朋友兼一時性伴侶，參加了他的海軍葬禮，因為榮恩是現役軍人。這是巴伯參加死於愛滋人士的首場葬禮。之後，參加次數終於到了他再也無法參加另一次朋友喪禮的極限；那時候巴伯已參加了數十場。

在華盛頓特區，「一週會死五、六個同志，」巴伯回憶說：「以單日計算，每天都會死人，那時是重大打擊。」

一九八四年，有三千四百五十四人死於愛滋，而且情形每況愈下。之後四年死亡人數超過四倍，愛滋病在全球爆發。

巴伯說，通常美國同志要是死了，他們的父母會否認他們兒子的性向，或漠視倖存的伴侶，不會邀他們參加葬禮，只會把房子清乾淨，但不會把伴侶的東西退回去。父母覺得他們是自己人，活下來的伴侶則是他者——是卡在他們中間的異類，但其實他們的兒子也早已是異類，即使死了也是疏離的。

這正是華盛頓特區的重要同志圈成員感受到的，雷根總統忽然間疏遠了他們。巴

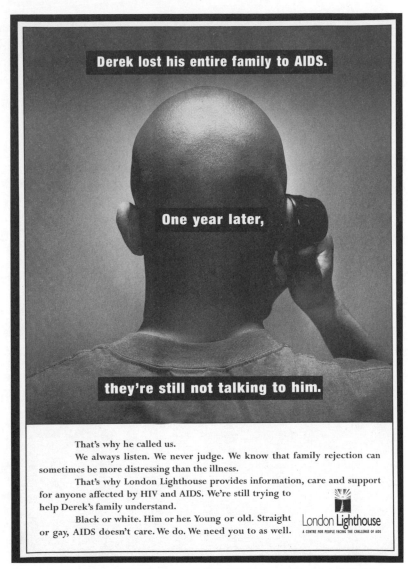

Derek lost his entire family to AIDS.
One year later,
they're still not talking to him.
That's why he called us.
We always listen. We never judge. We know that family rejection can sometimes be more distressing than the illness.
That's why London Lighthouse provides information, care and support for anyone affected by HIV and AIDS. We're still trying to help Derek's family understand.
Black or white. Him or her. Young or old. Straight or gay, AIDS doesn't care. We do. We need you to as well.
London Lighthouse
A CENTRE FOR PEOPLE FACING THE CHALLENGE OF AIDS

愛滋殺人，社會卻把箭頭轉向同志，就像他們是異己、異類。（惠康收藏館）。

伯認識所有做過手術的變性人，他們輪番打聽雷根總統和第一夫人南西。變性人都知道雷根喜歡他們，有人猜他們的兒子是同志。「我們不相信他會耍弄我們。」巴伯說。但是，雷根政府因為對愛滋危機的反應慢半拍而飽受批評，這也讓巴伯從一個愛荷華州的長期共和黨員轉成民主黨。同志們生病了，其他人對同志的態度像是他們有毒。

同志圈團結起來。巴伯的專業是律師，有房地產代書執照，總想讓同志朋友在生病前趕快買房子置產，「因為錢會說話」。巴伯想讓他們有某種力量，某種話語權。那時巴伯和情人在法爾島有棟房子，那是紐約市外的同性戀聖地，每週都舉辦晚宴派對，有時也是同志朋友的避難所。那時有一位在空軍任職的朋友因為性向問題和身體狀況，也就是愛滋，被趕出空軍，他就住到巴伯在法爾島的家。當天晚上巴伯待在樓上聽到「碰」的一聲，但也沒有特別放心上。原來那個空軍朋友痛苦到撐不住，往靜脈注射古柯鹼後，「在我的起居室自殺了。」

一九八四年的某一天，他記得看到有位叫比爾的同志朋友，他是「我此生看過最美的男人」，但當時的比爾，體重只有四十三公斤，就像一具行走的紫色病疣。死亡無處不在，逃也逃不掉。

完全沒有藥醫，做什麼都無用。弗契醫生領導的國家衛生研究院科學家想到，也許榮恩的雙胞胎弟弟可以幫忙，說不定他的骨髓可以刺激榮恩的免疫系統，畢竟骨髓是免疫細胞的來源。他們的想法是把榮恩已經沒有辦法對付病毒的骨髓取出，換上與榮恩相配的健康骨髓。但運氣不好，「病毒摧毀了植入的骨髓。」弗契醫生說，只是送死。

一九八四年五月底，巴伯去做定期健康檢查，他的醫生看到心跳不正常的數據，要求他做追蹤檢查。這是錯誤警報。巴伯是六月八日在政府辦公室時接到來電才知道。

「巴伯，我有好消息和壞消息要告訴你。好消息是，你的心臟檢測是誤讀；壞消息是，你有愛滋病毒陽性反應。」

就是這樣。

「來得也不算意外，」巴伯回憶那一刻，不帶情緒地說：「我和其他人一樣暴露在危險中，我知道我躲不過，大概只剩一兩年壽命。我被判了死刑，但也無能為力。」

「我知道我的下場一定跟別人一樣。」

完全不是這樣。

24 CD4 和 CD8

想了解和阻止流感病毒或愛滋病毒這樣的病原體傳播，在最高層次有兩種方法。第一種是通過化學檢查，也就是生物學，查看免疫系統的反應，觀察抗體的狀況，這是一種硬科學。另一種是觀察周遭環境有無疾病或流行病爆發，這屬於流行病學。有什麼行為和更廣泛的因素與這疾病有關？它是否因為貧瘠地區的污水造成的？或者與吃進的食物有關？還是空氣品質發生變化？

難道這個病與性有關？

一九八一年愛滋病爆發的最初幾個月，流行病學說：「這種情況發生在一群性接觸非常非常活躍的男性群體間，但很快的，我們又發現這種病出現在注射毒品的人身上。」弗契醫生這麼說道。

這有限資訊對免疫學家仍有很大價值，意思是這些人很可能正與病毒周旋。大致有兩個原因：這種疾病可能像病毒一樣可以傳播，而且重要的是，它不像細菌或寄生蟲基本上可以在組織中看到。請記住，病毒藏在細胞中，也因此變得難測，就算用複雜的測試也很難找到。弗契醫生表示，當病毒從一個細胞傳到另一個細胞時，它會掉到細胞外面，但如果你不知道要找什麼，「那就跟大海撈針一樣」。

然後到了一九八四年底，疾病管制與預防中心在亞特蘭大舉行盛大會議，與會者皆是醫界最聰明的腦袋。傑克・鄧恩（Jack Dunne）描述當時的氣氛：「大家好像都想罵『他馬的什麼玩意！』沒有人搞得懂，一副大難臨頭的味道。」

有個女人在擠爆的演講廳中站上前去，面對當場一千多人，發表令人歪頭側目的流行病學研究。她放上雙軸座標圖，y軸是疾病的嚴重程度，x軸是「每週的拳交（放入拳頭的肛交）次數」。

暗示是：發生了撕裂組織的事。

「我個人的假設是，病得最嚴重的人都使用硝酸戊酯（amyl nitrate）。」鄧恩說。一般多把硝酸戊酯稱為popper，用來放鬆肌肉，比如放鬆肛門的肌肉讓性行為更容易進行。巴伯・霍夫和他的同伴總是會用到它。

「每個人都想搞清楚罹患此病的機制。」

當然，同時還有一個更醒目的大畫面：眾人都快死了。「我把這段期間稱作黑暗歲月。真是太恐怖、太可怕了，是一種勢不可擋的態勢。」弗契醫生說。

這個病是如何侵入身體迷惑免疫系統的？

在硬科學這邊，由最初得病的患者身上看到了一條線索。

一九七〇年代是免疫系統知識爆炸的十年，對於免疫系統的深度與微妙之處，那時已得到重要線索。線索之一是發現T細胞比以往理解的更複雜，具有更多面向。事實上，在一九七〇年代已經非常清楚，T細胞本質上有各種不同類型，分別擔任核心免疫細胞中的士兵與將軍。

「到那時候才從顯微鏡下看到有個T細胞和另個T細胞長得一樣。」弗契醫生說。這兩種被發現的主要T細胞具有溫和的特徵，叫做CD4和CD8。CD4 T細胞被稱為輔助型細胞，會引出其他免疫細胞的行動；CD8就是殺手細胞，負責做骯髒事。如果你喜歡，也可以把CD4當成將軍，CD8當成士兵。

科學家透過初步測試隱約知道，得這種病的人CD4細胞的數量極低，因為當時對免疫系統的了解還算少，真是走了狗屎運才發現這種與疾病相關的事。

「有件事情很奇怪，病患的CD4細胞大幅下降，但其中有些人的CD8細胞卻增加了。」弗契醫生指出。

就像病態的免疫系統，只剩下很少的將軍。

又有另一個幸運的突破。它必須和幾年前的發現一起看，從表面上看，它與愛滋病或T細胞沒有什麼關係，但和癌症有關。

一九六五年，具有開創性的科學家羅伯特・加洛（Robert Gallo）醫生來到NIH

治療急性白血病兒童。「多半都沒有成功，」他在日記上寫著這段歷史。治療這樣極端的案例卻如此粗糙——「一次活生生的體驗，讓我下定決心全面參與實驗室的研究工作，不再回來做臨床醫學。」

在研究白血病的過程中，加洛醫生一開始先研究動物的反轉錄病毒，當時已知道這些病毒會造成一些動物得到白血病。這也是他研究它們的原因，不知道是否有人類反轉錄病毒的存在。加洛醫生寫道，他在尋找一個「當時並不熱門的目標，估算要經過數十年的嘗試和失敗。」在這條路上，對抗癌症的努力一直處於下風，此外，靈長類動物中由病毒引起的白血病「證據很少」。

最後，反轉錄病毒通常很容易在動物體內辨識出來，倘若在人類體內也有它們存在，不是更不證自明嗎？

什麼是反轉錄病毒？就是討厭的小混蛋，基本上比你通常遇到的病毒過客更狡猾。了解反轉錄病毒，需要先稍微解釋基礎基因學。DNA（去氧核糖核酸）是生物的總體計畫，決定有機體的特徵和特性。RNA（核糖核酸）則協助執行計畫。我把DNA想成建築藍圖，RNA是總承包商，RNA將計畫付諸行動，把工作分派給很多「分包商」，像細胞和蛋白質就是分包商。

反轉錄病毒增添了不可預期的新變化。

在反轉錄的程序中，RNA會變成病毒。一開始RNA先染上病毒，病毒RNA

配備一種特殊的酶，在釋放反轉錄酶的過程中會將RNA轉為DNA。換句話說，病毒導致原來由DNA指導RNA的典型基因程序完全倒過來，或說反轉過來，RNA變成DNA，而這樣的DNA被整合進入細胞核中，又變成生物體自己的DNA。因此，這種病毒在本質上參與有機體的共同運作再製作出自己的複製品，這樣的複製品非常難以偵測。之後再被細胞噴出，變成病毒RNA，然後去感染其他細胞，就這樣一直循環下去。

這是加洛醫生進入這局面時的大致理解，他是發現人類反轉錄病毒的第一人。它叫做「人類嗜T淋巴球病毒一型」（human T-lymphotropic virus type I，簡稱 HTLV），是一種感染T細胞的反轉錄病毒，我們現在對它的了解已比當年更多。根據倫敦人類反轉錄研究中心的說法，在可檢測的人口中，有此病毒的人數在世界某些地區竟高達百分之一。該組織指出，很多人帶著這個病毒多年卻沒有發病，因為不知何故，免疫系統會嚴密監控它，二十人中只有一人發病。

其中一種病是成人白血病。這就是加洛醫生在尋找的，而他也找到了，找到了病毒與癌症的連結關係。他也發現反轉錄病毒的重要標記，這部分也解釋了我說這個故事的原因：成人白血病患者的 CD4 數量很少。

當這些致命瘟疫甚至還不叫 AIDS 的時候，就有一批最早研究它的科學家發現了第一條線索，他們發現這個病與人類反轉錄病毒的新發現具有同一特徵。「人們爭辯說：

這種病攻擊 CD4 陽性T細胞。有些東西正在殘殺它們，也許是反轉錄病毒的另一型。」弗契醫生說。

是「人類免疫缺乏病毒」（Human Immunodeficiency Virus，HIV）造成愛滋病的。發現兩者有重要連結的故事已經說過很多遍，也說得非常好，不需我再多費口舌。簡而言之，加洛醫生和法國團隊呂克・蒙塔尼（Luc Montagnier）與法蘭索瓦斯・巴爾–西諾西（Françoise Barré-Sinoussi）及其他不知名人士共同做出重要貢獻。（關於到底誰才是愛滋病毒的真正發現者？而加洛醫

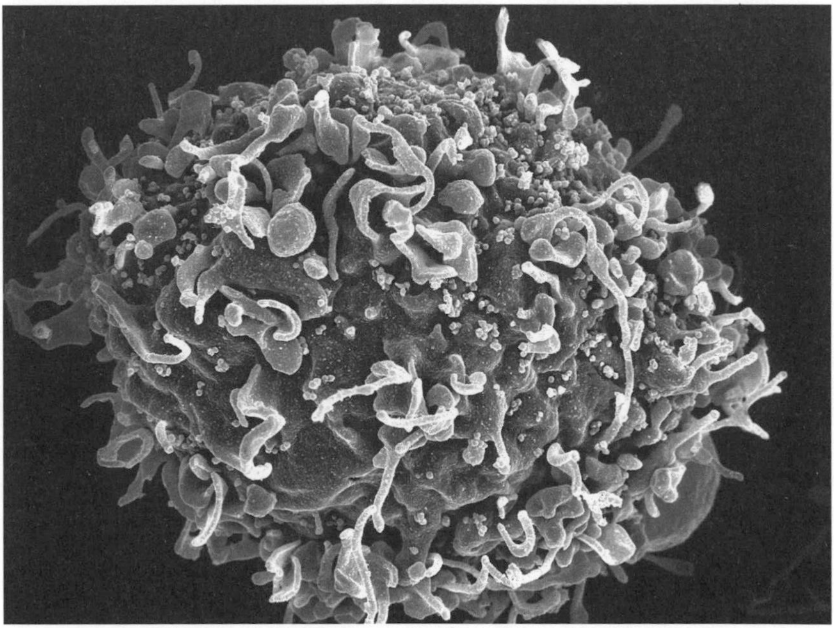

感染人類免疫細胞的小株HIV病毒。（NIH）

生的研究是否太複雜而被諾貝爾獎委員會忽略？這一直有很大爭議，但要討論可能需要寫另一本書。）

在此相關的是，一群偉大科學家發現了愛滋病毒，而這項成果建立在加洛醫生發現人類嗜T淋巴球病毒（HTLV）的非凡意義上——「這是必要條件，」弗契醫生說：「如果沒有發現 HTLV，我們也找不到ＨＩＶ的存在。」

「接下來的事就如水到渠成。」

我們研發出一種篩檢愛滋病的測試。你應該會覺得這是正向的發展，但剛開始在做的時候，這個消息不只是壞消息，而是恐怖噩耗。弗契醫生表示，多年來，到醫院治療愛滋病的人多數已到了生命末期，這樣的人畢竟相對少，也因此讓人覺得愛滋病毒應該是受到壓制的。但是當科學家和醫生對狀似健康的人也做檢測時，才發現愛滋感染很普遍。

「令我們震驚恐懼的是，我們發現病人只是冰山一角。有成千上萬的同性戀者雖沒得病卻被測出抗體是陽性。」弗契醫生說。

據《紐約時報》的報導，一九八七年有 16908 人死於愛滋病，一九八八年有 20786 人；一九八九年，27409 人；到了一九九〇年已是 31120 人。

受到ＨＩＶ病毒和愛滋病折磨的人，是社會的棄兒。

但至少有一個了不起的例外——魔術。

25 魔術

一九九一年十一月七日，邁阿密大學醫學院的學生史蒂芬・米格勒（Stephen Migueles）一面燙襯衫，一面看新聞。電視上正播著世上最偉大的運動員，人稱「魔術強森」的小艾爾文・強森（Earvin Magic Johnson Jr.）發表特別聲明。魔術強森穿著深色西裝、配上白色襯衫、繫著有紅色暗紋的灰色領帶。

「因為我得到愛滋病毒，我將從湖人隊退休。」

米格勒聽到最後心中一震，他的反應就像很多人一樣，但他對這件事的興趣也許比他人更深。米格勒醫生在愛滋病房工作，試著用相當於ＯＫ繃一樣的工具阻止史上最致命的病毒。

米格勒醫生帶著額外行囊——他出櫃了。這對一個西班牙裔、成長在虔誠天主教家庭的孩子來說並不容易。

「我知道我是誰，但也還沒有完全接受自己，你可以這樣說。」他告訴我。他跟家人說了，但事情並不順利。那時候，他的父母傷心崩潰。

然後，他在病房照顧的男人死了。「我試著接受真實的自己，看到身邊的人出櫃，他們很自豪知道自己是誰，卻也因此而死。這是可怕的十字路口。」

但魔術強森對米格勒醫生有特別的啟發，「他更主流。」米格勒醫生說，但不止於此。「很多你聽到得了愛滋的都是名人，也眼看著他們一天天虛弱死亡。魔術強森似乎有一點不同，他看來很強壯，好像沒什麼問題。」

他很幸運，當然。在魔術強森發表退休宣言後幾天，皇后合唱團的歌劇搖滾主唱弗萊迪·墨裘瑞（Freddie Mercury）也宣布他得了愛滋，然後在一九九一年十一月二十四日去世。

在魔術強森公布得愛滋病毒後四年，美國食品藥物管理局批准了新藥「沙奎那維」（Saquinavir），這是第一種蛋白酶抑制劑。

蛋白酶是愛滋病毒中的酵素，一旦病毒離開被它感染的細胞核，蛋白酶負責促進病毒成熟。如果蛋白酶遭到抑制，病毒就不會成熟，當然也就不會擴散，免疫系統安全完好，病患也就不會死。

「這是生活在愛滋陰影裡的人多年來最具希望的消息。」唐娜·夏拉拉（Donna Shalala）表示，夏拉拉是當時聯邦政府閣員，擔任美國衛生與人類服務部部長。

對付愛滋病毒更廣的戰略應用已經出現了，這個抑制劑部分說明這樣的策略，它把攻擊目標放在病毒「生命週期」的各個不同點。例如，那時的主要用藥是「疊氮胸苷」(azidothymidine，簡稱ＡＺＴ)，這個藥在一九八七年核准上市。ＡＺＴ的機制是用酵素干擾反轉錄病毒，阻止它從ＲＮＡ變成ＤＮＡ。

就藥的本身而言，ＡＺＴ的效果有限且有一些副作用，會讓重要的免疫細胞如嗜中性白血球數目變少，還會造成貧血，也就是帶氧的紅血球數目降低。

若兩藥合用，ＡＺＴ和蛋白酶抑制劑則會讓CD4細胞數量顯著增加。(以下資訊供科學怪咖參考：CD4細胞在每毫升血中會增加三十或四十個，這是很明顯的數量，因為在健康人體內，每毫升血中也只有八百個CD4。更好的是，CD4數量不會再降了。)

這是對抗愛滋病毒的轉捩點。

到了一九九七年，愛滋病的死亡率下降百分之四十七，在美國死因排行榜中愛滋掉到十名之外，從第八名降到第十四名。

但這還不是愛滋病相關問題的解答。更確切的說，這些藥就像有效的抗生素或疫苗，但無法解釋為什麼某些人似乎單憑己力就能對抗它。某些人不受致死疾病影響。

其中關鍵就在一號患者身上。

這個男子有血友病，意思是他的血液不會凝結。這當然是壞消息，血不會凝結，就會一直流血，甚至止不住，如果沒有適當治療，人就會死。為了對抗這種罕見的遺傳性疾病，這個男人定期注射幫助血液凝結的蛋白質，其中一次注射感染了愛滋病毒，但這件事過了很久之後才被測試出來。

「一號患者，」馬克．康納斯（Mark Connors）醫生說，康納斯醫生是費城人，讀完醫學院、完成醫科實習後就來到ＮＩＨ工作，並且愛上純粹的研究。一九九四年，ＮＩＨ的同事來找他：「康納斯，我們有一個非常奇怪的病人。」

這名血友病患者二十多歲，有愛滋病毒，但測不到病毒量（viral load）。這個術語的意思是一人體內有多少病毒數量，若有愛滋病毒，病毒量通常會有極迷人的走勢圖。一開始，它會飆升，每毫升血漿中可測到一百萬的病毒數（某位研究對象的病毒量曾高達五百萬株）。這是非常大的數目，然而，病毒數量會在疾病轉慢性階段時急遽下降，然後到了快死時，病毒數又再飆升。

這個血友病患者的病毒數極少，他沒有生病。

事後看來，這件事可能本身就很有意思，但康納斯醫生和其他人並不很確定。因為可能有很多因素，最簡單的可能是那個男子得到的病毒是毒性較弱的版本。

康納斯醫生負責把這件事搞清楚。

小鼠登場。

ＮＩＨ的科學家耍了一個花招，將血友病的細胞注射到免疫系統有缺陷的小鼠身上。他們把小鼠的免疫系統拿掉，就像你知道的，如此做的原因是，如果小鼠的免疫系統存在，就會把人類細胞當成外來物排斥。現在科學家有了一隻感染一號患者複製細胞的小鼠，這裡的複製細胞包括各種細胞，白血球、紅血球，或其他細胞。

小鼠並沒有拒絕人類細胞，只是創造某種活動實驗室。真沒想到，小鼠也沒有感染愛滋病毒。再一次，這似乎很重要，但也提升了血友病患者體內的愛滋病毒是弱版病毒的可能性，而不必然是血友病患者的細胞正在對抗愛滋病。順帶一提，就像你推斷的，小鼠最後仍受苦而亡，因為人類細胞排斥小鼠細胞，也就是發生了所謂的「移植物對抗宿主疾病」(graft-versus-host disease)。

接下來是賓果實驗。他們給小鼠打入血友病患者細胞，但這次修補了T細胞。他們給小鼠抗體，一種與監測和防禦有關的高度特定蛋白質，它會抓住並攻擊血友病患者的 CD8 T細胞。換句話說，小鼠不會排斥所有外來細胞，只會排斥一小部分，排斥T細胞的重要片段。

這一次小鼠感染了愛滋病毒。幾乎非常確定就是它了，也就是 CD8 支配機制。賓果！只要放出身體的T細胞步兵做出立即有效的反應，愛滋病毒就不會贏。

隨後的猴子實驗更加強這項發現。研究顯示當用人工手段耗盡 CD8 細胞時，靈長類動物的免疫系統就失去對病毒的控制力。

巴伯·霍夫，及少數像他一樣的人，讓證據結合在一起。

26 初次接觸點

一九九八年三月，米格勒醫生完成了醫療訓練，這位來自邁阿密的年輕愛滋調查員開始一輪面試，看看他的下一站是何處。他知道他想繼續做愛滋相關研究，他有很多機會，但只有一個可能奇蹟等著他。他發現了——在哪裡？在ＮＩＨ十號大樓的十一樓，那裡做過太多偉大的研究，有弗契醫生做的，也有迪納雷羅醫生及其他人做的，不只針對愛滋，還研究免疫系統的基礎科學，以及免疫系統與其他無數疾病的關係。

米格勒醫生來到ＮＩＨ面試。三月天，他和康納斯醫生在一間小辦公室會面。巧的是，康納斯醫生師承弗契醫生。在面試時，康納斯醫生告訴米格勒，他和他的團隊開始注意一小群似乎不會發病的愛滋病患。

談話忽然變得熱烈，「不敢相信，那應該就是答案所在。」米格勒醫生說。

「我知道，是吧？這不是很棒嗎？」

米格勒告訴康納斯醫生他曾在喬治城照料過一位病人，她的癥狀完全前後不一。

「這女人來看病，六天內病得死去活來，然後就好了。我當時就想，是我糊塗了嗎？」

米格勒醫師懷疑那個女人就是屬於這組奇怪的愛滋病患，如果不是神蹟的話，那組人的一切都與目前的愛滋病知識相牴觸。但他沒有留下病人名字，也沒有可追蹤的背景線索。康納斯醫生收集了少數幾個人作為對象並開始驗血。他們只是症狀較晚出現？還是發生了其他事情？

事求人，人求事，米格勒醫生得到了這份工作。他想和康納斯醫生一起治療愛滋病。

那時，所謂的愛滋病雞尾酒療法對死亡率產生影響。這是相當好的消息，特別在美國。就像我之前提到的，在美國的死因排行榜上，愛滋病已經掉出十名之外。

儘管如此，根據聯合國「愛滋病聯合規畫署」（UNAIDS，聯合國與世界衛生組織合作的機構）的估計，一九九八年每一分鐘仍有十一人感染愛滋，對象包括男女兒童。全世界新診斷出有愛滋病的人口約有五百八十萬人，讓整體患病人數達到三千三百四十萬人。一九九八年的全球愛滋死亡人數為兩百五十萬，是歷年來死亡人數最多的一年，試想該年因流行病死亡的人口總數也不過一千四百萬人。根據UNAIDS的報告，愛滋病在已發展國家持續受到關注，並在新興國家繼續散布，同年在撒哈拉以南的非洲約有百分之七十的人民感染愛滋。

報告中指出，「疫情在各地都沒有被克服，事實上，世界各國在一九九八年都可看到新的感染案例，坦白說在很多地方失控。」

甚至在那些科學和醫學皆取得重大進展的地方，以雞尾酒療法做治療，也有極強的副作用。例如，這些藥增加病患對糖尿病的「易損性」（vulnerability）。例如，在免疫系統的微妙平衡之下，並不令人意外的，加強對抗愛滋病毒的力量也意謂著後作用力將餘波盪漾，似乎會讓身體攻擊自己，影響身體處理糖的能力。是的，它擊敗了死亡，但長出一座「駝峰」也並不好玩。這是雞尾酒療法中常見的副作用，暱稱「水牛背」，也就是它會讓體內脂肪重新排列，尤其會沉積在肩頸部位。

布萊恩．貝克是愛滋病毒陽性帶原者，他長出了水牛背。他是在一九九三年確診得到愛滋，那年他三十歲，在一家唱片行工作，也當ＤＪ。他兩頰的脂肪不見了，嘴上的皮層脫落了，情緒起伏擺盪，不得不暫停用藥一段時間，但至少，他活了下來。

他將很快遇見巴伯，發展一段羅曼史。但此時此刻的巴伯，卻形同走投無路，看著他所有的朋友一個個死去，他只能提心吊膽地等待最後結果。

「我那時總覺得我隨時會死。」巴伯回憶。這是他在九〇年代中期到晚期的經歷：一直查看他的身體哪裡長了紫斑，他的嘴唇是否長了白色真菌。他無法理解發生的事，滿心困惑又夾雜著「為什麼只有我活下來」的深層內疚感。「我還是會去和人約會，真的難以置信，和我約會的人全都死了。我一直交新朋友，然後他們全死了。」他根本不想出門了。他把情形比作他的父執輩在二戰時的死法，在那之前，也覺得活得就像母親死於西班牙流感的朋友。

「人因疫情爆發而死，人因戰爭而亡，這次輪到我了。」他說。

為什麼他沒死？

他對自己為什麼還活著有個解釋。他想，也許是因為健康飲食和定期的結腸清洗，他一直在作大腸水療。他想，也許就是這樣的程序分散了免疫系統的注意力，因此沒有被愛滋病毒攻陷。但這些事也沒有多大意義，所以，到底是什麼造成的，又是怎麼造成的？

至今，他的血早已被國家衛生研究院（ＮＩＨ）收集；記得他多年前跟著他死去的朋友一起去了ＮＩＨ，只是還未列入研究。因為研究人員還不知道他什麼時候會發病，所以只是持續關注。他每六個月就會去驗一次血，一直活著，沒有發病。

然後他接到米格勒醫生的電話，要求碰面。

米格勒醫生剛被ＮＩＨ錄取時，就和其他調查成員開會，試圖釐清他們能從巴伯．霍夫這樣的人身上學到什麼。米格勒醫生是當時房間裡最資淺的人，所以由他列表，把分子機制的所有可能性整理出一張清單，到底是什麼分子機制讓平常人的免疫系統成為大驚嘆。這是大海撈針的研究工作。

考慮到免疫系統種種的複雜性，拯救這些人的可能途徑多到不行。難道他們得到的是較弱的病毒株？或經過某種特殊生病狀態讓他們的免疫系統事先受過訓練？或者他們有聯結疾病的特殊方式？或具有與免疫系統其他部分溝通病況的特殊能力？

米格勒醫生把選項列成長長清單，調查小組著手剔除無關的選項。他們需要做出能增強免疫系統的疫苗或藥物，而且他們正與時間賽跑。人們正在死去。

米格勒醫生第一次見到巴伯時，他正竭心盡力苦思可能性清單。那時是二〇〇七年十二月十日，巴伯很想提供進一步證據。

「你有一個不斷戰鬥的免疫系統，」米格勒醫生告訴他，巴伯是「長期-無進度者」（long-term non-progressor）。在語言的範疇，這應該是好事，至少對他個人而言，但巴伯覺得萎靡鬱悶，「做一個倖存者並不快樂。」

而且巴伯想到，曾有人告訴他，「這並不是一道免死金牌」。他被警告，如果他的免疫系統面臨另一次襲擊，不管是肝炎或皰疹，只要一次元氣大傷，逼得免疫系統必須全神貫注應付狀況，他還是可能會死。

米格勒醫生說，他想研究巴伯的血，找尋能解釋巴伯獨活的標記，說不定能因此找到解方，找到真正的愛滋療法。巴伯當然同意。

那時候米格勒醫生告訴巴伯，他有個理論，巴伯的 CD8 T細胞比其他人的反應好。他告訴巴伯：「你的免疫細胞對病毒的反應比別人的強。」

但對於米格勒和其他研究者來說，僅此一點根本不滿足。為了找到治癒方法，化解愛滋危機，他們不僅需要知道免疫系統做了什麼，還要知道**怎麼做的**？

一九九〇年代末，米格勒醫生和ＮＩＨ的研究者、以及分處世界各地的科學家找到了主要線索，確定巴伯以及其他類似帶原者的特殊之處。

很多所謂「非凡控制者」（elite controller），就是像巴伯一樣能和愛滋病毒保持安全距離的人，都有一個特殊基因，會影響免疫系統識別外來攻擊者的方法。具體而言，他們都有一個突變基因「HLA-B57」。ＨＬＡ是 Human leukocyte antigen 的簡稱，代表著人類白血球抗原，也就是多年前杜赫提醫生及其他科學家發現的ＭＨＣ（主要組織相容性複合體）的人類版本，這幾位科學家也因此得到諾貝爾獎。ＨＬＡ對人類免疫系統區分何為自己、何為異己十分重要，但這個關鍵基因 B57 在巴伯與其他非凡控制者的身上似乎不同。在首次對這些非凡控制者的研究報告中，發現十三人中就有十一人有此基因，與全體人口相比，只有百分之十的人有 B57 基因。

這是非常強有力的發現。從本質上確定一個有可能性的基因，能從基層支持免疫系統，讓它抵抗這次的愛滋瘟疫。這是ＤＮＡ的關鍵片段，能激發有效的Ｔ細胞對愛滋病毒的反應。

此外，巴伯與其他非凡控制者並不是因為得了弱版的愛滋病毒才活下來的，他們體內的愛滋病株與那些不分青紅皂白左右通殺的病毒一樣強大。

「它們不會生出孱弱的病毒。」米格勒醫生說，他知道他們看到的是強大的免疫系統變異。「這證明了免疫系統的能力，這些人帶著我們認為普遍致命的感染活著，就像皰疹病毒一直存在於體內的狀況，病毒只能待在那裡而沒有太多作為。」

還有第三個關鍵因素也現身了。現在看來巴伯和其他非凡控制者會活下來，可能因為一個特殊的關鍵時刻，他們的免疫系統和愛滋病毒相互作用時的初次接觸點。「證據指向我們所謂的最初接觸點，初見面，也就是免疫系統第一次看到病毒的時刻。」米格勒醫生說：「我們懷疑像巴伯這樣的人在一開始就註定成為非凡控制者（elite controller）。」

這些是重大啟示，特別是發現了初次接觸的概念，你與病毒周旋的方式很可能取決於「最初接觸點」，也就是第一次接觸時的最初反應。無論是流感、愛滋，或是感冒，都會透過免疫系統得到回應，能夠救你命的是正確的第一反應，而不是動用什麼特殊控制去壓抑這個病。然而，這個真相的揭曉，可以確立我們建立機制的方法，或研究個人對各種病毒的敏感性，比方說，透過基因檢測。其中還有一些未被科學料中的事實，但現在已在掌握中。

的確，NIH研究成果的總合讓我們對免疫系統有更深的了解，這種基本科學的研究「對炎症相關疾病，自體免疫疾病及癌症都有關係。」米格勒醫生說。科學家撰寫的論文是藥物與療法的種子——對於發展疫苗而言尤其如此。非凡控制者的反應方式，正基於我們精妙免疫系統在分子層次的運作，基本上是一種「共同途徑」。

米格勒醫生表示，對愛滋病毒深入了解，在發展免疫系統連串運作的「多重關係流程圖」上很有幫助，「那就是藏寶箱的所在」。

也許畫布的最大區塊是這項研究如何與各地的研究計畫結合，並導引出最重要的結論。

「人們不再死亡，」米格勒醫生說。救命的雞尾酒療法走了好長一段路又回到AZT，也就是反轉錄酶抑制劑；雞尾酒療法也需要把基礎免疫學的大躍進算在內，包括那些NIH的團隊所得到的成果。因為愛滋病，這工作必須持續走下去，就像所有生物體，持續演化，為了生存，不只透過免疫系統，也藉著藥物避開偵測。

「這是一場軍備競賽。」米格勒醫生堅持這個說法。

看待這場軍備競賽的另一種方法是站在社會角度。「這是死刑，人們都嚇壞了，但沒有人在意，雷根總統連一句話都沒說。」米格勒說：「他們自己的政府都背叛他們了，所以只有靠自己發聲。」

「如果他們沒有動員，不可能做到這些事情，這是奇蹟。」

他們採取自己的防禦行動，為自己的免疫系統向社會發聲，喊出：我們不是異類，我們是社會的一份子，我們就是我們自己！

從那時候起，這概念引導出很多醫療相關的賦權運動，就像為乳癌而走的群眾，以及呼籲對某一特定疾病提高注意的體壇名人。

最後，巴伯故事的重要心得與我們集體健康的關鍵教訓，來自我們如何在社會與政治層面彼此連繫互動。巴伯有快樂的結局，但在我把他的故事及醫療貢獻做個結束前，我想在這片廣大的科學前景上加上一筆，告訴你有一群不同的人，他們的免疫系統太強大。

Part 4

LINDA AND MERREDITH

琳達和梅瑞迪斯

27 琳達

琳達．包曼在一九六〇年的三月來到這世界，是家裡的第二個孩子，知道排行能更了解她。大姊喬安比她大兩歲半，是琳達的兔子，她人生的競逐對象。如果喬安有家庭作業，想做的人是琳達。她特別擅長數學，程度好到可以跳過三年級不念。現實狀況是她能發揮天賦，她也願意發揮天賦，她具有內在的動力，這是只有少數人擁有、大多數人都沒有的特質。

她第一個投入熱情的地方是騎馬。琳達七歲時，父母帶著她們姐妹倆去懷俄明州的親子牧場度假，在那裡你可以扮女牛仔。然後琳達開始玩出真興趣，回到舊金山北區的家後，每到下午和週末都會去馬場練習。她的家境不錯但稱不上富裕，她的父親是能源公司雪佛龍的中階幹部，家裡住在馬林區 Eichler 風格的獨棟洋房[16]，十歲時得到人生第一匹奎特馬。

為了能好好施展馬術，她努力保持精瘦。有一段時期，大概是十四歲左右吧，出於自願，她進行了一次長達幾個星期的全蛋白飲食，這種飲食法是阿金飲食法（Atkins diet）的前身，基本上只吃肉和蛋，唯一的點心是豬皮油炸餅，偶爾吃一點茅屋乳酪。

16｜譯註：Eichler 式洋房，地產開發商 Joseph Eichler 在二戰後陸續在加州建造的房產類型，有開放庭院，整片落地窗、自然採光、開放動線格局的單層大宅。

「我父母有一點擔心，但我沒有任何飲食障礙。」她只是想贏，但馬術比賽是很主觀的，她討厭無法掌控比賽結果。

「這就是我喜歡高爾夫的原因。」登上這山，望向那山；學得了馬廄裡的工夫，琳達就開始想球場了。

大概也在這時候，琳達第一次覺得身體怪怪的。多年來，腸胃問題一直困擾她，甚至在開始間歇性飲食之前就是這樣，多半是便祕，有時候是嚴重的脹氣。

十五歲時，她陪父母到里奇蒙德鄉村俱樂部打了一輪高爾夫，就在開球前，她去上了一次廁所，排便了。整個人舒服好多，因為她已經好幾天沒有排便了，但她立刻感到一陣頭暈目眩。

她母親看到她搖搖晃晃從廁所走到第一發球台。

「怎麼回事？」

琳達解釋狀況，然後喝了點水，想甩開這樣的感覺。

媽媽回應說：「喔，不，希望妳沒有遺傳到我的胃。」

琳達的母親，卡蘿，患有大腸激躁症，這是會引起腸胃一連串失調的病症，會疼痛、便祕、腹瀉、脹氣。但這個病本身不是免疫系統出問題，而是某種胃腸發炎，是免疫反應延長或加劇後造成的發炎反應。腸躁症和克隆氏症是表親，都是以過度炎症為特徵的免疫性疾病。想像你體內的管道發炎了，又紅、又腫、又痛。就說一件事好了，光是身體的膨脹緊繃感就夠不舒服了。你體內的建構配置因演化而趨近完美，一點空間都沒有浪費，所以當東西腫起來，何況腫得很大，你怎麼會不難過？

琳達一路走來順利，當然，一方面是天賦使然，但也是意志力與鍛鍊，才讓成功一個接著一個到來。她努力拿到史丹佛大學的高爾夫球獎學金，最後獲得經濟學學位。然後入選歐洲盃高爾夫球巡迴賽，在當時，那是很困難的賽事，選上代表隊的美國女子選手除了高爾夫球的能力要好外，還要長得好看，這是某種運動行銷手法。這讓琳達度過了一段快樂時光，從一九八二到八五年，她心滿意足地進到人生的下一個階段，進入史丹佛念MBA。

琳達結婚了，嫁給未來的矽谷大牌律師事務所合夥人，從夫姓，變成琳達・賽格雷。後來進入波士頓諮詢顧問集團，一個由菁英組成的顧問組織，她朝著合夥人的目標邁進。她的工作時間與老公的工作時間相配合，晚上八點她會從辦公室打電話給他。

「如何？事情做完了嗎？」他會問。

「還需要一小時。」

「我也是。」

晚上十點他開著保時捷911來接她。

隨著成功到來，責任與壓力也增加，但她迎接每項挑戰，這就是她看待一切的態度。一九八九年，有一次她為了爭奪一件大案子連續十天不睡，挑燈夜戰完成企畫，最後她拿到案子。

「職場上的女性很少很少，聰明人太多太多，我沒有什麼安全感。」她回憶，「我可以證明我和其他人一樣聰明，但我是藉著快逼死自己才做到的。」

她的先生也一樣很努力工作，她回憶說。就像很多在矽谷、紐約、香港、倫敦的人，或是其他少數A咖菁英，很多人也沒有得到免疫失調。所以這段引言無意暗示琳達自作自受，而是表達她的基因明顯也有關係。

但可以公平地說，琳達正建構一個和她個人極限不協調的生活——也與大多數人的生活極限不同。但她對於自己真正的極限失去概念，什麼又是真實的自己？某種狀況下，她的生活受到無法停止工作的病態驅使，這是一種外來入侵，不只威脅她的情緒，也危害她的身體健康。

一九八〇年代後期，她的胃痛加劇，每隔幾個月就會來一次脹氣脹到不行的時候，逼得她不得不回家爬上床。挨到早上脹氣就消了，她持續壓迫底限，直到底限那顆按鈕被壓得掉出來。

一九九五年九月初，琳達生了一個兒子，是這對夫妻的第二個孩子，他們的女兒已經兩歲了。一家人住在聖馬特奧，那是舊金山南邊郊外的好宅區，地點剛好離波士頓顧問集團的重要客戶，一家資本十億的金融服務公司只要十分鐘車程，琳達在他們的帳戶管理扮演重要角色，他們也非常倚重琳達。

琳達說服自己她仍然可以面面俱到，只休了十天產假，累到精疲力盡，「午夜接電話，同時還要每兩小時起來餵一次母奶。」

十二月，她的喉嚨痛得厲害，狀況一如往常的糟，她懷疑是得了鏈球菌咽喉炎，這是鏈球菌引發的高傳染性疾病，多半只要吃抗生素就會好，但她的情況沒有好轉。「我就是沒有時間去看醫生。」

就這樣持續了好幾個禮拜，還伴隨著疲憊。

然後到了一九九六年三月，她身上開始起疹子，斑塊紅疹爬滿四肢上半部。現在她只得去看醫生了，但醫生跟她說：「我不知道這是什麼引起的。」

琳達挺著硬撐，仍然週週工作六十五個小時，有丈夫看顧，她提高了工作時間。現在她有新生兒、女兒，還想扮演理想中母親的形象，她和福特汽車的 Explorer 團隊開會時，孩子就坐在後面座位上。一九九六年九月，她正舉辦晚宴招待波士頓顧問集團的同事，她的左腳大拇指已腫得像高爾夫球一樣大。

她的醫生並不清楚這是什麼狀況，他們懷疑是萊姆病。他們錯了，但這代表醫學的思維：一定有病原體或異物在搞鬼。

柚。

兩週以後，她的右腳大拇指也一併腫起來，然後是她的左膝蓋，腫得像一顆葡萄柚。

琳達遭受全面性的攻擊，她的初級診療醫生不確定原因。也難怪，即使自體免疫疾病已如此普遍，但要診斷出來卻可能比棘手還要棘手，因為自體免疫疾病有很長一段時間是沒有癥狀的。

28
狼

我們去看醫生，通常會從症狀開始說明，我的喉嚨痛，我的腿很痛，我發燒了，這裡起疹子了。

醫生也從症狀開始，第一個問題是：你哪裡不舒服？

基於病有百百種，醫療提問開始進入引發症狀的原因：你得了感冒、你得了肺炎、你有病毒或細菌感染、你有寄生蟲、你得了癌症。

但自體免疫失調的狀況是，若只專注於症狀，有時候問題與解答都無法更進一步。我關節痛，我發燒，我起疹子了，我一直拉肚子，我便祕，我頭昏腦脹，沒有精神。

然後醫生說：我相信你，但我找不到任何原因。

好吧，出問題了，但沒有什麼東西可以歸咎。沒有病原體，沒有感染，沒有外來疾病。

免疫系統故事中，再也沒有像自體免疫失調這樣，在各方面都重點明確又純粹的例子了。

謎團要從狼人開始說起。

根據歷史紀記載，早在公元九六三年，科學家就觀察到不尋常的情況，這狀況會讓人們看起來好像被動物咬了。希臘醫者希波克拉底是第一位描述這些症狀為皮膚病的人，據傳法國杜爾區的主教希伯賀紐斯（Hebernus of Tours）是第一個用 lupus 一詞描述它的人，lupus 是拉丁文的「狼」。這類患者會出現瘡疹，某種「醜怪的病變」，還有其他各種生動的描述——咬人的皮膚病——這是我讀到中古歷史對這個病的紀錄。這種「奇形怪狀」的病斑出現在臉上與下肢這些地方。跟據狼瘡治療推廣組織「狼瘡奮鬥協會」（Lupus Endeavor）的說法，人們把這類病徵（有些真的是狼瘡但有些不是）當成狼的咬痕，甚至是變成狼人的前兆。

只有透過治療，才知道鄉野傳說與醫療判斷在原始本質上是相等的：「不管把患部切掉或用化學腐蝕物燒掉它，這些干預手段絕少提供治癒良方，患者在數十年間逐漸被折磨得不成人形。」這是我讀到的狼瘡歷史案例，取自頗受好評的醫療期刊《刺胳針》在二〇一六年的報導。

一八七二年，維也納醫學院新聘了一位醫生莫里茲・卡波西（Moritz Kaposi），他把狼瘡和身體上的其他病況連在一起，包括關節炎。十九世紀下半葉，加拿大醫生威廉・奧斯勒爵士（Sir William Osler）將狼瘡與更多病況連結，包括對心、肺、肝的影響，奧斯勒醫生將它命名為「系統性紅斑狼瘡」（systemic lupus erythematousus，簡稱為SLE），為生涯更添成就。

這裡要注意的關鍵字是**系統性**，病況不只發作在皮膚，背後有更大的問題。

在另一條平行道路上，科學家開始確認和探索某種會造成關節疼痛的不尋常疾病。一八〇〇年，巴黎有位博士生檢查了九位病患，確定折磨他們的關節疼痛和帶給許多人痛苦的痛風在整體病況診斷上不一樣。這位學生一開始把這個病叫作風濕性痛風。到了一八五九年，當時在倫敦的大學學院醫院任職的

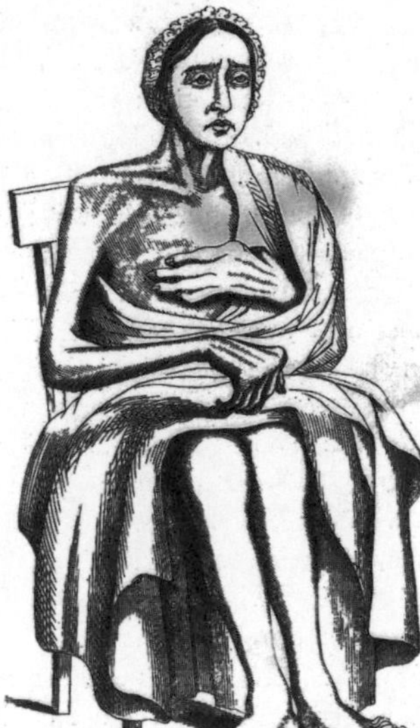

19世紀的木刻作品，刻畫對象是患有關節炎的女性，這是早在醫界認真對待琳達與梅瑞迪斯等女人的痛苦之前的作品。（倫敦惠康收藏館）

阿佛列・加洛德（Alfred Garrod）醫生，是此領域的開拓者，他將有此癥狀的疾病取了一個摩登名字：「類風濕性關節炎」（rheumatoid arthritis）。

這是一種以發炎為表現特徵的疾病，通常影響關節。還記得發炎是身體面對疾病時的自我反應吧，所以「炎」不是外來異物，而是自我產物。

這是否意謂著這疾病是由自己造成的？

身體會攻擊自己的特定想法，還是個新概念。重量級的免疫學家保羅・埃利希在一九〇〇年左右曾用過一個術語，稱它為恐怖的**「自體中毒」（autotoxicus）**」。自體免疫，身體在攻擊自己。

隨著免疫學快速轉進二十世紀，那時候仍然屬於醫學領域中較小的圈子，被很多人認為是一灘死水，探索這些異常炎症的人又是其中更小的一群。明尼蘇達州羅徹斯特的梅奧診所可說是當時的研究中心。根據梅奧診所的歷史紀錄，一九二六年有五百七十四名患者因為關節腫脹疼痛來看風濕病科，當時推測的病因是慢性感染，也就是受到某些異物的刺激，這當然是錯的。曾經試過打疫苗治療，但引起嚴重的副作用，甚至死亡。

試想一下：已經過熱的免疫系統還用藥物和疫苗刺激它增強作用，會是什麼結果？

還有讓病患接受「發熱治療」，意思是讓患者發燒，用全身發熱來扭轉癥狀。阻止神祕疾病的努力卻真真實實地把免疫系統給點燃了。

然後，到了一九二九年，對風濕才有了新發現。

治療關節疼痛的醫生稱為風濕科醫生。這位開拓新局的風濕科醫生是菲利浦・亨奇（Philip Hench），任職梅奧診所，注意到一位患有風濕性關節炎的病患很奇怪。這位婦人的關節疼痛僵硬，但症狀似乎在罹患急性黃疸後得到緩解。她得了病，但關節疼痛沒有惡化，還變好了。

亨奇醫生還注意到其他風濕患者在手術後或懷孕期，他們的風濕狀況都變得較輕微。他有一個理論，認為行動受限的病患會分泌一種化合物，這種化合物可以對抗攻擊關節的東西，《臨床化學》（*Clinical Chemistry*）雜誌說明了這段歷史。

亨奇醫生有個想法。當病患面臨壓力且被壓力逼迫時，基本上他們正在分泌腎上腺素，因此亨奇醫生推論，腎上腺的分泌物會讓關節疼痛和發炎反應持續緩解。腎上腺是三角形小腺體，位於每個腎臟上方，負責產生必需激素。在此假設推動下，亨奇醫生和生化學家艾德華・卡文・肯德爾（Edward Calvin Kendall）發現了自體免疫史上最重要的事。

為了找到改善梅奧患者病情的物質，肯德爾一開始先從牛的腎上腺中分離出分泌物。跟據刊登在《臨床化學》上的歷史記載，這位生化學家定期從芝加哥的屠宰場拿走腎上腺，發現了少數激素後，用字母A、B、C依次標示，那個改變科學史的腎上腺素稱為化合物E。

這個化合物似乎相對簡單，所以研究立刻展開。它會讓病患比較舒服，有時候心情也變好。

這個化合物經過多年純化、分離的研究。到了一九四八年，那位一九二九年就在梅奧診所工作的科學家，將化合物E施打在患有極嚴重類風濕性關節炎的二十九歲女病患身上。「經過兩天又兩次注射後，病人可以行走，還離開醫院享受三小時的購物狂歡。」這是二〇一〇年在同一篇科學文獻上讀到的故事。

「此一驚人結果震驚了全世界。」這句話取自另一篇歷史紀錄。這項成果也讓梅奧的兩位科學家贏得一九五〇年的諾貝爾獎。

你也許知道化合物E的另一個名字——皮質醇（cortisol）。皮質醇是抑制免疫系統的類固醇，而類固醇是對抗很多自體免疫失調的第一線用藥。之後你會看到，它們半是祝福、半是詛咒。然而此刻，類固醇在免疫學及藥學領域的情形和疫苗與抗生素的狀況可以類比；它們都是了不起的發現，是對棘手問題的回應，但這種反應來自缺乏認識，對於我們極力想治療的疾病——自體免疫失調，我們對它的潛在機制仍然缺乏認識。

就像大部分的免疫學，在一九五〇年晚期，隨著科技的進步，其他主要知識片段正在一一歸位。就像研究狼瘡的科學家現在可以看到病人的自體免疫細胞在骨髓中把漂流物質吃掉的景象，這是某種雙重打擊，骨髓孕育且激發免疫系統，但它現在卻被它養出來的系統攻擊。

免疫謎團的另一個主要突破，來自一九五〇年代末到六〇年代亨利·喬治·昆克爾（Henry George Kunkel）的研究，昆克爾醫生是公認的免疫學界開路先鋒，盡其一生都在紐約的洛克斐勒研究所工作，他的病人和研究基礎包括患有肝臟疾病的女性，她們很多都有關節炎。以前多半認為這是巧合，畢竟，關節炎的原因本來就很多，老化和反覆的運動施壓都有關係，也不全然一定是自體免疫的問題。

在研究這些肝臟病患時，昆克爾醫生分離出某些女病患的抗體，它們是細胞表面幫助身體鎖定攻擊目標的大型特定分子。在昆克爾醫生觀察他收集到的這些分子，從中分離出十九種抗體——這些抗體做了令人不安的事，它們對外來細胞的信號不接收也不回應，反而對患者自身的白血球細胞有反應。

現在他了解類風濕關節炎了。他要研發出關鍵測試，證明身體在攻擊自己，這測試要利用其他免疫學家才開始了解的特性來做，就是身體護衛自己對抗入侵的特性。這是又聰明又正本清源的想法。

一九四八年，醫界研發出一項可測出有「抗核抗體」（antinuclear antibodies）存在的測試。抗核抗體可與正常細胞的細胞核結合，而且它幾乎存在於所有患有系統性狼瘡的人身上。（但出現了難懂的事，居然在沒有狼瘡的人身上也發現了這個抗體，所以當時這個測試只做了一半時間。到了一九六〇年中期，這個測試的有效性已提升到百分之九十五。）

因此，在核年代的曙光中，已知有上百種自體免疫疾病，不知怎麼地只有兩種有效測試，且幾乎沒有治療方法。

這是在一九六〇年代末的大致狀況，當時也正是這位四十歲女病患初到約翰霍普金斯醫院的時候，她有嚴重的關節疼痛，一面哭，一面又強作鎮定。當時醫學院學生貝佛拉．哈恩（Bevra Hahn）和其他人一起照顧這位婦人，之後哈恩成為這領域極重要的專家。

從這名女性的故事可捕捉到那時期罹患自體免疫失調的現實，除了依循昆克爾醫生和其他人幾盡幻術的科學作為，自體免疫疾病的診斷和治療雖非不可能，但依舊非常困難。當時社會看待女性的角度多半不平等，這讓挑戰更加錯綜複雜。當女人抱怨身體或情緒上受到壓力，通常都被認為「歇斯底里」。社會一下就把女性的工作貶低為只是照顧小孩和家庭，做的不過是二流的事，也不需特別費勁。事實上，這些工作可能對關節是重傷害並讓痛苦加劇。

「婦女的角色非常明確，丈夫從來不洗衣服，不做飯。當你關節又腫又痛的時候，替嬰兒換尿布真的很難。」哈恩醫生解釋說，當時那位病人是中產階級的白人婦女，穿褲子來的，沒有穿裙子，因為要藏住腫脹的關節。

哈恩醫生沒有幫上太多忙，類固醇無效。「我有的就是阿斯匹靈和黃金注射劑。」她解釋，當時有個理論認為含金的化合物可以殺死結核菌，而另一個理論說結核菌與自體免疫有關。那種療法，正如哈恩醫生指出的：「很原始。」

一九七五年，加州大學舊金山分校的行為學家卡洛琳．維納（Carolyn Wiener）寫了一篇研究報告，描繪了帶著自體免疫疾病活著的現實。文章讀來不忍，清楚勾勒被類風濕性關節炎拖磨一生的情緒，找不出病因，又「無法可治」。

文章開頭，是一位飽受類風濕性關節炎折磨的二十九歲婦女寫在日記中的短句：

身體舒服一些

可以做簡單的家事

這就夠讓人振奮的了

是最高的喜悅

持續疼痛折磨
疲累到讓人
幾盡絕望

在接下來的四十年歲月，我
懷疑其間還有多少變化
是我將體驗的。

「當風濕性關節炎的病患得知他們得到什麼病，也了解到這個病不只治不好，沒有可預測的特定發作形式，通常病人會聽到醫生說：『你要學會和它共處一輩子。』。」

文中描述應對疾病的策略有「自我療癒」，方法是：「攝取芹菜汁，或大劑量的維生素Ｅ，或在袋子裡裝硫磺粉把腳包起來一整夜……，用泡過伏特加與合金的生薑膏藥外敷。」

文章還提到另一個策略「掩蓋」，自體免疫患者會假裝他們沒有受苦，努力讓自己看起來沒事。這是好壞參半的狀況，親友會假設病人沒什麼大問題，期待患者充分活動。

我有幸聽到兩位自體免疫疾病患者，琳達和梅瑞迪斯的私密醫療和親身體驗，我也將她們的故事分享在書中。她們的故事提供一些對關鍵因素的洞察，這些影響免疫系統平衡的因素包括：睡眠、壓力、衛生習慣、家族病史，以及腸道生態——也就是「微生物叢基因體」（microbiome）。

她們會告訴我們，這場病患人數不斷增加的戰鬥，該如何從陰影中掙脫。

29 看不見的證據

一九九六年十月十日，琳達來到帕羅奧托某位風濕病學家的辦公室，她的膝蓋刺痛，已腫成葡萄柚大小，她和這一帶最好的風濕病醫生朗達・依蘭・藍伯特（Rhonda Elaine Lambert）有約。藍伯特在史丹佛大學兼任教職，並擔任多個球隊、大學與專業人士的醫療顧問，她了解關節問題，專長是風濕病。

她對琳達做了一系列測試。

琳達的X光檢查很正常，她的類風濕因子是陰性，她的抗核抗體也是陰性，而抗核抗體是有無狼瘡的信號。

「她的實驗測試沒什麼特別的。」藍伯特醫生說。除了一項指數。琳達做了紅血球沉降率的測試，這個指數可測量是否有大範圍的發炎，正常的數值應該在二十以下，但她的到達九十四。發炎指數超標。然後做了最明顯的評量：眼球測試和臨床檢查。琳達的膝蓋已腫得像葡萄柚，關節刺痛，腳指像要爆炸一樣。

藍伯特醫生對診斷猶豫不決。即使到了今天，自體免疫失調的病情診斷仍是醫界最具挑戰性、最難精確診斷的疾病。

約翰霍普金斯大學醫學院將自體免疫失調的診斷依據分為三類，整體看來很像在刑事審判中的證據類型，證據可分為直接證據、間接證據、輔助證據。

直接證據牽涉到從一人身上把病況傳播或複製到另一人的身上，實際上就是複製自體免疫的過程。

這樣的例子不多，最好的例子是一九五〇年代有位醫生為了追求科學上千古留名的傳統，拿自己做實驗，把ＩＴＰ患者的血液注射到自己身上。ＩＴＰ是「特發性血小板減少性紫癜」（idiopathic thrombocytopenic purpura），這是一種會造成過度瘀傷和流血的病，患者在皮膚、舌頭、嘴唇各部位出現紫色斑點或大片紫色區塊。這是因為負責凝結的血小板數量太低，這位醫生和他的同事認為這種狀況是因為自體免疫系統攻擊血小板。

這位醫生在注射病人的血幾小時內，血小板數目驟降，必須住院治療。但結果非常特定明顯，顯示女病患血中的抗體——自身抗體——攻擊了自身抗原。這個病也重新命名為「血小板減少性紫斑症」。

這類證據很難取得的原因很簡單，你想把外來異物注射到人體，包括另一人的細胞，是一定會引起免疫反應的。這就是器官移植如此有挑戰性的原因，人到人的機制研究牽涉到很多併發症。

因此科學家追求第二種途徑，間接證據。這需要在小鼠身上複製人類病況，這對多發性硬化症是可行的，多發性硬化是免疫系統干擾中樞神經。若用人類攻擊自身的那種抗原做成疫苗注入小鼠體內，就能引發小鼠得病。

直接與間接證據只能診斷出少數自體免疫疾病，所以只能大量靠輔助證據，但這種證據無法滿足病患和醫生。輔助證據要查看家族病史，與病況有關係的抗體數量以及其他因素，包括要確定患者周遭有無刺激發作的情況，包括壓力。

還有另一個極大的因素：發病者是女人嗎？

「女人比男人更容易產生免疫系統反應，這我們都知道。」哈恩醫生告訴我，就是那個在一九六〇年代後期用黃金針劑治療類風濕病患的醫生。哈恩醫生於九〇年代末升任美國風濕病學院的院長，是此領域另一位玻璃天花板突破者，她現在是 UCLA 醫學院風濕病學系主任。

女人活得更長，大饑荒或瘟疫肆虐時，女人往往是最後死的。確切的原因不明，但哈恩醫生提供了一些理論說明：在演化的意義上，女人就該有較強的免疫系統，可能是因為女人要傳給孩子初步的免疫力。的確，就像她說的：「嬰兒對疾病的防護力幾乎完全來自母親的免疫系統抗體。」

哈恩提出另一個理論：「女人多是照料者。」照理說，孩子一出生女人就在孩子身邊，男人也許連窩都不回。照料者需要更高的防禦力抵抗疾病，一般來說女人比男人有更多的體內脂肪，所以她們也許有更多的免疫系統細胞，哈恩醫生告訴我這個假設。

她還指出，和狼瘡及類風濕性關節炎相關的很多基因都在X染色體上（女人有兩個X染色體；男人有X和Y染色體），所以自體免疫的數學機率極大部分落在女性這一邊。（還有一件科學趣聞，只要科學家想找某抗體做研究，就會用雌性動物的抗體，而不是雄的，因為這樣可以拿到更多抗體。）

女人的免疫系統發展程度較高，「可能和活得比較長有關，但抗體數較高，也可能會讓你生病甚至死亡。」哈恩醫生說。這是了不起的權衡取捨：要活得久一點，就要靠會啟動自身的強大防禦！更大的平衡被深深釘在我們奧妙的防禦裡，這也是一種超越一般的深刻認知。當系統有助你活得較長，附帶而來的就是巨大的潛在成本。防禦越多，風險越多。日復一日，周而復始，有個強大免疫系統的壞處是它可能因為缺乏睡眠、受到壓力或基因的影響（不用說也知道），而更容易發炎或自行引爆。百分之五十或以上的病例似乎與基因有直接關係，家族成員多會得同一種病或相關的病。

會讓免疫系統崩潰的另一個原因是感染，例如，病原體侵入身體，免疫系統隨之反應且消滅了它。但就算病原體在生命慶典中被趕了出去，只要免疫系統沒有完全關上，仍處於高速運轉狀態，這種反應仍會刺激自身免疫。

順帶一提，這就是為什麼吸菸對風濕性關節炎是極大危險，因為出於相同的機制。吸菸把各種異物帶入體內，從喉嚨吸入到肺部，把免疫系統變成大忙人，到處找微粒和損傷。以類風濕性關節炎來說，吸菸可能就是起因，是「巨大的可能觸媒」。琳達的醫生藍伯特這樣解釋。

琳達的病例並沒有給藍伯特醫生很多直接或間接證據，有發聲量的是輔助證據。她沒有抽菸，但她有很多其他的風險因子。

發炎，有。

感染，有。在關節炎發作前，她得了鏈球菌咽喉炎，這個病可能啟動免疫系統，讓它運轉不停。

失眠，有。

壓力，甚至更多。

琳達在十月十日首次去看藍伯特醫生，兩星期後回診。這次，藍伯特醫生只看了她一眼就知道了。

琳達已經得坐輪椅進診所了。多處關節現在都發炎，「她的病就像火箭升空，一發不可收拾。」藍伯特醫生說。

此刻，藍伯特醫生確定琳達得了類風濕性關節炎，開了類固醇做第一線的藥物治療。具體來說，她給琳達開了一種叫 prednisone（普賴松）的類固醇藥物，她說這種藥

「就像一個大鐵鎚，讓很多事都停擺了。」

這種藥用來治療許多炎症疾病。「但是不幸的是，它的副作用讓全身各處都斷線了。」例如，免疫系統被削弱，人就容易受感染，且更難以入睡，部分原因是它與腎上腺相互作用。

「我們確實不希望長期使用普賴松。」

藍伯特醫生覺得她在琳達的病例中別無選擇，因為琳達關節的傷害來得太快又極端，可能無法逆轉。「她可能終其一生都要坐在輪椅上。」

類固醇讓琳達的生活失去平衡。她晚上無法入睡，於是先服用安眠藥 Ambien（安必恩），之後吃 Flexeril（服樂適，一種肌肉鬆弛劑）幫助入睡。那是壞消息。

更糟的消息是，類固醇療法無效，或說還不夠好。

她的手好疼，痛到連褲子鈕扣都扣不上，她開始穿鬆緊帶式的便褲。一天，當她送女兒到學校門口，另一個小女孩走上前，天真地問：「妳為什麼總是穿同樣的衣服？」

琳達無法用手抱起襁褓中的兒子，只能用前臂夾住他。出門時要戴手套，以防必須和人握手，手套可減緩衝擊力。

琳達在一九九六年十二月回診時，藍伯特醫生從她的左膝蓋抽出六十五 CC 的液體，從右膝蓋排出三十 CC 的液體。她那時服用三十毫克的普賴松，而這個藥的建議劑量卻是二十毫克。

到現在為止，琳達還服用 methotrexate（滅殺除癌錠），一開始這是拿來治血癌的化學藥物，作用在干擾惡性白血球細胞。但白血球細胞是免疫系統細胞，當它們受到攻擊，身體就變得極易受感染。

「我的眼睛有感染，耳朵有感染，陰道有感染，支氣管有感染，每一個可能被感染的對外開孔，我都有感染。我是培養皿，有時想想還覺得腫脹比這樣好。」

到了一九九七年春天，琳達要吃十五種藥，某些藥物是用來幫助自體免疫，有些藥又是抑制其他藥物活性的。

病情看來就要得到控制時，另一項重傷又襲來。

之前的六個月，琳達的婆婆一直幫她很多忙。那年四月，她的婆婆自殺，救生索不見了，琳達的婚姻開始惡化。毫不誇張地說，琳達的免疫系統失去平衡，她的生活也失去平衡。

藥物日漸有效，雖說減輕了風濕症狀，但她的免疫系統也持續受到基本挑戰。一九九七年夏末，某位主要客戶要她來倫敦辦事，但抗發炎藥物削弱了她的免疫系統，讓她咳嗽咳得非常嚴重。在倫敦的時候，有天晚上她去看一部戲《藝術》（*Art*），她帶著枕頭去劇院咳嗽。

有一天，她與客戶的歐洲分行總裁會面。本來她該給他建議的，卻只能不停咳嗽。她只好告退，在走廊上努力控制不要再咳了，但她咳了二十分鐘。「我甚至走不回房間。」

琳達用極高的代價壓抑免疫系統，和她的免疫系統做酷刑般的交換。對於這個問題，醫學緊追不捨，已逼近解決邊緣。

30 兩個世界的最好之事（算是吧）

一九九八年十一月，美國食品藥物管理局批准了醫療史上最令人期待的藥物之一：Enbrel（恩博），這是用來治療類風濕性關節炎的藥。

這個由西雅圖藥廠因美妮公司（Immunex Corporation）製造的藥，因為它的特殊設計，而受到萬眾期待。恩博可用來限制過度反應的免疫作用，卻不會破壞整個系統。

它是根據七〇年代發現的單株抗體製造出來的藥，當分離和複製單個抗體成為可能，藥商就能開發出結構依據特定分子的藥物。理論上，這些注入體內的抗體就只會與體內特定的細胞結合與反應。

例如，恩博的作用，在於利用單株抗體與某特定的細胞激素（免疫系統的信號分子）相互作用，這些特定的細胞激素是腫瘤壞死因子，簡稱TNF。TNF會發送讓細胞死亡的信號，特別是透過「細胞凋亡」（apoptosis）的程序讓細胞死亡。在我們的生命慶典中，這是至關重要的正常過程，非常優雅有序。細胞接收到死亡信號，基本上就是命令它自殺，於是細胞開始分裂成可消化的小碎塊，然後被管理員巨噬細胞吞噬。（細胞凋亡的英文 apoptosis 來自希臘文，意思是脫落。）

我們使用恩博和其他針對腫瘤壞死因子作用的藥，想法都是讓出問題的細胞自殺。顯然，讓惡性細胞脫落對癌症治療非常有用，若用在類風濕關節炎的情況，讓過度狂熱的免疫細胞凋亡也很有好處。讓這些細胞不再攻擊琳達身體，轉而殺死自己。（這太令人驚喜了，但甚至還有更出乎意料：恩博使用的單株抗體是在倉鼠卵巢中產生的。）

藍伯特醫生引頸期盼恩博上市，「這是改變遊戲規則的要角，我們都知道，我們都在等。」

到了一九九九年初，琳達第一次在大腿上段區域注射恩博，需要幾個月的作用時間，然後……哇！

腫脹開始消退，疼痛開始減輕。

恩博並沒有像類固醇那樣把琳達的免疫系統燒成焦土一片，而是以更有針對性的態式行動。這是免疫學夢想的一部分，這個夢可上溯自雅克．米勒——想充分了解免疫系統，進而修補它。

「我的免疫系統可以運作了，而且這個藥有部分和攻擊我的免疫系統結合，然後中和它們。」琳達說，語氣中帶著敬畏。「只要我注射這種藥，我的生活就改變了。」

現在，恩博是全世界很暢銷的藥物之一，它在二〇一七年的會計年度為銷售此藥的安進藥品公司（Amgen）創造了五十五億美元的銷售額。

談到癌症，這些藥物如何發揮作用的故事更是轟動，我將在不久後告訴你這個故事。

但這不是純粹的奇蹟。自體免疫太複雜，就像一個尺寸的衣服無法適合所有人，新藥仍然使許多人感覺被忽視。

這也把我們帶回梅瑞迪斯．布蘭斯科的故事，她既是琳達故事的迴響，也是琳達故事的對照研究。

31 梅瑞迪斯

梅瑞迪斯比琳達晚兩年出生，住在九百哩之外的丹佛，一九七七年的某個早晨，她一覺醒來，身體微微發燙，覺得關節好疼，就像有個老虎鉗正在鉗碎它們。梅瑞迪斯從十幾歲起就常發作嚴重的神祕癥狀——輕微的皮膚刺灼感、各處疼痛、多半治不好的發燒。醫生認為她可能有傳染性單核白血球增多症。

梅瑞迪斯和母親在同一條船上，她的母親也有大小疑難雜症，這裡痛、那裡腫，經常消化不良。梅瑞迪斯記得母親總是用手捂著額頭，覺得頭暈。她病了嗎？很難確定。也許是她的童年、祕密，或是處處感覺如外人的生活壓力。

梅瑞迪斯一家住在一個叫帕克丘的社區，一九六〇年代晚期，這裡是白人區，但又搬進了其他人種，鄰居們不喜歡那樣。有好幾次，梅瑞迪斯的家人回家時，發現房子上貼著傳單，督促他們在有色人種搬來前趕快離開。

梅瑞迪斯的父母不同意這種偏執。她的父親是《丹佛郵報》的編輯，對此情況做了一些研究，結果發現當各種人住進社區時，房地產不會下降反而會上漲，因為對房屋的需求更多。梅瑞迪斯的父親寫了第一篇促進交融的社論。隔天晚上，一瓶莫洛托夫雞尾酒從窗戶扔進來，好像附近白人對他們看待其他人的想法反應過度。什麼是外人？什麼又是自我？這個國家奮力整合自己與外來移民的問題。

但對梅瑞迪斯的母親碧雅來說，這件事就涉及私人。她在天主教家庭長大，之後在公理會，又嫁給聖公會教徒，然後和黑白教堂一起促進融合。她還在科羅拉多州政府的民權部門工作過，她知道為融合而戰是一條艱苦的路。

梅瑞迪斯的母親曾驚險逃過納粹毒手。探究問題核

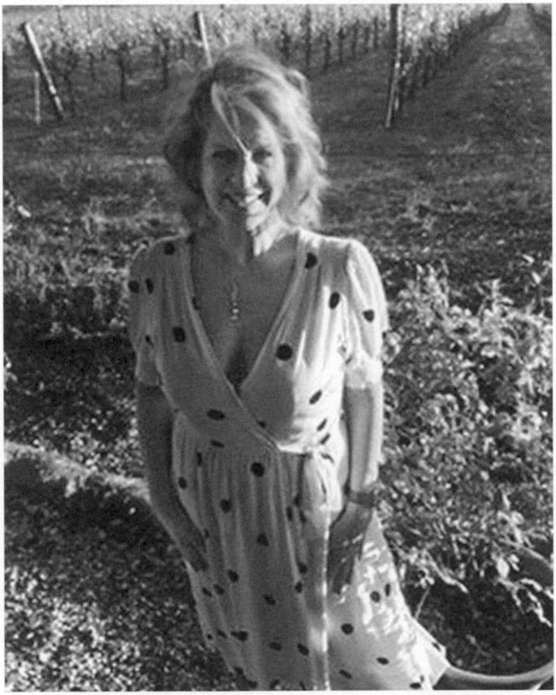

梅瑞迪斯・布蘭斯科。（梅瑞迪斯提供）

心，這是一個政體如何被過度激化，如何將自我轉為異己的故事。

在奧地利，碧雅的祖父是男爵，擔任奧皇的私人醫師，實際身分是奧地利的外科醫生。他的兒子保羅．馮．多梅尼不但是醫生，還是第一次世界大戰的英雄，在社會上也扮演重要角色。

但他們也是猶太人，第一次世界大戰後，反猶太主義向下扎根，為了避免迫害，她們全家改信天主教。但最終，同化未能成功。

紐倫堡法案於一九三五年通過，剝奪了猶太人基本的政治和社會權利，猶太人的身分不是由宗教信仰判定，而是由血統確定。這種民族主義在功用上被證明是一種自體免疫疾病：希特勒不斷攻擊德國和奧地利所有富饒、繁榮的重要地區。一九三八年十一月的水晶之夜（Kristallnacht），梅瑞迪斯的母親看到她的父母被帶上街，手腳跪地，被逼著舔破窗上的碎玻璃。

梅瑞迪斯十歲時，母親碧雅跟她說起這一夜，她們以前就看過水晶之夜的紀錄片。梅瑞迪斯的母親從不喝酒，也不哭泣，但那天晚上她兩件事都做了。

梅瑞迪斯的母親告訴她：「他們說我的父母是猶太寄生蟲，必須清理街道。我永遠忘不了，我的母親，我**美麗的母親**，他們逼她舔到滿口都是血，我嚇壞了。」

梅瑞迪斯問：「我們是猶太人嗎？」

「我們夠猶太了。」

戰爭爆發後，梅瑞迪斯的母親和她的父母千鈞一髮逃到倫敦，她父親的公司在那裡有一間辦公室。

他們又把姓改了，現在叫蘇頓，因為這個姓既不德國也不猶太。梅瑞迪斯的母親與她的父母一起住在倫敦，在閃電戰期間，她志願當女童軍（Gird Guide，現代女童軍組織的前身），帶領其他女童進入隧道躲轟炸。她的祖父保羅・馮・多梅尼於一九四四年三月死於特萊西恩施塔特集中營，成為希特勒自體免疫機制下的另個受害者。

或許也難怪梅瑞迪斯的母親生病了。

當住在丹佛的梅瑞迪斯還是個小女孩時，她的母親就有關節痛，還有像是腦霧現象[17]造成的混沌倦怠，也有胃腸道的問題。梅瑞迪斯和姐妹們還會笑媽媽，因為她們對這種情形了解不多。

「有時我會想起我媽，想到就一陣酸，帶著一點歉疚。」梅瑞迪斯回憶。她母親服用各種營養補充品和各種藥丸，只要醫生告訴她做什麼會讓自己好過一些，她就去做。「她很痛苦，但沒有人有解答。」

直到一九九〇年代初，才確定她的母親患有潰瘍性結腸炎和吉蘭-巴雷氏綜合症（Guillain- Barré syndrome），這是一種罕見又討厭的失調症。這種病會讓我們的奧妙防禦，也就是免疫系統，轉而攻擊身體周邊長神經細胞末端的包覆層。這層神經層稱為

17｜譯註：腦霧（Brain fog），身心失調反應在大腦的失調綜合症狀，會健忘、思緒渙散、理解力喪失、遲鈍，且合併頭昏、耳鳴、幻聽，身心極度倦怠無力，社交困難。

「髓鞘」（myelin sheaths），是非常重要的組織。它們是細胞絕緣體，負責阻隔其他訊號，幫助身體快又有效地傳送信息。不過，梅瑞迪斯母親的情形是她的T細胞和B細胞合起來一起攻擊髓鞘。

「吉蘭-巴雷氏被稱為綜合症而不是疾病，因為目前尚不清楚相關的特定致病起因。綜合症是一種以症狀集合為特徵的病症。」以上的疾病描述出自國立神經病學與中風研究所（National Institute of Neurological Disorders and Stroke，NINDS）。很多證據說明這個病找不到壞人，只有自己，只是向內轉了。

免疫謎團的進一步證據同樣來自NINDS：「目前為止還沒有人知道，為什麼這個沒有傳染性的吉蘭-巴雷氏綜合症只攻擊某些人，而不會攻擊其他人。也沒有人確切知道，是什麼啟動這個疾病讓它發作的。」

過去種種，讓梅瑞迪斯在遺傳上本就比較容易得到自體免疫疾病；接著，她開始經歷自己的創傷。

她拿到西北大學的獎學金，讀到三年級的時候，她被強暴了。她身心俱疲，但就像很多大學類似事件，這次侵犯不了了之。她回到家，再也沒有回學校。情緒上還要應付前一次被侵犯的心情起伏，十五歲那年，她被家庭教堂的牧師侵犯。那時她感冒，牧師說要替她煮些湯。但沒有，反而爬到她上面，壓住她，強吻她，把舌頭伸進她嘴裡。她逃走了，但滿心疑問，一直想著自己到底有什麼問題以致被侵害，讓別人忽視她的乞求。

梅瑞迪斯在給我的電子郵件中這樣寫著：

我告訴過你，牧師曾試圖引誘我，那些原本應該保護我的力量卻集體聳肩不當一回事，西北大學也一樣。我希望你能了解我的感受，所有我相信的人都不可靠，也許他們已經盡其所能地做到最好／盡量不故意造成傷害，但我沒有重要到讓他們改變一貫行徑。

在此期間，她身體的症狀惡化，終於爆發。

二〇〇一年夏天，梅瑞迪斯和家人去了墨西哥坎昆南邊的度假勝地普拉亞德卡曼（Playa del Carmen）。那一天他們到 Cenotes 游泳，那裡是一連串有異國情調、占地廣闊的地下洞穴湖。當他們回到家時，梅瑞迪斯感到發燒和疼痛。她的關節痛，錐心刺骨的痛，但她認為那是發燒造成的痠痛。「我的頭都水腫了，腫到我的頭骨上面都像海綿。」

她的發燒高達到三十九．四度。

她去看了醫生，做了一些檢查。沒有感染。發燒三十九．四度，沒有病原體！

另一位醫生打電話給她，她回憶醫生告訴她的話：「我很遺憾，但妳有狼瘡」。測試顯示，她身上抗核抗體的數量是正常水平的十倍以上，抗核抗體是一種能指出狼瘡的特殊抗體，但一切尚待證明。

她對狼瘡的想法太天真了。「我想，好吧，至少它沒有毀容。」她回想當時，笑了出來。

梅瑞迪斯被轉診到丹佛的一家診所，接受此領域的專家凱瑟琳．霍布斯（Kathryn Hobbs）醫生的診療。經過幾次看診，霍布斯醫生將梅瑞迪斯的官方診斷改為類風濕性關節炎，主要是因為類風濕性關節炎的核准用藥比治療狼瘡的藥物多。

梅瑞迪斯的治療過程緊追之前說過的琳達。

梅瑞迪斯開始服用類固醇，那是眾多藥物中的第一種，這些藥對她的傷害與治療等量齊觀，讓她疲勞、感染、發燒，類固醇讓她感覺更糟。二〇〇二年，她開始吃滅殺除癌錠，這種抗癌藥會剝奪特定細胞的維生素B，以此干擾這些細胞的產生。「好處」之一是它能抑制免疫系統，但它的副作用遠超過梅瑞迪斯得到的好處，所以只吃了兩個月。

她早期服用的另一種藥物是azathioprine（安思平），且狀況一樣，根據「美國風濕病學會」的說法，安思平會干擾細胞的DNA以抑制免疫系統，但有一大堆副作用，包括長期使用會使癌症風險升高。

二〇〇三年，梅瑞迪斯開始服用神奇藥物恩博。效果很好，但一段時間後就沒有效了，她的症狀更加惡化。

但現在還有其他選擇。恩博的競爭者叫Remicade（類克），由楊森藥廠（Janssen Biotech）製造，一九九九年獲得美國食品藥物管理局批准上市，它也是藉著阻斷腫瘤壞死因子而發揮作用。但這個藥並不便宜，類克獲准上市時，《紐約時報》曾對它做過報導，類克的單劑治療費用為九千五百美元，但比恩博的單劑治療費要少，恩博一劑就要一萬一千四百美元。

就梅瑞迪斯的情況而言，唯一從她的治療中獲利的是醫療業。單株抗體對她不適用。為了減輕痛苦，她大把吞下強效止痛藥，如Vioxx（萬絡）、Celebrex（希樂葆）還加上Tramadol（特拉碼竇，鴉片類止痛藥）。更多的藥，更多的免疫系統失衡，沒有緩解。血便、皮疹、一陣陣痛到脫一層皮的疼痛、發燒，就是沒有該死的病原體可以責怪。

後來，梅瑞迪斯自己的風濕病醫生霍布斯也因為奇怪的自體免疫症狀倒下。看起來像脊椎關節炎，就連醫生也得開始治療。但並沒有效果，霍布斯醫生的身體外層開始發生潰瘍，這種攻擊比皮疹要明顯得多，就好像皮膚被吞噬了一樣。

霍布斯罹患一種非常罕見且危險的自體免疫疾病，壞疽性膿皮病（pyoderma gangrenosum）。狀況就好像是累積了大量腫瘤壞死因子對自身進行攻擊。

霍布斯醫生去梅格・連蒙（Meg Lemon）醫生那裡治療，她是內科領域擁有豐富經驗的皮膚科醫生。巧的是，她也一直對梅瑞迪斯的病例進行諮詢。

連蒙醫生強烈懷疑梅瑞迪斯患有皮肌炎（dermatomyositis）。這是一種相當罕見的疾病，特徵是患者出現皮疹和肌肉無力。但是梅瑞迪斯的活體切片檢驗結果是陰性的，而且她沒有伴隨出現的血液標記物。

在辦公室，連蒙醫生告訴我她對梅瑞迪斯的診斷，「我很難說服別人，」但明明證據用肉眼就可以看得到。她看到了皮疹，並且知道梅瑞迪斯經常感到疼痛和無力。「我看過她的皮疹，我說：這就是妳得的病。」

最後，連蒙承認，她一直認為自體免疫疾病存在某個問題，而梅瑞迪斯就是突顯這問題的經典例證。「我們聽病人敘述，然後想辦法把他們裝進盒子裡，卻有數百萬人不適合這個盒子。他們沒有捏造自己的經歷，也不是沒事找事的渾人，只是我們不知道哪裡出了問題。」

對於這些人，連蒙醫生只能說：「科學還沒有趕上。」

希望那一刻很快就會到來，病症的起因會變得更清楚，出現比 Humira、

Remicade、類固醇更具體的治療方法。連蒙醫生指出，在過去幾十年中有巨大的進展，這個希望是可實現的，理由也很樂觀。

但現在也是時候該去見見那些被視而不見的女人了。她們的困境是真實的，請看梅瑞迪斯的風濕病醫生霍布斯發生了什麼事。

「這是最可怕的慘案之一。」連蒙醫生說。

霍布斯醫生的嗜中性白血球開始把她的皮膚吃光，皮膚是免疫系統的第一層，就像盾牌。她試了各種療法想阻止攻擊。

梅瑞迪斯和霍布斯醫生已經成為朋友，梅瑞迪斯說霍布斯的治療方法好壞參半。治療提供減緩免疫系統的希望，但這是一把雙面刃，降低防禦能力也意謂著有感染時，霍布斯醫生抵抗疾病的能力較弱。霍布斯醫生給梅瑞迪斯發了一張張身體如被水燙過的照片。

二〇一五年二月，她發簡訊給梅瑞迪斯：「這幾乎是我經歷過最糟糕的事，我無法停止哭泣。我非常害怕，所有醫生都說我快要死了。」到了三月，霍布斯醫生發訊息給梅瑞迪斯，說她快要變敗血症了。敗血症是感染進入血液，淹沒身體，變成系統性的全身感染。

十月九日，霍布斯再發簡訊給梅瑞迪斯：「對不起，梅。現在病得很重，想離開醫院，我身上還有很多壞東西，我服用四種抗生素，一天四次。」

廣受人喜愛的凱瑟琳．霍布斯於二〇一六年十月二十五日去世，死於她自己的免疫系統以及嘗試針刺治療的不可能挑戰。

連蒙醫生說：「她無疑死於最可怕的自體免疫疾病。」

到這時候，梅瑞迪斯已經花了十多年的時間，尋找讓免疫系統煞車的方法。無論在身體上、情感上、精神上，免疫系統都在蹂躪她。藥物就像肥皂似的，被她加抹了一層又一層，因為她想減緩免疫細胞對關節和腸胃道、對皮膚和心肌的攻擊。但藥物也讓她對尋常感染都大開方便之門，她是個行走的藥房，是按字母排列的藥物湯。她寫給我一份詳細藥物清單，以下是她在二〇一四年或之前曾定期服用的藥物：

- 類固醇（只有在發生實際感染時才可以服用；不知道為什麼）
- 滅殺除癌錠
- Imuran（移護寧）
- 恩博——注射劑，大約用了一年，可能兩年
- 止痛藥及對治其他副作用的藥：
- Opioids（鴉片類藥物，為止痛服用，吃了幾年後就停用了）
- Bextra，Vioxx，Celebrex

- Adderall（根據需要，用於腦霧）
- Tramadol（根據需要，用於鎮痛）
- Topamax（妥泰），Neurontin（鎮頑癲）——這些是抗癲癇藥物。真的不知道他們為什麼要開這種藥給我。
- Valium（煩寧）、cyclobenzaprine（賽可舒肌）——幫助睡眠。疲憊昏沉通常會迫使我這樣的患者自行服用咖啡因，但隨後我們就無法入睡。我最後放棄了睡眠藥物，因為吃了之後讓我太昏沉了。如果我吃這些藥，又有狼瘡性腦霧，對於仍在努力正常生活和工作的患者來說，這並不是好方案。但是我還是吃 cyclobenzaprine 吃了大概十年，需要時才吃，吃吃停停的。

她不知道哪一種更糟糕，她的病或她的藥。連她自己的風濕病醫師都得了自體免疫疾病，死於藥物的副作用。梅瑞迪斯也吃一樣的藥。

二〇一五年底，梅瑞迪斯被一連串新症狀驚醒。她是一位了不起的作家，我寫的任何東西都無法與她信中描述的慘狀相比，以下是她寄給我的電子郵件，說明接下來發生的事：

快中午了，我還坐在床上，已經連續痛了三個晚上，吃了藥去睡還是被痛醒。我已經從墨西哥回來，「再次」病了，但症狀是新的，我筋疲力盡但火冒三丈，被逼到走投無路。希望自己能找到一點線索，能讓我知道現況的一點來龍去脈，讓我有一點頭緒就好。

家裡很安靜。我想出門去工作，但我太累、太痛了，走不進辦公室。我幾乎整夜都在嘗試，做一切我能做的：伸展拉筋、吃止痛藥、按摩、洗熱水澡、洗冷水澡，但疼痛依舊，就像有人用刀子刺入我身體兩肋……刀一面轉一面推，一面轉一面推……插進我的肉裡，越來越深。無論我做什麼，都沒有任何緩解。

我需要一個解答：我還有生意要做，有孩子要顧，我不能讓自己吃藥吃得渾渾噩噩。那天早上，我打開Google，某種死馬當活馬醫的心態：這些症狀以前沒有出現又痛到不行，我想先確定一下這些新痛楚是病情的一部分還是治療的副作用。我的想法是，如果我要打電話給醫生，我起碼應該確定一下這些狀況是不是「病症的一部分」，畢竟多年來我已經聽到這句話太多次了。我輸入了「美諾四環素＋自體免疫」，以為會看到副作用或一般解說，我期待找到讓我安心的資訊，但相反地，我發現了一種病，叫做「美諾四環素誘發自體免疫綜合症」（minocycline-induced autoimmune syndrome）。簡而言之，我吃的藥可能會讓我生病或讓我的狀況更嚴重。我記得我一遍又一遍瀏覽這些摘要，腦袋只想著：「這些他媽的到底是什麼玩意？」我的醫生開了慢性美諾四環素的處方，還說它「比較不毒」。但要嘛不想費工夫看這些研究報告，以致對它不了解，不然就是根本不在乎統計上說它有效或沒有效。但如果我正在做的其他事情，像避免日曬，避免吃糖等，都是對病情有幫助的，那美諾四環素要不沒有幫助，要不就是變得更糟？

突然間，從腦海中跳出葉慈《在學童間》（Among School Children）詩句：

怎叫人把舞者和舞蹈分清？

打從我的病確診的那一天起，在這一條路上，我一直是個好病人，他們要我做什麼我就做什麼。減少類固醇，減少滅殺除癌錠與其同類的藥，因為我無奈地（對醫生）說這些藥使我感覺更糟。僅僅是我母親、我自己和我女兒，就已經有三代婦女相信醫生／醫學的進步會幫助她們，即使這種幫助使她們狀況更糟。

我覺得自己走上了一條路，幾乎只有身體孤單地在走。

我不會受到保護，也不會被解救。話聽起來很動聽，但聽不到緊急或激動的感受。相反的，只是其他選項被淘汰了。我不是繼續服用某種也會「造成」我的病的藥，就是在醫療保健階梯上繼續接受更可怕的治療，例如 Rituxan（利妥昔單抗），同時等待下一個突破性藥物通過食品藥物管理局的批准……還是我可以試著幫助自己。

我記得那天望著天空，又一個波德市初冬的日子，陽光涼爽透明。我望去，一直望到我母親一定會在的地方，或象徵性她一定在的地方。我大聲問她：「難道這樣還不算堅強嗎？」

我感到無比悲傷，但並不恐懼。回顧過去，我想這只是因為一條道路對你關上門的奇怪感覺。原來它只是……數學。

梅瑞迪斯的新旅程開始了，實驗開始第一天，她是否能找到方法拯救自我（不是說她沒有一直嘗試）？梅瑞迪斯做了非常仔細的研究，回到基礎知識，透過飲食、生活方式和其他許多自然方法，為大多數人邁向平衡的道路提供了一些線索。例如，她服用維生素D，因為她不能曬太陽。並且大量攝取不同補充品，包括維生素C、B、鐵、輔酶Q10，這些對她的毒性較小。

連蒙醫生在這個主題上有很多話要說，其中有些聽來違反直覺，但如果你現在對免疫系統及它的微妙平衡有更多了解，這些話應該很有意義。

連蒙醫生說，病患東戒西戒、什麼都不敢做的情形並不少見，患有奇怪皮疹或其他異常症狀的病人進入診間：「他們總說他們的免疫系統很弱。他們掉進網路上的兔子洞，深陷迷惑卻無法自拔，讀著自稱為專家的人給的建言，告訴他們增強免疫系統的方法。但當別人告訴你，你的免疫系統較弱時，他們就是錯的。這些想要增強你免疫系統的人都不知道他們自己在說什麼。」

或更確切地說，要增強也不是按照他們說的方法做。連蒙醫生認為保持免疫系統平衡的好方法是……吃掉你掉在地上的食物。正如她所說，她的哲學是人們需要停止對世界的過度消毒，讓免疫系統處於許多細菌、寄生蟲和其他病原體的狀態下，對它們產生反應，就像數百萬年的演化一直對免疫系統進行的訓練。

這種哲學逐漸被廣泛接受，這就是所謂的衛生假說。大意是，我們太過注重乾淨這件事，反而使得我們的免疫系統缺乏訓練和活動。

「我告訴人們，當他們把食物掉在地上，請撿起來吃。不要用抗菌肥皂。讓免疫動起來！如果有新疫苗出來，用跑的去注射。我讓我的孩子從活生生的地獄得到免疫力。他們吃髒東西也可以。我們家裡養寵物，寵物就和我們一起睡覺。如果你的狗在地上大便，當然要清理，但不要使用漂白劑。你不僅應該挖鼻屎，還應該把它吃掉。」

真的嗎？

是啊，連蒙醫生說，為什麼不呢？

「我們的免疫系統需要有事做。我們經過數百萬年的演化，讓免疫系統不斷受到攻擊。現在它們無事可做。」

我們優雅的防禦變得焦躁不安。

「但是和患者很難進行這樣的討論，他們被洗腦了，認為自己的免疫系統很弱。人們看著我，就像我瘋了一樣。」

患有常見自體免疫疾病和過敏症的人數急劇增加。

越來越多的證據表示，我們的免疫系統平衡發生變化，是因為現代世界使它不安。

連蒙醫生瘋了嗎？你應該挖鼻屎嗎？

接下來，我將把焦點轉到攸關自體免疫疾病和免疫力最主要的日常四元素，它們影響琳達、梅瑞迪斯、巴伯、傑森以及你我的生活。它們是睡眠、壓力、腸胃道和衛生。

以上道路終將帶我們回到傑森的故事，這場如史詩般的戰鬥正在他生命慶典中開打。

32 你應該挖鼻屎嗎？

不要笑，這是嚴肅的問題。你應該挖鼻屎嗎？你的小孩應該挖鼻屎嗎？「我不知道。這可能會帶來一些負面的社會觀感。」一位流行病學家告訴我。她非常認真：挖鼻屎（並吃掉）的最大壞處可能是社會觀感。但它會不會真的對健康有好處？

你的孩子應該吃髒東西嗎？也許。

你應該使用抗菌肥皂或乾洗手液嗎？不用。

我們吃了太多抗生素嗎？是的。

要獲得更完整的答案，讓我們回到十九世紀的倫敦。

一八七二年，《英國順勢療法雜誌》（*The British Journal of Homeopathy*）第二十九卷刊登了一篇文章，內容寫著關於花粉症的驚人預知：「據說花粉症是一種貴族病，這毫無疑問，就算它不完全局限在社會的上流階級，也很少、甚至從來沒有出現在沒有受過教育的人身上。」

花粉症是季節性過敏的統稱，過敏源有花粉或其他飄散在空中的刺激物。順帶一提，這是十九世紀的論文，那時還很難區分花粉症、哮喘或風濕病。值得注意的是，這些都是自體免疫疾病，而過敏是近親，是免疫系統反應過度。

隨著花粉症是貴族病的想法被提出後，吸引了英國科學家的注意而開始研究。

又過了一個多世紀，到了一九八九年十一月，關於花粉症這個主題又刊出一篇極有影響力的論文。這篇論文很短，不到兩頁，刊登在《英國醫學期刊》（*British Medical Journal*，BMJ）上，標題為〈花粉症、衛生和家庭人數〉。作者研究了一九五八年三月出生的一七四一四名兒童患花粉症比率，整理出十六個變數，包括「患花粉症過敏的孩子」和「手足人數」，科學家描述兩者是可能情況中「最驚人」的關聯。它是反比的關係，這意謂著這個孩子的兄弟姐妹越多，得到過敏的可能性就越小。不僅如此，那些最不容易過敏的孩子是那些上有兄姊的孩子。（這些過敏也稱為異位性疾病〔atopic diseases〕。）

文章假設，「過敏性疾病的預防是透過感染，可能是年幼時因為與兄姊不衛生的碰觸；或在妊娠期間，因為母親和其他較大孩子的接觸，在胎中就被感染。

文中提到，「在過去的一個世紀，家庭規模縮小、家庭設施改善以及個人衛生水準提高，減少了年輕家庭交叉感染的機會。」「這可能導致異位性疾病在臨床上更廣泛地出現，似乎花粉症患者逐漸出現在較富裕的人當中。」

這就是**衛生假說**（Hygiene Hypothesis）的誕生。當人類開始面對現代世界的種種關係，衛生假說提供這項挑戰最具說服力和最生動的洞察。簡而言之，這個挑戰圍繞著一個想法：我們演化了數百萬年，目的就是在我們存在的環境中活下來。多數人存在的環境被歸類為極端挑戰，可能食物短缺或被污染、環境不衛生、水也不乾淨、天氣惡劣等。這個非常危險的環境，卻有太多太多的東西要活在這裡。

防禦系統的核心是免疫系統，它們是千年演化的產物。就如石之形，乃川流沖刷而生；而川石滾動，乃順水而下隨意翻騰。

一路走來，我們人類學會採取一些手段加強防禦。在發現藥物之前，我們養成各種俗成常規和習慣來支撐我們生存。而大腦是幫我們養成常規和習慣的器官，就這樣，大腦可視為另一層面的免疫系統。例如，我們用大腦集思廣益找出有效行為，我們開始洗手或避開可能有危險或會致命的食物。有些文化避免吃豬肉，豬肉非常容易有旋毛蟲病。還有一些人禁止吃肉，肉可能有大腸桿菌的毒性。〈出埃及記〉是《聖經》中最早的經卷之一，其中有「洗禮」的記載：「所以他們要洗手洗腳，所以他們不會死。」

我們的思想演化了，但是在大多情況下，我們的免疫系統卻沒有。這並不是說我們的免疫系統沒有發生變化。免疫系統回應我們的環境並從中學習，這對免疫系統的一支、也就是適應性免疫系統（後天免疫系統）非常重要。我們的免疫系統會遇到各種威脅，發展出相應的免疫反應，未來才更能對付這個威脅，如此，我們就適應了環境。

但是適應與演化不是同一回事。適應是受限於個人身體能力對環境做出的反應。隨便舉一個例子：如果你學到在黎明時打獵更有可能抓到鳥，那麼你就會起早打獵，這就是適應環境。相較之下，演化是歷經幾代時間從根本上改變我們的身體能力。以此情況，演化為了優化我們的捕鳥能力可能會演化出翅膀。而人類要成為有翼生物，就需要億萬年。

這與免疫系統和過敏有什麼關係？關係大了。

為了生存，我們的身體做了適應。我們洗手、清理地板、煮熟食物或乾脆不吃某些食物，我們一面學習一面適應。

然後，基於過往的研發成果，我們學習與適應的能力開始增強。人類發展突飛猛進，開發出疫苗和抗生素等藥物。幾乎一夜之間，我們改變了與免疫系統相互作用的環境，提高了食用動物飼養與宰殺的衛生條件，改善了農作物和廚房的整潔。特別是在世上較富裕的地區，我們淨化了水，開發了供水系統、廢水及廢棄物處理廠，我們隔離細菌、殺死細菌和其他病原。但就大致情況而言，我們的免疫系統仍然與人類之前既有的一模一樣。它的發展和演變使我們能存活於某種特殊環境——一個充滿病原體的環境。從某方面看，我們為免疫系統提供了重要幫助，它的敵人名單減少了。但

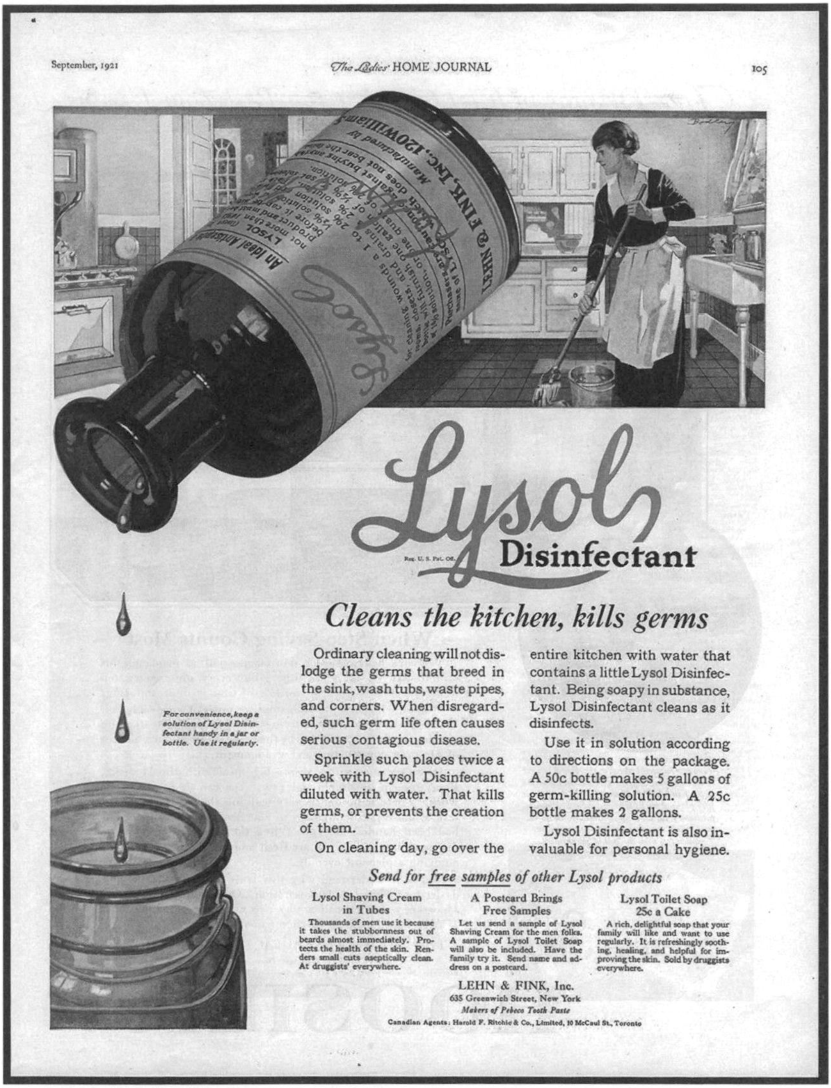

1921年9月的來舒清潔殺菌劑廣告。殺菌是項好生意，但對大眾健康則不一定。

是，從另一個角度看，最後證明我們的免疫系統跟不上這種變化。

根本的問題就是，我們造成免疫系統與這個環境無法對應；我們的免疫系統是世上存在時間最長、最精緻的平衡行為之一，它與環境已經不能配合了。多虧我們盡了物種該做的努力學習，我們的免疫系統已無法與細菌定期互動，而細菌能教導並磨練免疫系統，也就是「訓練」它。嬰兒時期的我們不會再遇到那麼多蟲子了，不只是家變得更整潔，也因為家庭成員變少，沒有那麼多哥哥姊姊把細菌帶進家裡，食物飲水都變乾淨，牛奶也消毒過，環境持續改進。

如果免疫系統沒有經過適當訓練會怎麼樣？

反應過度。只要塵蟎或花粉之類的東西就會足以干擾免疫系統，發展出我們稱為過敏的症狀，就是一種適得其反、令人煩躁、甚至危險的慢性免疫系統攻擊反應，也就是發炎。從此自體免疫疾病也開始增加。

增加的數字很顯著。

根據美國疾病管制與預防中心（ＣＤＣ）的數據，從一九九七－九九年到二〇〇九－一一年間，美國兒童對食物過敏的比例上升了五十％。

同樣，在此期間，皮膚過敏的發生率上升了六十九％，導致十二．五％的美國兒童出現濕疹和其他刺激症狀。

食物和呼吸道過敏的狀況與本章前述維持同一基調，過敏比率隨收入水準上升，錢賺的越多，通常受的教育也越高，也就意謂著更高的過敏風險。這反映出樣本中自述過敏者的背景差異，但也是一種環境差異。

這也是一種國際趨勢。根據英國免疫學會發表的論文，「過去三十年間，皮膚過敏在工業化國家中增長了兩倍或三倍，影響了十五%到三十%的兒童和二%至十%的成年人」。文中寫道，氣喘「正成為一種『疫情延燒』現象。」

根據世界過敏組織（World Allergy Organization）的報告，到了二〇一一年，歐洲有四分之一的孩子患有過敏症，而這個數字還在上升。文中強調衛生假說，並以移民研究顯示，當人們從較貧窮的國家向較富裕的國家遷移，某些類型的過敏和自體免疫疾病也在增加。移居英國的巴基斯坦人罹患糖尿病的患病率高於留在巴基斯坦的人。文中還指出，非裔美國人的狼瘡發病率高於西非人。

發炎性腸道疾病、狼瘡、風濕病，特別是乳糜瀉也有類似的趨勢。乳糜瀉是免疫系統對麵筋蛋白質分子反應過度，這種攻擊會反過來傷害小腸壁。聽起來像是食物過敏，但因為症狀不同兩者還是有部分差異。像這種情況的自體免疫疾病，發炎反應發生在入侵區域；免疫系統攻擊蛋白質和相關區域。

而過敏產生更普遍的反應，例如，花生過敏可導致氣管發炎，稱為過敏性休克，患者可能會窒息。

但若又有過敏又有自體免疫失調的情況，免疫系統的反應會比其他狀況更強烈，或者比宿主（是的，我就是在說你）「健康」時更強。

這並不是說全部的過敏增加都因為我們更衛生、兒童感染率下降及財富和教育的關聯；我們的環境也發生許多變化，包括有新的污染物；遺傳因素也絕對脫不了關係。但衛生假說普遍存在的同時，只要談到過敏，就看到工業化過程與健康間的反比關係。

一項與阿米許人（Amish）有關的研究可看出其中原委[18]。

大多數的進步總帶來興奮，而阿米許人不在此潮流中，但這個研究可讓所有研究人員都興奮起來。這個研究調查兩個社群間的過敏患病率，一個是印第安納州的阿米許人，另一個是南達科他州的哈特人（Hutterite）。為什麼科學家對這項特殊研究如此興奮？因為這兩個社群自幾百年前移民美國後一直與世隔絕，阿米許人在十八世紀時來自瑞士；哈特人是十九世紀時從義大利北部與瑞士接壤的南蒂羅爾地區移民美國。結果是：他們的遺傳基因來自相似的基因庫，且對那些會影響過敏的事物想法態度一致，包括兩族都有大家庭，都有較高的疫苗接種率，這篇研究還注意到是否有「室內寵物的禁忌」。嗯，但有飼養家畜。所以那裡沒有禁忌。

這是相似處，但也有重要的不同處。

研究中的阿米許人「從事傳統農業，以單一家庭為單位做酪農維生，使用馬匹下

18｜譯註：主題圍繞「不乾不淨是否沒病」的衛生假說由英國學者 David Strachan 在 1989 年提出，因為爭議紅到現在，直到 2016 年芝加哥大學的 Anne Sperling 以阿米許人及哈特人做研究才有較清楚的佐證。

田和運輸。而哈特人則生活在高度工業化的大型公社。[19]」

還有另個與過敏患病率有關的重要區別，阿米許人的小學生只有五%有氣喘，而哈特人的小學生氣喘比例為二十一%。

在那裡引發孩童過敏的東西也較少（此項衡量標準稱為「因過敏原致敏」〔allergic sensitization〕），阿米許兒童有七%會因為有過敏原而過敏，而哈特人為三十三%。

這兩種人有非常相似的遺傳背景，在文化和環境上皆與其他族群隔離，研究人員問，到底是什麼原因讓這兩組類似的人有這麼不同的過敏特徵。

研究人員發現的一個有力線索是：阿米許人的家庭有更多可能過敏原，它們「來自貓、狗、塵蟎和蟑螂。」有四成阿米許人的家庭內有過敏原，相對哈特教徒，只有一成的哈特家庭有過敏原。你大概會想，你寧願住在哈特人的家裡，對吧？

我們才剛剛開始呢！

阿米許人房屋中的細菌殘留量（是會讓人生病的細菌）高出近七倍。

搞怪的來了。科學家檢測阿米許實驗者的體內，發現一些證據，說明直覺不過誤會一場。阿米許兒童體內的嗜中性粒細胞（一種免疫細胞）比例更高，還記得這些嗎？它們是免疫第一線戰士。

阿米許人的嗜酸性粒細胞比例也相對較低，嗜酸性粒細胞是另一種白血球細胞，它們強硬可靠，是消滅病毒、細菌和寄生蟲必不可少的多用途戰鬥機。但它們會引起

19｜譯註：哈特人與阿米許人都是基督新教的支派，16 世紀歐洲宗教改革後因迫害移入美國。哈特教團行共產主義，財產屬教會，社區由 10 到 20 個家庭組成公社。但相較阿米許人的絕對傳統，哈特人較願意使用現代工具處理農務，也有少數社區允許小孩離家上大學。

發炎反應，正如所知，這是一把雙面刃。實際上，當它們的數值升高時，就與過敏和自體免疫疾病高度相關；若數值過高，就可能是氣喘、濕疹、狼瘡、克隆氏症和其他疾病的標誌。

阿米許人和哈特人都受到一種細菌的干擾，這種細菌可以引起強烈的免疫系統反應，利用細胞激素、干擾素、介白素等免疫細胞的數值就可以測量干擾強度。整體算來，這個細菌普遍會引起二十三種細胞激素，但在阿米許人中，細菌引起反應的比例較低。

「相較於哈特人，阿米許人從事傳統農業且暴露在富含微生物的環境中，他們的氣喘病發病率極低且有獨特的免疫特徵，對先天免疫有深遠影響。」這篇刊登在《新英格蘭醫學雜誌》的論文如此表示。

然後，科學家以小鼠進行實驗重現研究結果。研究顯示，若把小鼠養在相對富含微生物的環境，例如阿米許人的生活環境，牠們長出的免疫系統要比那些養在哈特人環境中養出的免疫系統在關鍵作用上更能發揮效用。

下面我將整段引用這項「鄉土科研之光」的文字說明，部分因為讀到這裡的讀者應該已能掌握大部分內容。

人類和小鼠間的研究結果具有非常顯著的一致性：兩項研究中，防禦力伴隨著較低的嗜酸性粒細胞和較高的嗜中性粒細胞，同時，細胞激素反應普遍被抑制，調節T細胞或介白素-10的水平沒有增加。因此，這些特徵很大程度取決於小鼠的先天免疫途徑。由此表示，先天免疫信號傳導也可能是阿米許兒童主要的保護目標，防禦下游的適應性（後天）免疫回應也可能因此受到調節。

現在換成大白話的版本。灰塵污垢、寵物髒污、蟑螂臭氣和倉庫爛泥並不是敵人，它們從先天免疫與後天免疫（適應性免疫）兩條途徑磨練免疫系統，所以阿米許的孩子患過敏的可能性要小得多。

因此，是不是鼻孔該挖、鼻屎也該被吃掉？這項研究沒有說明這一點。但這也許可以解釋我們有時興起的渴望，也許想從鼻孔中挖出一些細菌測試我們的系統，就像小孩想把很多東西塞進嘴裡一樣。在為這本書做研究的過程中，有位著名的免疫學家告訴我，孩子們「每天應該吃掉一磅的污垢。」他有些語不驚人死不休，但你現在可以明白他的意思了。

但市場上推出很多商品不建議這樣做。

小時候，我收集「歪奇卡」（Wacky Package），它是盒裝的交換卡和貼紙，卡片圖樣專門惡搞各種主要產品品牌。就像狗餅乾 Milk Bone 被惡整成狗牌牙刷 Milk Foam；

OK繃 Band-Aid 被 kuso 成一貼痛 Band-Ache。每一盒歪奇裡面都有一顆粉紅色的長方形口香糖，幾乎可以確定那一定是十八世紀製造的。

夠格被歪奇卡惡搞的產品中很多是衛生清潔用品，包括：穩潔家用清潔劑 Windex 變成風魔巫婆清潔劑 Windhex；希臘之神大埃去污粉 Ajax 變成笨蛋限定大呆去污粉 Ajerx；汰漬洗衣精 Tide 變成蟾蜍用沐浴精 Toad。

這也難怪，這些琳瑯滿目的產品搭上十九世紀末興起的衛生行銷熱潮被廠商大量廣告。根據美國感染控制和流行病學專業人員學會在二〇〇一年發布的另一項新奇研究，你沒聽錯，哥倫比亞大學的科學家，也就是做這項研究的人，試圖了解我們怎麼會對肥皂類產品如此鍾情。以下是論文中的一些重點：

- 一九〇〇年代初 Sears 百貨在商品目錄中大力宣傳「阿摩尼亞、硼砂以及洗衣粉和肥皂」。
- 「美國肥皂製造業從一九〇〇年代初期至中期大約增長了四十四％」，此項發展與「供水、垃圾處理和污水處理系統的重大改進」相吻合。
- 在一九六〇年代和一九七〇年代，由於抗生素和疫苗被認為是解決之道，不再強調「個人責任」，市場因此趨緩。
- 但從一九八〇年代晚期開始，這類衛生產品的市場（包括家用和個人用）激增了八十一％。作者引述：「對預防傳染病的公共議題再次引起大眾關注」，這很難不讓人覺得這份關注部分是因為愛滋病的原因。如果你從事行銷業，請不要浪費危機入市的機會，這時候的訊息才有效。這項研究引用蓋洛普一九九八年做的民意調查，發現有六十六％的成年人擔心病毒和細菌，有四十％的人「相信微生物變得更多更氾濫。」蓋洛普還報告說，有三十三％的成年人「表示有使用抗菌清潔劑保護家庭環境的需求」，還有二十六％的人相信清潔保護身體和皮膚是必需的。

他們錯了。

不只大眾在觀念上錯誤，許多醫生也被誤導，或變得隨便不負責任。特別是涉及到一個相關話題：抗生素的使用。

我把抗生素描述為了不起的發現、改變世界的進步。但同時，對於不需要吃這些藥的人來說，吃下大量不必要的抗生素只有害處：它殺死了體內重要的細菌。站在全體社會的角度，此事更糟糕。狀況是，細菌會進化，以風火輪般的速度演化，因此之後用了抗生素它們也能活。活下來的細菌稱為超級細菌，聽來像是世界末日到了，但這是非常非常真實的。

二〇一四年發表的一篇報告說，每年有七十萬人死於普通細菌感染，只因這些普通細菌已有抗藥性。

當然，細菌會進化出抗藥性！像任何生物一樣，細菌會變異，具有抗藥性的突變細菌最有可能存活，這是科學的基本。

而且細菌到處都碰得到抗生素。抗生素不僅是世上用得最多的處方藥之一，在世界各地廣泛使用，目的在替雞、豬和其他牲畜增肥。抗生素可讓肉迅速發展生長，產生更便宜的蛋白質。這很重要，特別是在發展中國家。但是，使用抗生素的不只是新興經濟體。根據FDA的數據，美國在二〇一五年售出一千五百萬公斤的抗生素，用於「食用動物」，這大約是美國使用的抗生素總量的八十%。

全球各地重度使用抗生素給細菌帶來巨大的進化壓力。科學家發現，由於細菌進化，它們逃開抗生素攻擊的速度比預期的要更快。細菌間來回傳遞著一種基因密碼，使它們抵禦抗生素的攻擊。實際上，受到抗生素攻擊的細菌可以有效地向外求援，呼叫同類細菌：送給我一點防禦性的基因物質！細菌耐藥性就轉移了。

二〇一四年發表的一篇報告預測，到了二〇五〇年，每年將有一千萬人死於抗藥性細菌，到那時，將超過該年癌症死亡預測人數八百二十萬人。非常有可能，這是我們世界面臨的三大醫療危機之一，影響程度和氣候變遷一樣廣泛、普遍，但更直接。

一位科學家告訴我，從哲學的角度，有一個教訓與一百年的行銷背道而馳：當我們試圖消滅環境中每一個危險，我們反而不安全。這位科學家在世界衛生組織（World Health Organization，WHO）工作，致力將限制抗生素的想法推廣為全球政策。

「我們必須擺脫這想法，認為這些東西需要在周遭環境中消滅殆盡。這只是上演某種恐懼。」

只要想到有更多細菌在體內四處聚集，恐懼油然而生有多容易？

實際上，更多細菌可能才正是我們需要的。

在這裡，我們很快回到患有嚴重風濕性關節炎的高爾夫球手琳達・賽格雷。就在兩年前她的生活重回正軌，現已成為Diamond Foods 食品公司的執行副總裁，她屬於同為高階主管組成的菁英團體，而她收到這個團體的不尋常要求。這個團體的目標是讓管理人進行溝通，分享智慧和經驗，並使他們與世上最尖端的問題保持同步，包括他們的健康。

這個團體發了一條訓息，詢問所屬成員是否想檢查腸道健康。當然，琳達想。因此，她按照他們的要求做了，送了糞便樣本過去。

這作法直指問題核心，探討過敏與自體免疫病況增加的另一關鍵，也關心我們整體健康和免疫系統的平衡。

在此介紹住在同一社區的細菌朋友：人類微生物叢。

33 微生物叢基因體

我們體內至少有一半的細胞是細菌，而不是人類細胞。這一百萬億細菌細胞大部分存在我們的腸道。一個人身上的各種微生物總和稱為「人類微生物叢」（microbiota，又稱微生物群）；若把所有個人的微生物叢全集合在一起，而這些微生物叢的所有基因構成物質的總和則稱為「微生物叢基因體」（microbiome）。

針對這主題，科羅拉多大學波德分校的學者做的研究報告是這樣寫的，「相較於全部人類基因組大約兩萬兩千個基因，」人類腸道中存在的微生物基因是三百三十萬個。另一項研究估計，腸道有一千種細菌，約有五百萬個基因。一言以蔽之，微生物叢基因體的範圍很巨大。

波德分校的這篇論文指出，人類實際上具有同組的基因物質，你我的基因基礎構成有九十九．九%類似。但微生物叢基因體，也就是腸道或手上細菌的基因構成可能相差八十%至九十%。（值得注意的是，大多數細菌都在腸道中，儘管嘴裡也有五百種細菌，「呼吸道」等呼吸系統中的細菌數量也差不多，皮膚上有三億種細菌，女性外陰部大約有一億五千萬種細菌。）

「目光所及的一切都被微生物覆蓋，只是你看不見。它們殖民了世界，但對我們來說，卻是隱形的。」加州理工學院教授薩基斯・馬茲曼尼安（Sarkis Mazmanian）這樣解釋，他是這領域走在尖端的思想家。回到馬茲曼尼安一開始入行「發展出對細菌的愛」時，那時的他就認為細菌是「想讓我們生病的陰險小生物，我錯了。」

有一個理論持續最長時間，這理論認為我們可以與腸道細菌共存的原因是腸道內壁有一層屏障功能很強大的保護膜，它是一層質地很像凡士林的粘液內膜，作用就像小腸大腸與身體其餘部分之間的力場一樣。過去認為，就是這層內膜讓我們的微生物叢無法進入身體其他部分，以致能遠離免疫系統。這個理論稱為「免疫忽視」（immunological ignorance）。

實際上，人們認為免疫細胞不知道身上有細菌。

這種想法就算不是完全錯誤也是不完整的。之後馬茲曼尼安等人發現，附著在腸道內的膠狀物是微生物叢的殖民地，出現地點很接近那些可以觸發免疫反應的細胞。凝膠壁的另一側是一組稱為上皮細胞的組織，上面有大量免疫觸發因子。

這表示微生物叢已經發展出一種能力，可以有意地刺激免疫系統，且與它相互作用。

為了理解這一點，請退後一步，把人類放在世界的脈絡中思考。我們生活在隱喻的細菌海，以彼此共存的方式與細菌共存。請試想如果你一直與鄰居交惡，最後必定會像哈特菲爾德與麥考伊家族一樣互相殘殺[20]。反之，如果先立好規矩、劃下界線，就能找到共同點，進行合作，甚至能在共生共存的前提下得到一些好處。人與細菌間的關係比這更緊密，雖然彼此不同，時常勢不兩立，但在大多數情況下卻高度支持彼此，這對護衛彼此生存至關重要。

但是，從演化角度和各時代的數量規模來看，免疫系統和細菌的初次會面並不友好。

「首次相遇應該互相敵對，直到達成停戰協議。」馬茲曼尼安說。免疫系統和細菌彼此都想脫身，透過演化實現彼此互惠的和平。之後它們才確定只

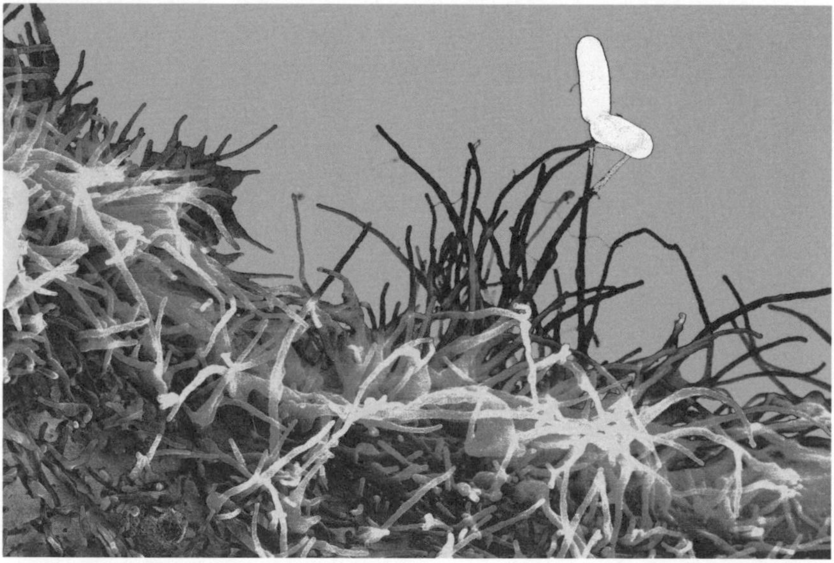

在消化道上皮細胞上檢測到的沙門氏菌（右上）。（David Goulding／惠康信託基金會桑格研究所）

20｜譯註：哈特菲爾德和麥考伊（Hatfields & McCoys）是 18 世紀移民到西維吉尼亞與肯德基交界的兩大家族，大約自 1863 年開始兩家互相仇恨爭鬥近百年。

有攜手才能活下來，彼此能為對方的生存目標互相服務。馬茲曼尼亞稱其為「夥伴關係——雙方都在同一陣營的同一邊，對抗共同的敵人。」

共同的敵人是少數病原體，就是那些會殺害人體組織的細菌、病毒和寄生蟲。從全局看，害人病原體僅占世上細菌的極小部分。對於和我們合作的細菌（也就是微生物叢），這些病原體成為它們的共同敵人，因為我們身體是微生物叢賴以生存的宿主。「細菌與免疫系統合作，抵禦入侵的微生物，」馬茲曼尼安說：「這樣做對雙方都有好處。」

這種演化觀點在個人層級扮演一定角色。我們每個人都與所處環境發展出一套運作關係，像是定了一份與體內細菌有關的社會契約，這份契約具有高度的個人化及可變性。一項科學小常識有力地強調這一點：自然產的嬰兒與剖腹產的嬰兒兩者腸道微生物叢不同。在嬰兒發展初期，我們的微生物夥伴從0上升到60，這事實好端端地放在史丹佛大學基因學家合著的一篇文章中：

嬰兒腸胃道的「微生物定殖」（microbial colonization）是人類生命週期中的重要大事。每次人類嬰兒出生都會在無菌環境中發展出豐富有活力的生態系統。幾天內，微生物移民就會建立起繁榮社區，定居數量很快超過嬰兒自身細胞的數量。人類腸胃道與常駐微生物叢之間是進化的古老共生體系，此體系無疑涉及微生物叢與宿主間的各種相互作用，進而對人類健康和生理產生重要影響。這些相互作用對宿主可能在營養、免疫、發育上有好處但也可能讓宿主生病。

細菌在嬰兒消化道定殖需要一條密集但大量信息引導的通路，殖民者是「微生物移民」，另一個本質平衡且自我模糊的象徵物。我們是誰？誰是他者？什麼又是異己？為了生存，我們不迴避他者，不摧毀他者，而是與之合作，這在本質上是多麼重要！

這篇論文提出其他有力的科學觀點，其中之一是環境對微生物叢的形成所扮演的角色。以小鼠為例，與母親住在同一籠的幼鼠比起不與母親住一籠的幼鼠，同籠幼鼠的微生物叢較為相似。正如論文指出：「在成長初期培養的細菌群很大程度取決於嬰兒剛好接觸到的特定細菌。」

為了解釋這些細菌為何如此重要，我很快重複一下一九七〇年代的免疫先驅利根川進。利根川進發現人類免疫系統受潛在基因影響呈現多樣變化，因為基因在發育和感染過程中會隨機重新排列，因此我們每個人都具備強大的免疫系統，能夠識別並與廣泛的潛在威脅「連結」。我們已經發展出幾乎無限的抗體，對許多人來說，這是我們活下來的關鍵。

然而，即使這個萬能組裝工具的能耐又深又廣，但仍不足以確保我們的生存，這就是微生物叢切入的地方。「人類基因組不足以賦予健康上的所有好處，微生物叢的進入就是必要的，我們需要第二個基因組。因此，實際上我們有兩個基因組，我們自己的基因組和我們的微生物叢基因體。」馬茲曼尼安告訴我。

人類與微生物間不可思議的合作關係誕生了一句人類形容自己的新術語，我們是「超有機體」（superorganisms，又稱超個體）。是的，這是科學術語，你應該覺得自己很棒，擁有超能力，我們是被細菌神力加持的人。

但是微生物叢基因體具體上到底幫了什麼？

幫我們消化，給我們營養，讓我們肥胖（從廣義而言，就是關係到我們從食物中吸收多少能量，以及我們能多有效地從食物中汲取營養），還包括引起焦慮和情緒，更明顯的是在此脈絡下，我們如何從病原體和自身攻擊中保護自己。

我們可在實際狀況下觀察這概念。

我們現在知道，T細胞有許多變體，其中一種稱為「調節T細胞」（T regulatory cell，簡稱 Treg）。它是前述T細胞項下功能強大的分類，除其他作用外，也能幫忙抑制免疫系統。從總體上看，這是很有道理的。它是防禦網絡的一部分，防禦網以消滅派對破壞者為第一優先，調節T細胞可避免防禦網絡變得過熱，毀了派對。

在這方面，調節T細胞並不特別罕見。值得在這裡提到的是，如果腸道微生物不存在了，調節T細胞也有極大可能不會存在。馬茲曼尼安以小鼠實驗發現，當某些腸道細菌不見了時，調節T細胞不會發育。換句話說，當小鼠的微生物叢基因體不完整時，免疫系統也會不完整。

馬茲曼尼安和他的研究團隊還發現，細菌具有刺激調節T細胞發育的信號傳導機制。運作狀況簡單地說就是腸道細菌透過襯在腸內的免疫細胞傳遞訊息，然後訊息被骨髓或胸線細胞接收，而它們正等著核准調節T細胞的身分。

馬茲曼尼安用相當生動的話語向我描述結果：「體內沒有全部的細胞類型，因為DNA上並沒有要細胞該怎麼發育的全部資訊。」細菌觸發的不只是調節T細胞，還有自然殺手細胞和其他做為殺手的免疫細胞。

總而言之，馬茲曼尼安的研究還顯示，微生物叢基因體除了能幫助免疫系統攻擊外來入侵者外，在**削弱**免疫系統上也扮演重要角色。這是因為免疫系統對我們來說可能就像入侵者一樣危險（希望這件事已經非常清楚），微生物叢基因體受不了宿主被自己的免疫系統或過度狂熱的警備狀態所傷。保護身體不被自體攻擊，這也是合乎微生物叢基因體的自身利益的事，所以細菌當然會顧好免疫系統，讓它運作得穩穩當當。

「免疫系統是一支上了膛的槍，當它不受控制亂射，你就會過敏，然後才是自體免疫失調，之後就發炎了。」馬茲曼尼安這樣說。

馬茲曼尼安的研究一擊中的：我們與世上細菌的關係狀態決定了自身的健康。如果關係打偏了，我們的免疫系統也會變得不平衡。「我們在這裡討論的，」馬茲曼尼安說：「就是衛生假說的現代詮釋。」

衛生假說表示，我們的環境變得如此乾淨，讓我們的免疫系統得不到足夠訓練。馬茲曼尼安等人認為，到了現代，微生物叢基因體是免疫系統面臨的挑戰核心。

我們努力刷洗環境中的細菌，這是好意，到頭來卻限制了細菌在我們腸道殖民定居的數量。馬茲曼尼安開玩笑說，與在樹林裡大便相比，與其說使用馬桶有好有壞，倒不如說它是混合的祝福：一半可用來埋細菌，一半可洗手，而不是「我們把好傢伙沖走了。」

當他說少用一些現代便利設施對我們較好時，他是說真的嗎？

好吧，的確，像在非洲等較不發達國家，人民擁有比我們複雜得多的微生物叢基因體。當馬茲曼尼安於二〇〇六年剛進加州理工學院時，他心中理想主義的部分是這樣認為的：那是因為當地的微生物叢基因體較複雜，培育微生物的環境也比西方世界的好。

但一位同事告訴他：「相信我，你不會想要一個充滿熱帶病毒和寄生蟲的微生物叢基因體的。」

還有許多例子都表示，年輕時接觸危險病原體可能導致以後得病或變成自體免疫失調。**因此，並不是要我們放棄許多現代設備，過著被細菌包圍的日子。**但這是真的，馬茲曼尼安說，學了以後才知道，過度清潔環境並使用抗菌肥皂和清潔用品的結果是限制了我們互相傳送的微生物群。這是重點。作為一個物種，我們擁有各種益菌。有些人被某類型的細菌殖民，而其他人則攜帶不同類型的細菌。在整個人類歷史中，我們彼此傳遞共享，藉由握手、擁抱、碰臉頰，共用樓梯扶手或廚檯，不斷建立龐大的傳遞網絡。但現在，我們卻把我們的微生物叢基因體殺了，而不是共享它。

「我們與傳染病保持距離，但也和有益微生物保持了距離。」馬茲曼尼安說：「我的微生物叢基因體可能比我母親的簡單，而我孩子的微生物叢基因體又會比我的簡單。一代比一代更不多樣化。」

我們靠微生物增強防禦力，包括削弱免疫系統的信號傳遞。這似乎是過敏和自體免疫疾病不斷增加的關鍵原因之一。我們逐漸收不到寫著以下訊息的信號：放慢速度，不要對花粉做出反應，不要攻擊自己。

包括衛生假說和微生物叢基因體，這些想法衝擊著多數人的健康，也衝擊著圍繞免疫系統的大環境。

我們已到了轉捩點，此時此刻，我們與細菌的關係正發生根本上的變化。細菌是與我們一起共享地球的生物，與我們共存數億年。這種關係正在改變，因為身為物種的我們正為生存而戰，就如細菌也在為生存而戰。關係雖一直流變，但因為人類技術發展，有了抗菌肥皂、抗生素、非有機食品等，加諸在關係上的壓力越來越大。這些進步在某些層面上是美妙的，是人類創新的標誌，如此強大，以致它們急劇拋開細菌與我們之間微弱的平衡。這個關鍵點對其他科技進步是一樣的，同樣產生了意想不到的後果。汽車的誕生讓運輸加快，卻能一下讓數千人車禍死亡；加工食品讓多種食物廣泛保存，卡路里也能運送他地，但垃圾食物和致命肥胖也開始流行；手機在一夜之間改變了通訊方式，威脅到專注力，連帶產生分心駕駛和電腦強迫症的問題，諸如此類。

這些情況和我們面對細菌的狀況只有在一個關鍵點不同。對於其他狀況，我們擁有最終控制權，我們可以改變行為或修正技術。但在我們與細菌的關係上，我們只控制方程式的一半。我們可以試著採取措施減輕細菌壓力，但最終也無法決定這些強大生物會如何反應。

那麼，綜合以上又如何？首先，簡單來說，我們必須意識到我們正與這些遙遠的表親共享地球。其次，在細菌對抗生素的耐藥性上，我們必須訴諸社會政策，至少可以試著更明智地使用科技。

在個人層面上，我們能做的很少。但有些產品會對自己身體和細菌在整體上產生反作用，在這點上，不要太過神經質去用產品是做得到的。我們可以選擇吃不施用抗生素的食物，我們可以決定撿起掉在地板上的食物，把它沖乾淨再吃掉。

我承認有時很難達成平衡。畢竟，有抗藥性的細菌越來越多，這讓人們很難把掉在醫院地上的食物撿起來吃（醫院地上是細菌猖獗的地方）。或者當你去發展中國家旅行時，也不敢放心吃肉，因為那裡的牲畜很可能在飼養過程中沒有施打抗生素，並且肉很可能沒有充分煮熟，帶有抗藥性的細菌很容易藉著它們傳播。

最後，另一個我們可以一起做的主要步驟是支持科學。科學帶來極好的答案，很可能是導正我們體內細菌平衡的關鍵。

同時，就個人而言，我們在其他生活領域還可從事一些具體步驟來維持免疫系統的平衡。這些事對健康至關重要，不僅對自體免疫，也是我們可以控制的。實際上，如果你只想在本書中選兩章來讀，並且應用到生活中，這就是了。這些具體步驟聚焦在壓力和睡眠，以及它們如何影響免疫系統的科學上。

34 壓力

我們的免疫系統精心策畫只為實現一個基本目標——平衡，而我們加諸在身上的壓力會影響目標達成。每當我揣想這平衡有多細膩微妙，就會想到平衡木上技能高超的體操選手，跳起、落下，跳起、落下，一次又一次，沒有絲毫犯錯的餘地。壓力卻像在空中推了一把，給原本就驚險的步數添亂。

揭示壓力作用的功勞要歸功於一對生活多采多姿的夫婦，俄亥俄州立大學的兩位學者，珍妮絲．基科特-格拉瑟（Janice Kiecolt-Glaser）和她的丈夫羅納德．格拉瑟（Ronald Glaser），他們提出一個你可能已經問過自己的問題，進而做開創性的研究：為什麼期末考後總是會生病？

一九七八年十月三日，格拉瑟夫婦在俄亥俄州立大學的一次野餐會上相見。那時她是心理學的初級教授，他是醫學院微生物和免疫學系系主任。她二十七歲，他三十九歲。他結過兩次婚，也離了兩次。第一次約會，他們去吃午餐，然後他帶她去辦公室，想必是為了炫耀他是什麼大人物。她注意到他特殊的藝術品味：牆上掛著一幅精子照片，桌上有個架子，上面放著一條乾癟食人魚。

「你怎麼能相信牆上掛著精子圖，又結了兩次婚的男人？」她笑著說起這段故事。

當他們開始了解彼此，他建議應該結合兩人的專業知識——她的心理學與他的免疫學。「他覺得這會很有趣。」基科特-格拉瑟回憶說：「我甚至連淋巴細胞是什麼都不知道。」

那時後，關於壓力和免疫系統的研究還很少。曾有一項早期研究，一群瑞典實驗者在被噪音干擾和剝奪睡眠七十七個小時後，發現都對健康產生不良影響。

基科特-格拉瑟回憶，一九七〇年代中期，在西點軍校曾做過一

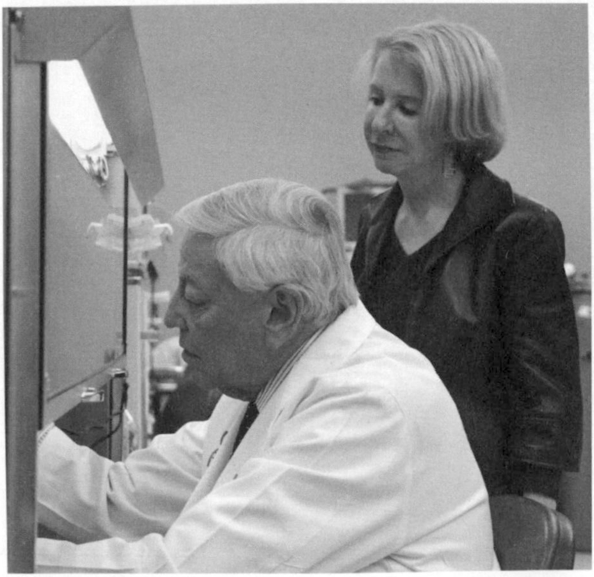

羅納德·格拉瑟和珍妮絲·基科特-格拉瑟。（基科特-格拉瑟提供）

次「奇怪研究」，研究重點放在尋找哪些學生更容易感染「傳染性單核白血球增多症」（infectious mononucleosis，又稱 mono），這是人類八種皰疹病毒的一種。它們可能相對無害，是世上最常見的病毒之一，但是這類病毒顯然也有更麻煩的一面。

這項研究歷時四年，大約一千四百名學生參加實驗。學生在剛進西點軍校時接受測試，看他是否有對抗「EB病毒」（Epstein-Barr virus）的抗體，EB病毒是人類皰疹病毒第四型，是引起 mono 的病原體。換句話，科學家在測試學員的身體是否曾經暴露在EB病毒下，並發展出識別這種病毒的防禦系統。

學生剛入校時大約有三十%的人沒有EB病毒的抗體。他們基本上沒有碰過這個病毒，起碼沒有以任何有意義的方式遇過它。這篇論文在一九七九年發表在《心身醫學》（*Psychosomatic Medicine*）期刊上。根據撰寫這篇研究報告的耶魯學者表示，在有抗體的那組學生中，有二十%最終被「感染」。而在被感染的學員中，有二十五%的人不僅具有抗體，還表現出生病的臨床跡象。令人驚訝的是，最後感染 mono 的學生都有一條共同主軸：他們在學校的成績都不好，但都有高成就的父親，而且自己特別想成功。

「他們都是做得不好但真的很想做好的學生，」基科特-格拉瑟說：「都是有抱負的人，在學校裡掙扎，有成功的父親。」壓力似乎在免疫系統反應中扮演重要角色。

「羅納德說：『讓我們用醫學院學生來做研究。』」皰疹是完美的試驗指標。

皰疹屬於世上最常見的病毒家族，幾乎所有美國成年人到了四十歲都感染過八種皰疹中的幾種，不僅如此，它還與免疫系統有著非常微妙甚至深遠的關係。這段關係透露出我們防禦體系演化的訊息，我們的防禦已經演化出可以計算何時該攻擊、何時該退守的時機。有時候它會偵測到病原，但病原體似乎沒有擴散且不太危險，我們警覺的防禦系統就會看管它、觀察它，此時的行動更像維和部隊，而不是殺手。皰疹就是一個很好的例子。

值得注意的是皰疹病毒的基因和人類ＤＮＡ有著共同的重要特徵。特別是，它們都具有雙鏈ＤＮＡ，也就是著名的雙螺旋。這是皰疹讓免疫系統產生混淆的方法，因為免疫系統總在偵查自己和異己。像這種情況，免疫系統就很難識別出誰是「非我」。同樣地，一旦有人被感染，病毒就會另生事端挑戰免疫系統。皰疹本質上處於休眠狀態。例如，口唇皰疹多半待在顱底神經根或在靠近脊柱周圍神經根的細胞內潛伏。坦白說，我覺得這很可怕，病毒就像睡在電影《異形》（Alien）的休眠筒裡伺機待發。

同時，若免疫系統察覺有東西正隱隱發作，但還不活躍，與自我差異不明顯，它們就會出現，隨時晃晃看看，保持警覺。免疫系統細胞的存在基本上使皰疹得以控制。耶魯大學的免疫學家威廉．科里-漢諾德（William Khoury-Hanold）這樣說：「警察一出現，派對就安靜下來，皰疹就有效管控中。」

但有時候，若免疫系統很忙、很緊張或狀況不好時，就提供病毒出現的機會。皰疹發現這種暫時性鬆懈，從神經根向下進入口腔發作。現在，生命慶典受到攻擊，免疫系統必須動武回擊。

這套腳本使得皰疹成為壓力和免疫系統的絕佳測試指標，因為它可讓科學家看到人在承受壓力時會如何：我們的防禦系統是否分心了，讓皰疹病毒逮到機會從神經節的藏身處竄出？

一九八二年，格拉瑟夫婦做了這項開創性研究，實驗包括七十五名醫學院學生。受試者需測試體內的自然殺手細胞及抗體的水平，測試時間分別在期末考前、期末考當天，以及假期結束後再回到學校的某個時間。

「當羅納德看到結果時，他不敢相信。」期末考後「測出來的抗體水平高到他不敢相信這些數據。」

孤獨學生的抗體數字甚至更高。「考試壓力對每個人都不利，但對孤獨的學生更糟。」基科特-格拉瑟解釋說。

自然殺手細胞也有劇烈反應。請記住，它們是免疫系統的第一線防禦者，可說是重型火砲。在考試期間，在骨髓外循環的自然殺手細胞數量急劇**下降**。

考試壓力壓制了免疫系統的關鍵組成，為什麼會這樣？

考試期間，類固醇釋放之前，腎上腺素激增。

你已經知道類固醇會抑制免疫系統，並用來抵抗自體免疫疾病。腎上腺素、類固醇、免疫系統，這三者的背後存在深刻的邏輯關係，對我們的生存至關重要。

嚴酷壓力一下逼來，要度過那一刻，類固醇扮演關鍵角色。例如，類固醇能維持血管的完整性，這是非常重要的。壓力變大，血管收縮，類固醇可以保持它們完整，用大白話直接說，就是維持你的血液循環和血壓，免得你暈過去或死掉。

類固醇在人體中循環，經過免疫系統時會對它發出波狀衝擊。實際上，每個細胞都有一個接收類固醇的受體，稱為「葡萄糖皮質素受體」（glucocorticoid receptor，又稱「類皮質醣受體」）。當類固醇變得活躍或升高時，可以觸及許多細胞，根據美國國家衛生研究院細胞生物學家喬納．艾許威爾（Jonathan Ashwell）博士的說法，其實就是「體內的每個細胞」。這本身就是一個了不起的主意。在盛大的生命慶典中，整個派對有這個激素在巡邏，就對許許多多派對參加者的行為有影響力，至少對那些屬於自己的參加者來說。

類固醇的細胞受體在細胞核的外面（細胞核在細胞最內部）。但當類固醇碰到它們時，反應就開始了，類固醇進入細胞核，開始和細胞 DNA 互相作用，改變細胞生產的蛋白質。在種種類固醇影響中最主要的效應是：「抑制了很多對免疫反應很重要的基因表達。」艾許威爾博士解釋說。

現在，為什麼壓制我們的強大防禦會有利呢？邏輯又來自演化。如果你的祖先承受突如其來的巨大壓力，就說，害怕受到熊或獅子襲擊吧，此時發炎反應會讓身體疲勞或發燒，這就很麻煩了。大多數人類歷史中，壓力代表迫在眉睫的威脅，迫在眉睫的威脅意謂身體需要保持警覺，運作功能要齊全，甚至有一點超能力都不為過。這就是皮質醇的切入點，皮質醇是腎上腺分泌的賀爾蒙。

蒙受壓力時期，皮質醇的釋放卻是比較後期的事，要等其他兩種關鍵激素「去甲腎上腺素」（norepinephrine）和「腎上腺素」（epinephrine）行動後才動作，只要其中一種被釋放，皮質醇才會被釋放。類固醇和上述兩種激素是壓力經驗中相互獨立但高度相關的反應途徑，第一種是腎上腺素和去甲腎上腺素的釋放，所謂「交感神經反應」，這是一種與中樞神經系統有關的反應。第二種是皮質醇的釋放，這就需要較長的時間才能衝下來；要從大腦到達腦下垂體再到腎上腺，再釋放「葡萄糖皮質素」（glucocorticoid），這是一種天然的免疫系統抑制劑。

到了緊要關頭，如果你的系統中存在病毒，和病毒的作戰就可以緩一緩。因為更大的威脅正咬牙切齒的以三十七公尺三・五秒的速度衝來。

免疫系統反應需「付出極大的能量成本和潛在的附加傷害。」加州大學洛杉磯分校大衛格芬醫學院的精神病學及生物行為科學教授邁可・厄文（Michael Irwin）博士如此說，他還身兼考辛斯心理神經免疫中心的主任。在免疫系統與大腦及行為（包括壓力和睡眠）的領域，厄文博士是世上最重要的專家之一。附加傷害是發燒、疲勞、實際腫脹或發炎，所有這些都會促使某人慢下來和去休息。但這些在你遇到獅子時出現就不好了。

腎上腺素與免疫系統間的關係還有另一個主要驅動力：它受到我們睡眠的高度調節。

35 睡眠

「你應該等死了再睡」[21]這句傳唱很久的俗諺應該從你的字典裡刪去。

睡眠占據你四分之一到三分之一的人生，這是有充分理由的。我們對於睡眠還有很多不了解的地方，儘管當前的理論認為，睡眠的好處包括身體利用睡眠清除大腦毒素。這也是說，睡眠用自己的方法清除生命慶典中的殘渣，這是一種更廣義的免疫系統功能。睡眠還有許多健康上的好處，可以改善記憶、認知和情緒；減少發炎，你現在應該知道這件事影響有多大。或者，從另一面向來看，睡眠不足的人可能會使自身健康面臨巨大風險。

睡眠問題預示著死亡將至。

長期有睡眠障礙的人比沒有睡眠障礙的人更容易死，而且更早死。厄文博士說：「與其他已知的危險因素如久坐、超重、憂鬱症相比，睡眠障礙的影響程度不相上下。」

睡眠的動物實驗讓睡眠與健康間的關係更加清晰，因為大鼠被剝奪睡眠後注定死亡。

正如厄文博士最近的一篇論文所述，人類的睡眠問題十分猖獗。大約二十五%的

21｜譯註：等死了再睡！You can sleep when you're dead.，這句俗語來自 18 世紀班傑明・富蘭克林的座右銘 There will be sleeping enough in your grave.（等進了墳墓再睡飽），後來大量應用在歌曲、電影、廣告標語，意義從清教徒的「勤勞不懈」變成邦喬飛歌中的「及時行樂」。

美國人有睡眠問題，「失眠是精神疾患中最普遍的不適症狀」，至少這個研究告訴你，你並不孤單。

在二〇一〇年間大概進行了十六項睡眠實驗，總共研究了一百三十萬名受試者，現在可自信滿滿地說失眠有早死的風險。在這些研究中，一項研究發現，長壽的最佳睡眠時間為七小時，而睡眠時間少於四．五小時的人死亡風險特別高。（但少睡的行為十分盛行。二〇〇八年公布的民意調查發現，有四十四％的成年人睡眠時間少於需要的七小時，而十六％的成年人睡眠時間少於六小時。）

奇怪的是，二〇一〇年的同一項研究還發現，自述睡眠時間超過八．五小時的人死亡風險也是增加的。我請教厄文博士這個數字的意義，他說目前還不很清楚，「但確實辯論了很長一段時間。」

理論上一直認為如果人們睡得較長，就表示最後是身體潛藏的病因讓他早死。但厄文博士說，若仔細推敲這些實驗就發現它們並不能證明這一點。想得到答案，厄文博士正持續進行實驗，他確實有個假設。他認為，實驗中自述睡眠時間比較長的人其實並沒有睡得較長，只是躺在床上的時間較長，真正入睡時間並不長。厄文博士認為，這些人基本上有「維持睡眠」的問題，狀況更像睡眠不足，因此他們雖然躺在床上卻花了很多時間過度補償。

更大的問題是失眠。

厄文博士等人的研究顯示，只要提到失眠的危險，所有危險道路都貫穿免疫系統。「睡眠對免疫系統有影響，它是啟動風險的關鍵環節。」

我之前提到的是「交感神經反應」（sympathetic responsive），就是「戰鬥或逃跑」反應（fight-or-flight response）[22]，它對心跳、血壓、消化液的流量以及其他核心自律功能有強大影響。當我們睡覺，系統明顯減慢，去甲腎上腺素和腎上腺素關閉。厄文博士說：「若我們不睡覺，系統會持續白天的活躍程度。」

他的研究還顯示，人被剝奪睡眠後，他的自然殺手細胞活性會下降到「與沮喪或遭受壓力的人相同水平。」因此，睡眠問題可引發並加劇腎上腺素，削弱免疫系統。

其他研究顯示，睡眠不足會導致至少十種介白素發生特定變化，並伴隨出現其他發炎症狀；研究顯示，睡眠不足的人對疫苗的反應也較弱，意思是當我們處於疲累狀態時，免疫系統也不會學。不睡覺的人更容易罹患心臟病、癌症和憂鬱症。最近一份論文顯示：「我們現在有了令人信服的證據，除了認知障礙外，睡眠不足還會帶來各種各樣的有害後果，並給公共衛生帶來巨大影響。」還有一篇探討老鼠被剝奪睡眠時會如何的論文，我個人較喜歡這篇論文使用的直白敘述：「無法根除入侵的細菌和毒素。」

說來可能不足為奇，健康的免疫系統有助促進睡眠或調節睡眠。多項研究顯示，幾種關鍵細胞激素（免疫系統的信號因子）可以促進睡眠。健康時如此，但當你生

22｜譯註：哈佛學者沃特．卡農（Walter Cannon）在一九一五年提出動物面對壓力的生理反應，認為當人面對急性威脅時會刺激交感神經，腎臟分泌腎上腺素及去甲腎上腺素，使能量緊急動員，心臟收縮功能加大，血液打向四周肌肉，準備打或跑。

病、或正要生病，你的免疫系統會發出引發疲勞的更強信號，告訴你身體該休息了，才能創造更多資源抵抗感染。以上種種都表示睡眠與免疫系統間的緊密且循環的關係。而且簡單的說，睡眠不足通常是由壓力造成的，並導致更多壓力。

你感到有壓力，不睡覺，交感神經一直反應，免疫系統受到抑制，然後惡性循環，壓力更大，睡得更少，就在死胡同裡一直打轉。獨自一人是關鍵，但厄文博士提供一個值得玩味的細微差別。

厄文博士相信只有**一部分**免疫系統會被這種循環削弱。他認為，壓力和睡眠不足會讓身體更難抵抗病毒，但抵抗細菌卻更容易，或至少不那麼困難。

從歷史和進化的觀點看，他的理論完全合理。想像一下，大難一下臨頭——例如，獅子或熊迎面襲來，或有人丟長矛攻擊你，或者僅是跌倒受傷，或被岩石灌木刮傷；眼下立即要處理的是刺傷或咬傷，以及可能藉著傷口轉移陣地的細菌。因此很有理由認為，免疫系統較想把有限資源借去給身體對付細菌而不是去對付病毒。

很明確的是，皮質醇的釋放可以減弱兩種免疫反應，讓我們面對急性威脅時保持警覺，但是厄文博士認為這種減弱在對付病毒的問題上衝擊較大。

無論面對病毒還是細菌，這些原始反應出現在現代就有些不合時宜。畢竟，這些原始系統無時不切入，好像身體還需要對獅子或熊的攻擊做出反應，但時至今日，真正的威脅已大不相同，而且危險程度通常要低得多。

「當你陷入人際交往困境，或在工作中與老闆發生爭執，同樣一套警備威脅系統仍可在社交場上被激活。」厄文博士說：「交感神經系統被劫持，仍然像我們在尼安德塔人時代一樣，做出急難來臨快要受傷的反應。」

厄文博士說，通常文化會加一層壓力，推動我們前進，而不是讓系統藉著退縮或睡覺而停頓不前。「這是光榮的徽章，看自己能睡得多少還能保持清醒，如果你睡得少卻能維持工作，就是更好的專業人員，就是更好的人，這種瘋狂的邏輯導致一個睡眠被剝奪的社會，對健康造成重大影響。」

焦點回到自體免疫，還沒有大型研究明確測試壓力、睡眠和免疫過度活躍之間的關係，但厄文博士說：「有很好的理由可證明」失眠與自體免疫間存在聯繫。至少有間接關係可說明一切：缺乏睡眠會導致壓力，反之亦然，如此就形成破壞免疫系統規律的惡性循環。

在丹佛治療梅瑞迪斯的連蒙醫生堅信衛生假說，她說，對於那些擔心自己免疫系統的患者她會說：「你要做的事不是保持房子一塵不染，你應該去睡覺，睡到不再疲倦。睡眠是最容易調節的藥物，一夜飽眠改變免疫系統，一個晚上就能把歪掉的事全吹正了。」

她說，她絕不是在怪那些得到自體免疫疾病或癌症的人是因為壓力或失眠。有時候人要生病就生病了。

就像傑森也是要生病就生病了。他是我們最後一個故事。在人類投入將近一世紀工夫來了解免疫系統的平衡後，已來到某個特殊時刻，而傑森就是最能說明這一特殊時刻的例子。

Part 5

JASON

傑森

36 癌症有關的字

二〇一〇年夏末，傑森被診斷出患有霍奇金淋巴瘤。

這是免疫系統的癌症。「淋巴瘤」顧名思義與淋巴系統有關，而淋巴系統是免疫細胞聚集的節點構成的網絡，以十九世紀發現這種病的英國醫生名字「霍奇金」（Hodgkin）來命名。霍奇金淋巴瘤的狀況是B細胞突變為惡性腫瘤。

細胞突變在體內不斷進行。我們所有人都有癌細胞，你現在可能就有一個。但這些突變大多數都會凋亡，可能是因為它們突變太多而無法生存，或被免疫系統認出是外來異物就把它們摧毀了。以霍奇金淋巴瘤而言，癌症利用了免疫系統，欺騙了它，甚至利用它來壯大自己。

癌細胞「看起來像偽裝的自己，」血癌專家亞歷山大．萊索欣（Alexander Lesokhin）這樣說，他是世界領先的研究機構，紐約「紀念斯隆．凱特琳癌症中心」（Memorial Sloan Kettering Cancer Center）的血液腫瘤科醫生。霍奇金等癌症多半偽裝成自己，偽裝的部分方法是藉著讓T細胞受騙上當做到的，T細胞原本應該會殺了這些變種，但癌細胞卻向T細胞發送要它自殺的信號。

為什麼T細胞要這麼做？T細胞的表面居然有能接收自殺信號的受體，這是為什麼？

因為免疫系統有很多降速與關機機制，這是為了避免免疫系統變得過熱。而癌細胞剛好利用這些故障保險機制求生存。

T細胞上的自殺受體是一種細胞凋亡機制，又稱「程序性死亡」（programmed death），簡稱PD。

癌細胞上有一個分子叫PDL-1，它是可以和T細胞上的PD受體連結、啟動細胞程序性死亡的「配體」（ligand，相配分子）。

在傑森體內，惡性B細胞已經長大，且動用PDL-1讓免疫系統的殺手部隊踩煞車。同時，免疫系統一直收到癌細胞是「自己」而不是異己的信號，免疫系統實際上就會開始去保護支持癌細胞。

萊索欣醫生說，似乎「腫瘤歸化了免疫系統，並說，『我很好，我只是想讓你幫我成長。』」

這說法很容易讓人把癌細胞擬人化，並把它想成狡猾或很有戰術的。但事實上，不管是我們、或其他物種或有機體，想要存活，都是透過同樣的演化程序，癌細胞只是同一種演化產物罷了。當體內發生突變，如果它具有躲避人體防禦的能力，它就會蓬勃發展。在我們人生旅程中，我們早就被惡性細胞架了很多次拐子了，只差幾步它就會啟動免疫系統的剎車機制並引發一連串的惡性突變。

「這基本上是即時的進化，是達爾文的生存系統。」萊索欣醫生說。

對於血癌，確切的機制仍在探索中，但萊索欣醫生假設癌症會成功是由於細胞突變活下來的進化過程，它之所以會活下來是因為癌細胞演化出關鍵的適應性，讓它們能「利用免疫系統或避開免疫系統。」

傑森體內就長著這樣的東西。癌細胞已經弄清楚如何關上他的防禦力，讓它們不吭聲，同時利用免疫系統的力量來做打底的基礎建設，建構血液通道和搭建組織結構，用來幫助癌細胞成長。

傑森的免疫系統發生了政變。如果放著不治療，惡性細胞將不受控制地繁殖，吞噬更多區域，入侵器官，導致正常的身體機能減慢或停止。傑森只會再活四個月。幸運的是，有個名副其實的核彈可以對付這些流氓細胞，或者看起來可以對付它們。

化學療法是殘酷的。「你得了癌症，就在癌細胞上潑灑固態汽油，一把火把所有東西燒得精光。」傑森的腫瘤醫生馬克·布倫萬這樣告訴我。

可能傻人有傻福吧，傑森得的這種霍奇金淋巴瘤，科學家還真的發現對付它的有效固態汽油彈，這種化學療法提供九十%的存活率。

化療藥物瞄準快速裂殖的細胞，快速增生是癌症的標誌。身為異己的惡性細胞繁殖迅速，就像傷口中被血餵養且受免疫系統保護的健康細胞一樣。邪惡的惡性組織歸化了這個系統，並以一種奇怪的方式，養出可以迅速分裂的特權。人體的其他細胞也會迅速分裂，包括毛囊、腸道和口中的細胞。

一條消防送水帶正在向傑森的生命慶典噴灑毒藥，可怕的雞尾酒毒藥叫 ABVD，它對這些細胞很有效，但可能副作用列出的清單就像一個極度刺激危險的頭號大病：烏青、出血、疲倦、便祕，出現類似感冒症狀、脫髮，口腔潰瘍、眼睛酸痛、頭暈，數不勝數。最重要的是失眠，說失眠是化療的副產品，倒不如說它是使用類固醇的副產品。就如所知，這些藥物用來限制發炎反應並大量消滅免疫系統作用。或許你會問，為什麼要在癌症時期抑制免疫反應？

在這種情況下，身體需要毒素，毒藥是盟友，讓它自由流動的次數越多，瞄準這些快速分裂細胞的機會就越大。但類固醇抑制免疫系統的方式有一部分要激活腎上腺（還記得之前說過，當壓力來臨，腎上腺素被激活，它們就會抑制免疫系統）。

簡而言之，化學療法除了可以挽救生命之外，沒有其他好處，通常需要權衡做出取捨。

傑森還發現化學療法很貴，他去的第一家診所告訴他，這種稱為 ABVD 的可怕雞尾酒毒藥需要「十二種化學成分，每劑要八千五百美元。然後他們發現我的保險是假的，立刻把我砍掉。」

他兩天沒有做治療了，需要安全網，終於他在丹佛綜合醫院找到了。丹佛醫院是個雜貨袋，沒有保險或保險欠佳的它全都收；要是在街頭發現受槍傷的或吸鴉片吸過量的最後也是會送到那裡；或者你發現得了癌症，又沒有錢治療，丹佛醫院也是你該去的地方。二〇一〇年十月，傑森跳了進來，算是吧。在第一輪化療療程中，他沒辦法按時赴約。

「他總是在路上，總是很忙的樣子。」傑森第一位腫瘤醫生邁可．麥克勞克林（Michael McLaughlin）說：「我以為這傢伙在跑路。」

傑森的化學治療無效。他是不幸的十%，他的癌細胞有辦法在毒素中活下來。會發生這種情況有時是因為細胞在被藥物強攻時發生突變，變得對治療產生抵抗力。同樣地，為了有機會達到最佳效果，需要在適當時候以適當劑量進行調整。是傑森自己沒把握，錯失很多治療約診，潛在地給癌細胞更多時間適應。不管化療失敗的原因是什麼，現在也無法確定了，但拯救傑森性命的競賽已經開始。

37 笑與淚

傑森很愛跟人聊天打屁，他也很難不跟人聊得昏天暗地的。根據他熱情的世界觀，每一天都是一次冒險。他會東拉一點雲遊詩人的語調，西扯一些廣播脫口秀主持人的風格，還帶一點喜劇演員的下流，全部組合起來描述自己的經歷，偶爾打個哈哈給自己的故事打個頓點，玩笑多半針對自己。他的母親總覺得他沒當喜劇演員真是可惜——「他是我見過最有趣的人」，她帶著母親的偏見告訴我，可以理解——但傑森的行動和膽識常常是故事中最有趣的部分。

當我構思傑森的癌症故事時，我想到在二〇一一年晚春時節，兩人用電話開啟的故事之夜。就是那天晚上，我倆歷經千帆後，開始用一種更真實的態度重新建立關係。

我住在舊金山近郊住宅區的淺棕色灰泥平房，傑森住在拉斯維加斯和他的貨車上。他打給我的那天晚上，我正哄孩子上床睡覺，米洛才兩歲，他剛出生的妹妹只有六個月。他們睡在後面的臥室，我的妻子、他們的媽媽梅芮迪絲在他們的隔壁房裡讀書。我坐在屋子前廳的一顆藍色大球上，當孩子們無法安靜或睡不著時，我們總是抓著孩子在上面彈跳著玩。

傑森談到他的癌症，說他沒去化療，以一貫開自己玩笑的語氣，說那就像十一年級參加法語考試卻忘了讀書一樣，沒什麼好費勁的，去了也沒發好寶寶貼紙，尤其是去了還要做很多危險的事。

他開始講開車到全國各地參加商展的事。大概就是這個時候，他有了福特Windstar。旅程中，他開車途經堪薩斯州，聽到收音機傳來當地的高中籃球賽正在開打，他決定繞過去看比賽。

「汽車旅館簡直塞爆，」他說：「我就睡在貨卡上。小貨卡上都是小飾盒，裡面全被塞滿了，滿到我幾乎無法在上面騰出空間，我真他馬的快不能呼吸了！」我擔心他笑得太開心，笑聲會吵醒孩子們。我就在那裡，和他在一起，徹底解放了他的心情。

然後**蹦**，他又轉到下一個話題。告訴我過去約會有成功有失敗的一些骯髒玩笑，他還暗示那些日子或許已經過去了。「兄弟，我跟你說過貝絲吧？她超棒的。」

他的女友貝絲·史瓦茲，照片上寫著**天使**，就放在傑森的駕駛座。她熱愛足球，曾在休斯頓的高中報紙擔任體育編輯，曾是運動員、足球員和跑者。她很愛笑，也覺得他很搞笑；他則覺得她很漂亮，他可能還沒完全掌握她忽視某物或欣賞某物的能力有多寬廣，特別對他的飛行和夢想。

他們在二〇〇六年勞動節的週末見面的。那時的她溜直排輪發生事故摔斷了腿，所以當她出現在運動酒館風的中型酒吧 Sierra Gold、站在西維吉尼亞大學校友會的混音台上看著螢幕上的校隊「登山者」比賽時，她正拄著拐杖。貝絲在後面的房間忽然聽到有人叫自己的名字，是校友會裡的一位老朋友，他正回答傑森的問話，傑森問他：「那個拄著拐杖的女孩是誰？」老友回答：「貝絲。」

傑森去酒吧是去工作的，那時他正在架設自己想出來的豪華足球終端機。（貝絲稱其為「瘋狂又愚蠢的耍白痴體育網」。）

她告訴我：「我看著他，心想：『喔噢，我有麻煩了。』」

為什麼，貝絲？

「他看起來就是個麻煩，穿著布希鞋和工作褲，還穿著一件看起來好幾天沒洗的T恤。看著就是個麻煩。」

很快，他們在酒吧喝起來。就在傑森快搞定的時候，另一個人也想搭訕貝絲。這傢伙想開個玩笑稱讚貝絲看起來很年輕，說他懷疑她母親是否也在酒吧裡。但這很尷尬，傑森不著痕跡地檔掉：「讓我給你一些好建議。追女孩絕對不能先問她媽。」

「那時我就上鉤了，就在那兒。」貝絲說。

除了貝絲的其他特質外，她的工作還激發傑森對冒險的熱愛。她曾是拉斯維加斯一家報導高端精品的雜誌編輯，這代表她會受邀參加所有知名餐廳的開幕和音樂會。那可是在拉斯維加斯，老闆買單的場子。「靠著他一口能言善道的義大利說客模樣，光是坐在哪裡就夠受人矚目的了，如果我能讓他穿著得體的話。」貝絲說。

也有安靜的時刻。典型的約會是雙雙去書店或咖啡店看書。傑森對歷史書籍狼吞虎嚥，更喜歡貝絲也是狂熱讀者，時常讓人感受到滿滿的家庭溫馨。

那天晚上，傑森在電話裡問了我一個問題。

他說：「瑞克（瑞克托的簡稱，他總是這樣叫我），你覺得我該成家了嗎？」

我聽了他的問題，不知道他是否認真。

「你、諾威爾、小麥，大家都定下來了，看起來真的很幸福。我一直在想我是不是快沒時間了。」他聽起來很悲哀。

「太好了，小傑，你會愛上晚上九點睡覺的。」我半開玩笑，但也想輕鬆軟化這主題，讓他不要太糾結。

「我是認真的，我是不是該成家了？」

「讓我告訴你一件事，成家這檔事自由得很。現在我會把很多時間放在我喜歡思考的事情上，想想寫作、打網球，甚至聽音樂，而不是我要去哪兒找下一個女伴。有了孩子和你愛的妻子，嗯，除非你也跳進來，很難跟你說這檔事有多好。」

「我不知道，兄弟……」

他確實討厭這個話題；時間過去，我了解更多。他愛貝絲，很珍惜她，但是當我問貝絲是否願意戴上戒指時，他就結束話題。我意識到，這和貝絲沒有多大關係，而是和許下承諾有很大關係。也許因為喪父的影響或熱愛走大路，我永遠無法確定。

那天晚上或不久之後，在我心中我和傑森的關係更進一層，我們現在是真心相交的朋友了，很多與我自己的病有關。我告訴傑森我經歷了什麼。

那是在我二十五歲那年發生的。

我可以想像那一刻，但日子發生在哪一年已說不準了。大概在一九九一或九二年年尾的時候，我在加州帕羅奧圖街上慢跑，我在那城市找到第一份新聞相關的工作。我覺得頭昏，這已經發生好幾次了，時有時無的。我去看了醫療保險公司指派給我的醫生，他人很好，但我猜年歲已經七十或八十好幾了。我去看了幾次，說了我的症狀，他只是開給我抗生素就好心送我離開。

連我都知道這樣做不太對，應該自己好好打算打算。

往前再推三年左右，我從加州大學柏克萊分校畢業後就跟朋友一起去了歐洲。在羅馬一家青年旅館，我寫了一封改變人生的明信片。那時夏天已過了一半，我寫給哥倫比亞大學新聞學院，我之前已經申請了這所學院，他們把我放進候補名單。明信片是用韻文寫的，解釋如果他們沒有把我從候補名單錄取為正式學生，我就要把所有學費全拿來買酒喝光。

首先，我對自己放在名校的候補名單上沒有什麼意見。我從未做過新聞相關工作，這是錄取必備條件。我在柏克萊的最後一學期提出申請的原因完全是出於自我天性，我喜歡寫作，喜歡問問題，喜歡探索想法，好奇是我的特殊本能。以下是真實事件：我從歐洲回來兩天，回到波德，對於我的人生之後要做什麼一點概念都沒有，這時電話響了。

「馬修在嗎？」

「我是，請問您是？」

這傢伙介紹自己是哥倫比亞新聞學院院長的助理。

「學校昨天剛開學，但有名缺額。老實說，馬修，你在候補名單上的位置排在很後面。但是院長看到了你的明信片，覺得你很有趣。你想來哥倫比亞嗎？」

我還停了一下心想，這是不是哪個高中同學在捉弄我。

去哥倫比亞，當然好啊。

幹！

在哥倫比亞新聞學院，別人看我就是一個豁出去的拚命三郎。從外表上看，我仍然認為自己屬於那個自以為是的社團，那個由傑森命名的「擔心好友聯盟」。但我嚇壞了，我是班上最年輕、最沒有經驗的人。不只是因為這點覺得恐怖，當我回頭想想，我意識到這可能是冥冥之中註定我成就大業的時候到了，無論這個大業是什麼。小時候的抱負終於塵埃落定，我可能是新聞界的傑森。但問題是，這種情緒有很大一部分並不是真正的興趣，我還不了解成為記者或作家意謂著什麼，我只知道我想成功。這種可怕的脫節正可解釋恐懼的原因，我知道，在某種程度上，我只有人云亦云的目標，而沒有真正的目標。

為什麼要告訴你這些？

因為這解釋了我為什麼不睡覺。我並不是在說晚上很煩躁睡不著，而是幾乎不睡。我可以整個禮拜就這樣過，多半只是翻來覆去，一次只睡幾小時，試圖弄清楚要怎樣克服我不理解的故事，或如何攻擊那些我不確定自己是否感興趣的課程，或維持一副泰然自若的樣子，這是現實中不存在的。

當我意識到狀況不對了之後，花了結結實實的三年時間更認識自己，也學到更多有關這種疾病的知識，而這名副其實就是——失調。實際上，它對我的行為造成種種傷害，從數日精疲力盡汗流不止，到很難專注在工作上，或做出愚蠢的社會選擇，以及最重要的是它替嚴重焦慮和憂鬱症搭好舞台，讓我的腎上腺素狂奔直流使我不需好好休息也能維持運作。當我準備這本書時，回頭想想才知道，那時壓垮我的與免疫系統有很大的關係，互相作用後再影響到睡眠和壓力，即使這情況看起來像是某種「純粹的」心理問題，當然心理問題也有一點。

在為這本書收集資料做研究時，我曾向俄亥俄州立大學的名譽教授威廉・馬拉基

（William Malarkey）博士描述了我的情況，他是人體壓力與神經系統如何影響免疫功能的專家。他與羅納德與珍妮絲・基科特-格拉瑟兩位學者緊密合作，專門研究壓力的起因與衝擊。

「你正在尋找使命和人生意義，」他說：「忽然在某個時間，你打出了一發不敢相信的長打」——意思是申請哥倫比亞新聞學院這件事——「卻被你矇到打出全壘打。突然間你就想了，『我必須是貝比・魯斯，現在我已經躋身大聯盟球員之列。』」

然後他轉到生物學術語，他說，此時戰鬥或逃跑反應接管一切，好像「我被扔進獅子窩或被一群熊抓走。」

他說，這顯然不是真的。但這就是我的看法，我和其他人一樣，往往也會犯同樣的錯誤。「今天發生的事情是，許多人都和虛構的熊一起活著，生活裡的每一步都有牠們存在，不管是新聞裡或哪個牆角拐彎處就有東西會把牠們抓起來。」對於這種情形，馬拉基博士說這是「去甲腎上腺素高」。

從短期來看，這是一種生存機制。但從長遠看，這是危險的，甚至是致命的。

正如我之前討論過的，去甲腎上腺素是兩種主要的神經傳遞物質（或說激素）中的一種，是從神經末梢或腎上腺分泌的信號，會在戰鬥或逃跑反應中立即被釋放。另一種主要激素稱為腎上腺素。當我們發現進入危險地域或有任一威脅出現時，這些激素就會分泌出來影響人體細胞。「被扔進獅子窩或被熊包圍，然後開始警覺周遭發生的一切。」

免疫細胞受到影響。實際上，根據馬拉基博士說，免疫系統和腎上腺系統間的關係如此緊密，很難將兩者分開。

我告訴馬拉基博士，去甲腎上腺素和腎上腺素聽起來像介白素，因為它們會發出信號影響免疫細胞。他聽了就笑了，「完全正確！」他說：「我已經說了很多年了。不同之處在於它們是由不同領域的人發現的，如果它們是由免疫學家發現的，現在應該稱為 IL-1 或 IL-6 這種的。」

離開語意學回到實質意義上，他說，去甲腎上腺素和腎上腺素讓人「反常」地興奮。「你被迷上了，你需要它。」突然間，它無時無刻不開著，大腦在驅動它。現在，因為份量太多，所有紛擾向你襲來，你就失去免疫系統的調節能力。」

加州大學洛杉磯分校的睡眠專家厄文博士解釋說，隨之而來的是「由發炎主導的發病症狀以及病態的行為。」覺得抑鬱、社交孤立、退縮、疲倦。

這就是接下來發生的事情。

在一九九〇年代中到末的那段時間，我努力尋找自己，我知道這是個過度使用的句子，非常老套。但在這裡，我將捍衛它的使用，因為它對健康至關重要，我會持續做不會停直到心口合一。很久之前我就為長久存在的問題感到悸動，好比，我要成為怎樣的人，很快的，這個愚蠢的想法散入更多更基本的問題中：什麼事讓我覺得安適？什麼活動和環境才適合我？

回答這些問題的需求被失眠問題急劇地放大。日復一日我經歷交感神經作用，仍有睡眠問題，明顯影響我的健康、幸福和焦慮程度。我可以說，我正經歷某種腎上腺素成癮症，對去甲腎上腺素和腎上腺素上癮，感覺很興奮，但這是一種背叛。

我回歸科學解決問題，我開始冥想。我不記得方法或原理，除了明顯的想法外，對冥想也只有模糊的概念。

我仍然記得那晚的畫面，我躺在床上，深呼吸，持續冥想。一小時，超過一小時。我覺得我的下巴慢慢鬆開了，感覺身體靜下來，我睡著了。我在早晨醒來，休息過了，真正地休息了，和我很久很久之前的感覺不同了。我持續冥想，很多個夜晚，可能要花一小時或更久，也許兩小時。

我現在對這門科學有一些認識，我知道那時我在關閉我的交感免疫系統。我在縮短厄文博士描述的危險循環，在這個循環中我的中樞神經系統向我的身體注射了腎上腺素，進一步加劇了戰鬥或逃跑反應，讓發炎腫脹和免疫系統更嚴重，然後再引起更多的腎上腺反應。我不知道那段時間是什麼在影響我的壽命，但是它給我的教訓是任何東西都換不到的。

同時，我把我心理上的水箱排空了。坐在心理醫生的沙發上，抽泣。我欠了我的父母、我的女友、我在哥倫比亞新聞學院結識的拜把兄弟鮑勃・泰德斯基一大筆還都還不起的債。我提到這些人並不僅是為了感謝，而是因為科學證明，疾病期間（包括焦慮和憂鬱）建立關係的能力對康復有益，有助於免疫系統找到平衡。從演化角度看這是有道理的，屬於社群一份子的想法對身體機制尋求和諧是強大的激勵與動機。孤單一人，只可能更退縮。

在此期間，我擦拭了大腦每個角落，開始了解一句古老諺語的智慧：除了恐懼本身，沒有什麼可恐懼的了。回顧過去，我發現心理探索的結束與冥想放鬆的開始有密切的關係。簡而言之，我已經允許自己放鬆。我變得稍稍自在，到最後，我也沒有什麼要證明的了。我學會，以一種艱難的方式，學會讓自己傾聽自己，這才是第一優先最重要的，學會壓抑他人的聲音。

這是最重要的，再強調也不過分，因為它直指我的健康，我懷疑這也關係到很多人的健康。基於相信自己，我變得比較自在隨意，如此又可以反過來聽得見生活中的很多悸動與激勵，更能感受到環境與朋友的撫慰，以及那些我一定要擺脫的虛幻之事。我找到自己了。

聆聽與遵循自己的聲音，不假外求俗名的認可，在此我舉一個發生在我身上的最好例子說明它對健康的價值。一九九〇年代末期，我在《紐約時報》做自由撰稿人，一切順利，我熱愛新聞工作的各層面，包括我曾懷疑的一切，像是會否持續的寫作、探索和好奇等。但我也很開心當個自由作家，可以按照自己的條件工作，不再是成績，也不是老闆的認可。我工作，也喜歡這份工作，還得到報酬，升職不再是我的渴望。

然後《紐約時報》給我一份正職工作。對於仍算年輕的記者來說，這是一個夢想的機會。唯一的條件是我一定得搬到紐約，不能留在舊金山，那是從我大學畢業起就一直定居的城市。

這個提議把我嚇壞了。我心裡知道我不屬於那個城市，那個城市代表在哥倫比亞新聞學院遭受的苦難，是個讓我擔心喪失自我優勢的環境；在高度競爭的世界過日子，總讓人提心吊膽。我想像自己被腎上腺素的上升螺旋抓住，日日忍受在辦公室與比我更能承受、或更願意承受這種痛苦的人為伍。我拒絕了這份工作。

不尋常的是，《紐約時報》作出讓步。他們說，他們雇用我，我可以留駐舊金山。但兩年後，報紙改變主意，我被通知必須回到紐約。「大家都一樣，」一位編輯告訴我，「不是只針對你。」

我飛到紐約，要求讓我留在舊金山。我和他們談，他們似乎很開心，我也很高興，不像破局。但一位編輯告訴我：「開心不是重點，這是每個人都該經歷的磨練。」

我發現，我討厭這個想法。

他們給我下了最後期限，二〇〇一年十月一日，不搬來紐約，就走路。但那時候我才開始和梅芮迪絲約會（不是梅瑞迪斯・布蘭斯科，而是另一個科羅拉多人，梅芮迪絲・巴拉德），這神奇的女人將會成為我的妻子。十月一日，我醒來，走到辦公桌前，等電話響。我一面工作一面等著。下一通電話，只要鈴響，都可能是通知我被解雇的來電。

沒打來，一個星期、一個月，然後又過了幾個月，都沒打來。我持續寫作，過日子，做自己的事，且越來越相信自己的聲音、我的心念。我娶了梅芮迪絲，開始寫書，對我來說，他們才是最重要的；想說給自己聽的故事掏心掏肺地說給你聽；唱各式各樣的歌，不再使用之前模仿別人的唱腔，用一種與過往完全不同的聲音。直到一天，《紐約時報》軟化了，他們高興，我也開心。

再一次，這些敘述不是離題；再一次，傾聽自心的價值就如免疫系統的教訓再重要不過。我越是與自己合一就越能拋開異己，身體也越健康。我也把這這個故事說給你聽，因為這個故事使我和傑森成為真正交心的朋友，立足點比我們小時候分享的真誠許多。

同時，傑森做的也是在追隨自心。自心讓他想出一個又一個的生意點子，賣東西、攀關係、閒扯淡，天花亂墜那些小飾品的魔力，真心相信那些點子是新奇又與眾不同的，從手機儲值卡到果汁攪拌機，不斷不斷地直到他定下來做最新的冒險，賭場小飾品。

二〇一一年春天的那個晚上，新關係的輪廓成型了。我們談論生活，談論癌症。

「我必須克服這件事，」傑森告訴我：「然後才能想下一步該怎麼做。」

「還好嗎？」我指的是癌症。

「我不想騙你，瑞克，真是他馬的糟透了。」

他跟我說了化療的事，以及化療如何破壞他的身體，還說了他必須吃類固醇才能壓抑發炎反應，這會讓他晚上睡不著。「那比我這輩子覺得最不舒服的時刻還要痛苦一千倍。我只能坐在那裡，好想睡，全身痛，躺在那裡，甚至連書和電視都看不下去。太殘忍了，就連我最大的仇人我都不想如此對他。」

我想，換作我，也會想錯過一些化療診治的。

傑森第一次治療失敗了。化療領域還有其他選擇，那也是他的另一條路。

然而，在背景中，一個新的醫學領域正在成形，它建立在多年來免疫學的硬底子研究上，也就是所謂的免疫療法。它背後的科學令人震驚。

38 拉撒路老鼠

免疫系統很重要的一部分是圍繞信息交流的方式衍伸的。分子發送和接收信號，敦促免疫細胞攻擊，做更進一步監視、撤回、內爆、潛伏，幫助新組織生長。從廣義上講，信息傳輸有兩種不同的形式或媒介。

某些信息溝通是利用溶液或類似液體的交流，並涉及介白素。這些分子被釋放出來，帶著信號到處游走並注入其他細胞。

第二種類型，我也已經詳細描述過，是細胞表面的分子或蛋白質與另一細胞上的分子或蛋白質連接或結合，就像抗體。它們漫遊身體的方式不是藉由液體，而是附在細胞上，然後到了某個非常特定的接點上就連接上另一個細胞。這些拼接組合的配對都需要實體上接近。

這個概念很重要，因為它有助拯救傑森的命。如何救？為了讓你了解，我需要更深入科學領域。

通常，拼接組合的一邊稱為配體，另一邊稱為受體。（配體的英文是 ligand，來自拉丁文 ligare，意為結合。）配體會與受體結合。

從一九八〇和九〇年代，免疫學家做了很多尋找免疫細胞表面分子的事（基礎考古學），然後試圖尋找它們的配對。尋找配對的原因是希望能找到一組能說明連接作用的配對，能解釋分子一開始碰到細胞表面時在做什麼？拼接組合的各部分在做什麼？如果把它們放在一起又會發生什麼？

「每個片段都造就一個故事。就像認識一個朋友，透過分子做一系列接觸，都是同樣的事情。」免疫學家馬修·克魯梅爾（Matthew"Max"Krummel）這樣說。二十世紀重大科學時刻——CD80和CD86與它們的配對相遇的那一刻，克魯梅爾正在現場。

以下就是這個故事。

一九八〇年代末期，定義兩個主要免疫細胞（B細胞和樹突細胞）表面的配體工作已經完成。科學家發現這些配體可與T細胞表面的特定分子結合。

當這些各式各樣的免疫細胞在生命慶典中循環時，它們會相互碰撞。如果B細胞表面具有正確的配體，而T細胞表面有正確的受體，則這兩個分子會相互結合引發反應。

OK，好吧，那又如何？又會引發什麼反應呢？

我們還在嘗試解釋癌症治療，請給我一點時間，好嗎？不要離開。

下面仍是用大白話寫的：

T細胞可以攻擊入侵者並組織攻擊。科學家在T細胞表面發現了可與免疫系統其他部分，也就是B細胞和樹突細胞相連的分子。換句話說，科學家發現了拼接組合的各個片段，它們可以接在一起，但科學家卻不知道這組拼接是什麼樣子，或者這組拼接到底是什麼意思。他們發現T細胞表面的關鍵分子，一個叫 CTLA-4，另一個是 CD28。

微不足道的小事只要有一點深度就不再微不足道：CTLA-4 和 CD28 都可以與 B7-1 和 B7-2（也稱為 CD80 和 CD86）這兩個配體結合。

好吧，那又怎樣？

大約在一九八九年，免疫學界的兩位明星學者，一位是當時在柏克萊的詹姆斯·艾利森（James Allison），以及在芝加哥大學，後來到加州大學任教的傑佛瑞·布魯史東（Jeffrey Bluestone）一起研究 CTLA-4。當時在舊金山，還有一位在必治妥施貴寶製藥公司從事相關研究的第三位科學家，彼得·林斯雷（Peter Linsley）。

布魯史東和艾利森對癌症並不是特別感興趣，或者說，癌症不是他們的重點，他們較關心整個免疫系統。

在柏克萊，艾利森實驗室的一名博士生做了一項實驗，他從小鼠身上取出腫瘤，放入試管，再注射外來基因。注射基因是因為要讓腫瘤細胞出現一種叫 B7-1 的分子，

B7-1是配體，可與T細胞上的受體CTLA-4和CD28結合。之後研究人員將這樣的T細胞注射到試管，哇！你看看！這些T細胞竟受到B7-1的吸引出動攻擊腫瘤，把惡性腫瘤消滅了。

再做一次，溫柔一點，才可測得較好的數據。研究員想出方法，展示這個能吸引另個連接組成的片段，並秀出它激發免疫系統反應且消滅腫瘤的狀態。

這是好消息，對吧？

是的，朝正確方向邁出一大步。但這還不是聖杯。因為步驟太過人為，就像量

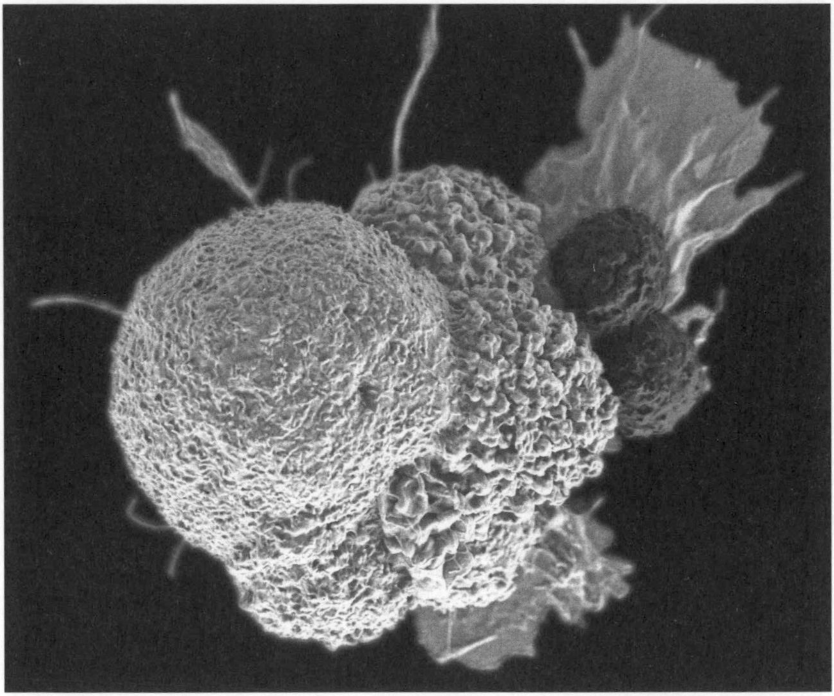

兩個T細胞（右方）正攻擊癌細胞。（NCI/NIH）。

身定做腫瘤，再放入外來基因，讓它直接命中。加上這一切都發生在試管中，還算不上是允許操縱人類免疫系統的解決方案。但它強有力地顯示像這樣的解決方案是做得到的。

這就是克魯梅爾與艾利森開始合作的地方，艾利森因為接下來的研究而得到二〇一八年的諾貝爾生理及醫學獎。

艾利森和克魯梅爾決定進一步試驗 CTLA4，CTLA4 是與 B7-1 和 B7-2 結合的另一端分子。他們很快注意到一件奇怪的事。當 CTLA-4 吸引並結合配體時，免疫系統並沒有像小鼠實驗中那樣迅速增強。相反，免疫系統似乎被削弱或完全沒有作用。「我想，我們必須弄清楚 CTLA-4 的作用。」艾利森回憶。其中的奧祕咬得他心耳發癢。

克魯梅爾和艾利森提出一個問題：如果 CD28 會讓 T 細胞增殖，但 CTLA-4 似乎沒作用，如果將這兩種機制結合會發生什麼？

他們發現的是一個轉折點。刺激 CD28 讓 T 細胞增加，免疫反應增強。但是，當混入 CTLA-4 時，它降低 T 細胞的反應程度。不僅如此，加入的 CTLA-4 越多，T 細胞增殖的越少。這表示 CTLA-4 不會讓免疫系統反應增強，而是讓它減弱甚至關上。

他們覺得自己正在幹一件大事。

克魯梅爾設計出一套化學程序，可以產生不同水平的CD28和CTLA-4，如此，要造出多少T細胞，他就可以微調。那是在一九九四年。

「我們就像轉音響大小聲一樣調高或調低T細胞。」克魯梅爾說。或者，你喜歡另一個比喻：「我們發現兩個水龍頭，一個放熱水、一個放冷水。我們立刻在白板進行討論。」他說。找出這是什麼意思，他們要怎麼處理？

他們開始實驗，一次又一次，嘗試各種組合。「整整九個月，我們從份量控制（熱和冷）發展到我可接觸的每一隻實驗用動物，逼T細胞長得更快，看著它們長得更慢，然後吉姆帶來腫瘤模型。」

到現在為止，沒有其他科學家沉迷於此，只有艾利森，念頭在腦海裡一遍又一遍地轉著，他試圖弄清一切。這些分子相互作用加起來是什麼？他與我開玩笑說，一九九四年的一個晚上，這些碎片終於拼在一起，當時他的腦袋還在「喝了太多酒」後晃來蕩去的狀態。他想，也許就是這樣理解癌細胞是怎樣戲耍免疫系統，讓疾病躲過我們的防禦的。他想到一個點子，一個扭轉詭計的點子。

艾利森邀請博士後研究員黛娜．李奇（Dana Leach）加入實驗室。李奇把腫瘤從試管移出，注進真正的小動物體內，再把這些帶有腫瘤的囓齒動物引進實驗室。獸醫把幾種長得很快的癌細胞打入小鼠體內，研究人員讓癌細胞蓬勃生長。之後，他們向小鼠注射一種分子，是一種抗體，目的在破壞癌細胞與 CTLA-4 建立的任何聯繫。

他們想破壞癌症與免疫系統之間的交流，想法是想藉著這種破壞，阻止癌細胞一直踩著免疫系統的煞車不放。

「我們只是在嘗試。」克魯梅爾說。

幾天後，艾利森進實驗室檢查進度。「我到了那裡，『我的天啊！它把所有小鼠都治好了。』」

先前的實驗都是在試管中分離腫瘤組織，然後修改基因，才能刺激T細胞反應。到頭來這些作法都是不切實際的。

但是在新的實驗中，研究人員對腫瘤沒有做任何加工，腫瘤就是腫瘤，就像可能長在你我體內的腫瘤，就像最後長在傑森體內的那個，處於自然狀態。

科學家這次沒有改變腫瘤，而是加了抗體來干擾癌症的詭計並刺激免疫系統的反應。具體來說，他們注入能與免疫系統連結的抗體，讓它把我們精妙防禦的煞車放開了。

「令人驚訝的是，我們沒有給免疫系統任何有關腫瘤的新信息。」克魯梅爾說。

「有一組早就存在的細胞，」一組T細胞，「但它們極少出現。」

艾利森回顧之前，他對免疫系統的看法與我們長期抱持的看法截然不同。他並不只把免疫系統看作厲害的殺人機器，他完全不這麼想，反而認為免疫系統非凡的自制能力可與它的殺人力量平分秋色。免疫系統的主要工作之一是關閉攻擊，按掉開關。尖銳刺耳的急剎車作用在T細胞上。

「T細胞收到信號就自殺。如果不這樣做，人們會患上糖尿病、多發性硬化症、狼瘡。」他說。「到目前為止，這種負面選項是「中樞耐受」(central tolerance)[23]，把T細胞除掉；每個還在發育的T細胞有九十%被殺掉。」

他弄清楚CTLA-4的功能了：「CTLA-4可以保護你免於被自己的免疫系統殺死。」

哇。

但是癌症不是在殺人嗎？面對致命的腫瘤，為什麼我們的身體會允許踩剎車？

答案與傷口癒合有權衡利害的關係，癒合傷口是身體和免疫系統最重要的功能之一。

23｜譯註：中樞耐受是免疫耐受的一種，免疫耐受指免疫系統對特定抗原無反應。中樞耐受是指 T 細胞和 B 細胞在養成器官中的無作用。

39 傷口癒合

如果你突然受傷，例如，踩到棍子或被罐頭邊緣割傷了手，這件事會引發一波波的緊急維生行動。紅血球湧向現場開始凝結把血止住。來自各地的細胞進入破口啟動分裂。這些細胞包括免疫系統細胞、嗜中性白血球和巨噬細胞。

傷口癒合的專家莎賓娜・華納（Sabine Werner）形容這就像急救人員到達現場一樣。「發生緊急事件，透過血塊封住。」那裡的免疫細胞要對付的是「細菌、真菌、病毒，它們全部都可能存在。」

中性粒細胞產生「蛋白酶」（proteases），細心的讀者現在知道那是一種酵素。這些酶有點像手榴彈，會在某些細菌上打洞，「積極地殺死它們。細菌也被嗜中性粒細胞和巨噬細胞所吞噬。」華納說。清潔溜溜。

除了嗜中性白血球外，還有第二個絕命殺手。它的名字名列記不住的名稱中，它叫：活性氧分子（reactive oxygen species，簡稱ROS）。

只要記住這點：它很討厭。活性氧分子中有一種叫過氧化氫，巨噬細胞和嗜中性白血球都可以合成這個化學物，然後用它在傷口進行殺戮。嗜中性白血球和其他殺手不僅清除細菌或其他可能的感染，它們還殺死周圍組織。這就是為什麼在受傷後，即使傷口很小，也會在受傷幾天後加重疼痛和發炎。因為你的免疫系統已經用工業強度的化學藥品進行了房屋清潔。

該區域「其他的東西」都被清除，留下焦土一片。然後在死寂之地，巨噬細胞進入吞噬餘燼。

建築工人幾乎很快就搬進來。在九〇年代初期，華納研究了這種現象，注意到傷口部位促進生長的信號會在一兩天內增加十倍。體內發生了什麼可以這樣迅速復元？要求細胞迅速分裂並補充組織的信號從何而來？她熱烈地追求答案。

請想一下這種轉變有多劇烈。一瞬間，你被鮪魚罐頭割傷的手指就被特警隊打掃乾淨了，然後在幾個小時內，整個建構施工完成，殺人機器就退場了。這對整體健康系統的意義何在？「傷口以這麼快的速度反應，我感到非常興奮。」她思忖。

她還不了解陰暗面。

當然，這些重建程序各自都有複雜的語言命名。就如「纖維母細胞」(fibroblast，又稱「成纖維細胞」)是一種刺激組織再生的關鍵細胞，是能增殖移居到定點的心臟細胞，具有各種用途。這些細胞能被巨噬細胞發送的信號吸引，要注意的是，它顯示巨噬細胞的另一面。這些巨噬細胞雖是「大胃王」，但在刺激新組織的生長中也能發揮作用。

當纖維母細胞聚集在一起時，它們形成結締組織，這是新舊組織間的橋樑。在傷口部位，新組織呈顆粒突起，因此叫做肉芽組織。非常重要的是，這些組織是由傷口邊緣出現的血管餵養的，這是為新組織做的真正餵食管。新組織是一種頑強的網狀結構，一種纖維狀基質，正如華納與合著者在論文中寫的，它可以防止病原體的侵襲，並且「最後修復階段需要生長因子，它也是生長因子的匯聚池；也有不同細胞被引到傷口位置，它也為這些細胞提供支架。」

生命慶典中的某個特定聚會場所爆炸了，先清除碎屑，接下來是基底建設和架起鷹架，然後才開始重建。但是，正如許多建案一樣，必須獲得許可。身體必須接受建造的東西是「自己的」。這個地方若出現任何會致病的異物都將被摧毀且不再重建。

這是危險的必然結果。一旦獲得許可讓新細胞被餵養，就注定它們會被認為是「自己」，就會讓它繼續建設。但問題是，新細胞並不一定是自己，它們有時是癌細胞。

因此，促進健康組織生長的因素似乎也促進了腫瘤生長。自從一八六三年德國科學家魯道夫・維爾蕭（Rudolf Ludwig Carl Virchow）觀察到：「慢性刺激和之前的受傷是腫瘤發生的前提。」

華納在演講中引用了另外兩個同樣有見解的引文：

「腫瘤產生很可能擋不住。」這是蘇格蘭醫師亞歷山大・哈多爵士（Sir Alexander

Haddow）在一九七二年發表的評論。

然後有麻塞諸塞州病理學家哈羅德・德沃拉克（Harold Dvorak）的觀察，他在一九八六年說：「腫瘤是治不好的傷口。」

這些智慧之語已經過實驗室實驗得到有力證明。

幾十年前有一個用小雞呈現的生動實驗。這個在柏克萊做的實驗是在小雞身上注射一種已知會致癌的病毒。這一針可以打在皮下或肌肉中，但無論打在哪裡，這一針都會造成很小的傷口。

一兩週內，在打針處會出現腫瘤，小雞會在一個月內死亡。

研究人員合理地認為傷口與腫瘤的生長有關，並想出了第二個實驗來證明。這次，他們只感染了小雞的右翅，不感染左翅。同時，他們刺破了右翅。瞧，腫瘤長在注射部位和另外一翅有傷口的地方，腫瘤在有受傷但沒有注射感染的翅膀上長出來，長出來的時間多花了約二十%。

非常清楚地，傷口對促發腫瘤扮演某種角色。

到了一九九〇年代，華納開始將各條線索拼在一起。華納等人發現了為什麼吸菸、採煤礦或日光浴等事容易致癌的解釋。每個活動都會傷害組織並破壞DNA，當組織受損時，免疫系統會介入清理該部位，並幫助刺激新組織的生長。但問題在於，當ＤＮＡ受損時，正在生長的新細胞可能是惡性細胞，其中一些是自己構成的，但與自身有差異，表現就如癌症。這些細胞不按身體的正常規則行動，而遊走在邊界。這些因素全加在一起後，就得到受免疫系統保護甚至培育的癌細胞。

這也解釋了為什麼某些自體免疫失調患者有得癌的風險，因為自體免疫失調會導致慢性組織損傷。

一旦出現傷口，也就是醫學界所說的出現損傷，細胞就會分裂。它們當然要分裂，因為需要新組織。但當新細胞分裂時，很可能出問題。每一個細胞分裂都是一次錯誤的機會，也就是突變。例如，某段ＤＮＡ可能複製得不對，這事常常發生。幸運的是，在大多數情況下，這種突變沒有影響，因為細胞會死亡或很快被吞噬。突變變得太異常，以致細胞無法生存，因為它缺乏生存基本的基因物質，然後巨噬細胞出現，吃了垃圾，故事結束了。其他狀況，突變是由免疫系統負責的，因為細胞已變得根本就是個異類，成為潛在的問題，所以用轟的或用炸的把它炸毀、破壞，然後吃掉，故事也結束了。

但有時候，這種突變非常微妙。細胞具有足以生存的基因物質，且完全像「自己」，並不會被免疫系統認出有問題。有些情況，免疫系統還對它做過測試，但認為它就是自我，不能放著不顧。

這並不是說這種細胞一定是癌。單個突變的細胞極可能不是癌。華納向我解釋說，細胞要轉變為癌細胞至少需要經歷五到十個不同的基因突變。不僅如此，要成為「完美的癌細胞壞蛋」，DNA還需要在不同區域發生特定的隨機基因突變。就像，會活下來且變成癌症的突變細胞已經變出能向免疫細胞發送信號的能力，它的指令是：不要攻擊我，請保護我，把我養大。

「它們的分泌能改變免疫細胞的因子。」華納告訴我。舉例來說：「巨噬細胞不再引起發炎了，它們反而保護癌細胞並刺激血管生成。」

這是癌細胞利用免疫系統的關鍵時刻。癌細胞不斷增長，被悄悄保護著，有血管餵養，甚至被纖維網絡守護。腫瘤「一直平穩前行，看不見它卻不斷增長。」CTLA-4的開創性研究者艾利森如此說。

但是隨後，「在某個時候，（腫瘤）達到了一定的大小，氧氣和食物都不夠了。」艾利森解釋，它們對生長環境來說已經變得太大。「它們開始死亡」，巨噬細胞進入，發生吞噬作用，腫瘤碎片被清理，免疫系統開始提供更多的生長基礎設施，就像要癒合傷口所做的一樣，同時間CTLA-4還關上了攻擊犬。

這是免疫系統造成的惡性循環，沒別的好說的。**免疫系統開始餵養和培育癌細胞**。微妙的防禦已經轉向攻擊你。

全部加起來就是，得癌的機率很大程度取決於某人受傷的頻率，又是受哪一種傷。這只是數學。簡單來說，更多的傷意謂更多的細胞分裂，也就有更多發生危險突變的機會。

讓我們一探世上最大殺手的狀況。

人在抽菸時，肺部脆弱的粉紅組織內會形成微小傷口，向肺部注入數千種化學物質，其中很多不僅破壞ＤＮＡ，還干擾ＤＮＡ的修復。同時，免疫系統的警察和救火隊出現，傷口癒合的過程開始了，開始造新細胞。就這樣一而再、再而三，抽了一根又一根，年復一年。（吸菸是一種長期活動，和偶然從篝火吸入的不同，直接從火吸入的化學物較少。）以吸菸的情況而言，惡性細胞得到餵養和保護，且保護與餵養它的是一開始清理傷口的同樣系統，這套系統也確保沒有病原體在那裡造成傷害。

這些新細胞中有一些是造錯的，被認為是異己。也出現某些正確隨機的突變組合，它們活得下來且很像自己。以上各種各類，讓免疫系統，這個為捍衛我們而建立的系統，成為腫瘤的促進者和保護者。

再次提醒一個重要關鍵，癌症只是數字遊戲。傷口越多，突變和發炎越多，罹患癌症的可能性越大。這就是抽菸這類事為什麼如此危險的原因，每抽一口都會增加風險。同樣地，沒有塗防曬的日光照射也為傷口和發炎提供另一個機會，加上紫外線直接誘發突變，更增加皮膚癌發展的機會，還包括特別危險的黑色素瘤。其他進入人體的毒素，無論是食物毒素還是化學毒素，也會造成傷口，發生損傷，就算再小再輕微，都需要修復，再來就是炎症和重建。每次輕微侵擾都是細胞分裂和免疫系統反應的機會，雖然原意在清理，但也可能引發癌症上身。基於數學的確定性，吸菸者幾乎肯定會在某個時間點罹癌。如果你是吸菸者，也許現在身上就有癌細胞。實際上，很可能已經發展成癌了。但大多數的情況，因為缺乏基因改變的準確類型，特別是無法藉由歸化免疫系統而增殖，癌症的存在並不表示癌症會紮根。

不做此類高風險行為的人罹患癌症的可能性要小得多，或說，我們還不會那麼快得癌。但是，如果我們壽命夠長，數學也會追上我們的。

事實是，人到最終還是會有癌細胞的，就算滿口稱讚免疫系統做的權衡取捨，但**最終**還是會發展成癌症的。因為演化，才讓這種可能性存在，甚至才讓癌症可以生根。原因很簡單：在短期內，它願意冒著突變的風險只求立刻重建組織。畢竟，還有什麼其他選擇？讓你的組織出現一個洞？讓你的身體一點一滴被缺口刀傷弄得殘破脫落嗎？

細胞分裂是必須的。突變、癌症是細胞分裂的副產品。死亡之所以注定，這是原因之一。但這種動態也是對抗癌症的關鍵，這就是艾利森利用 CTLA-4 要做的。第二個重大的概念發現是讓它幫助修補免疫系統，讓免疫系統轉而支持生命。

40 程序性死亡

回想一下詹姆斯．艾利森的發現，我們可以藉著逗弄 CTLA-4 來調節免疫系統。CTLA-4 是T細胞上的分子，作用是削弱或扼殺免疫系統反應。

艾利森和克魯梅爾等人在實驗室中揭露的是，腫瘤似乎利用對生存很重要的分子阻礙免疫系統。免疫的煞車系統避免我們的精密防禦發狂過熱，引起發炎、發燒、自體免疫失調，而腫瘤啟動了煞車系統。但是柏克萊的科學家發現，小鼠體內的癌症發出激活 CTLA-4 的信號，讓免疫系統停止運轉，如此，癌細胞就可不受免疫系統的控管而生長。

事實證明，CTLA-4 並非唯一的煞車。還有一個叫 PD-1。PD 是 programmed death 程序性死亡的縮寫，我對此已做過簡要描述。它是T細胞上的分子，可讓免疫系統自我毀滅，事實上就是自殺。

這個概念在表面上看起來令人難以置信，但這很常見。這是由日本京都大學醫學院的本庶佑（Tasuku Honjo）博士在一九九二年發現的，是他研究生涯中做過影響最深遠的發現，因為影響如此深遠，讓他與艾利森共同獲得二〇一八年的諾貝爾獎。本庶博士和他的團隊一直想理解「癌症研究所」（Cancer Research Institute）所描述的「一般細胞的家庭清潔打掃」。研究人員遍搜基因物質，直到他們發現有個基因看起來就像是做這件事的，當某些細胞不再有價值，這個基因就會促使它們死亡，稱為「程序性死亡」，是當細胞對身體沒有用時的細胞自殺。本庶博士和他的團隊深入研究程序性死亡的起源和功能，發現當把小鼠的PD-1破壞或做「基因剔除」（gene knockout）後，大多數囓齒動物會產生像狼瘡一樣的自體免疫疾病。

換句話說，程序性死亡基因似乎與抑制免疫功能有關。

為什麼免疫細胞自殺是有意義的？這和身體防禦網絡需要很多剎車是一樣的原因，是另一個故障保險機制，防止我們體內最強大、最自由放任的系統過於猖狂的另一種方式。

從本庶實驗室往太平洋的那端過去，矽谷實業家兼科學家尼爾斯・隆伯格（Nils Lonberg）對程序性死亡這個剛開始的新研究十分感興趣，他認為可以用它來治愈癌症。自從他開始替小鼠擠奶以來，就已經為了此刻計畫多年了。

隆伯格於一九五六年生於柏克萊，父親是化學家，母親是心理學家。他因懷有製作「基因轉殖鼠」（transgenic mice）的夢想，才間接開始從事癌症的開拓性工作。基因轉殖鼠是利用小鼠進行基因工程，讓小鼠可以攜帶人類基因。聽起來似乎與主題無關，但它恰好與免疫學領域相吻合，甚至可追溯到雅克．米勒玩弄小鼠發現胸腺的作用前。而且毫不誇張地說，它的內涵向前延伸到挽救傑森的性命。

到了一九八〇年代中期，科技的進步已經遠遠超越雅克．米勒的小屋時期。在那時代，想法已到了利用複雜的基因技術做出雖有小鼠外觀（大部分啦）但已接上關鍵人類DNA。這樣一來，就有可能看到特定分子或藥物對人類關鍵DNA的影響，而不用殺死一個人類實驗者。

但是將人類DNA放入小鼠並不容易，或說在八〇年代還很困難，「殘忍又粗野」，隆伯格向我描述這一點。他當時在紐約的紀念斯隆凱特琳癌症中心工作，他要在午夜讓兩隻小鼠交配，然後到了清晨，就從雌鼠那裡取出胚胎，注射入他想嵌入的人類DNA，然後將這些胚胎轉移到「假性懷孕的小鼠」身上，就是一隻已經準備要生的小鼠。隆伯格說：「三週後，你會得到攜帶人類DNA的小鼠仔。」然後接續繁殖，就會出現有純淨DNA形式的小鼠。

（順道一提，一天晚上隆伯格在實驗室替小鼠擠奶，正擠著，他的老婆走進來，她也是科學家。「她走進來，看到小鼠被我掛在真空吸奶器上，擠著奶。她只是看著我。」他笑著說。）

隆伯格認為，如果可以做出攜有全部人類DNA的小鼠，是否就可以做出有全部人類抗體的小鼠？如是這樣，又要如何處理這些抗體？是否就可以將小鼠變成製造人類免疫系統特定分子的工廠？

如果可以的話，就可以將這些抗體注回這個人的體內，支持他的免疫系統，而不會冒著排斥他人分子的風險。

隆伯格正在催生一種單株抗體療法的新藥物。它是過去二十年來最重要的藥物類別，按照它的發展速度，很有可能在我們死之前影響我們大部分人的生活。對於傑森、琳達和梅瑞迪斯及其他很多人來說，這種療法改變人生。到了二〇一五年，單株抗體藥物的銷售額達到每年八百七十億美元，預計到二〇二四年將達到每年兩千四百六十億美元。

複習一下，單株抗體是抗體的精確拷貝，抗體是免疫系統的基本組成。它們能嗅出其他細胞上的抗原並與之結合，包括壞份子。如果你知道抗體的作用並做出大量副本，理論上就可以做出一種藥，能把正確抗體填入人體，引發針對性的免疫反應。

在讀完所有內容後，一切聽來似乎合情合理，但這是異常複雜的，需要高度的創新與科技。因此，難怪隆伯格搬到矽谷，那裡的生物科技業——包括醫療與高科技產業——正蓬勃發展。

隆伯格的貢獻最後變得非常重要，因為要製造大量人類抗體是一項艱鉅挑戰，而他能解決。隆伯格的解決方案經過數年的開發，到了一九九〇年代中期，他做出他口中的「科學怪鼠」（半人半鼠）；半人的部分是免疫系統。隆伯格與其團隊將某種特定分子注射到他們說的科學怪鼠中，激發抗體的反應與生成。用電影語法表達就是，注入小鼠體內的分子在生命慶典中循環，刺激免疫系統反應。隨著部分反應，注射的分子被鎖定，小鼠生出針對這個分子的抗體。透過這種方式，小鼠變成單株抗體的生產工廠、免疫系統機器人、義肢或人工合成的奧妙防禦系統，可以在人體內進行標靶治療，這似乎是人體無法自己做到的。由此方式，以被提取的單株抗體為基礎，就能開發出藥物。

但有一個轉折，這對挽救傑森非常重要。他們最後收穫的抗體並沒有針對癌症，它針對免疫系統。

幾世紀以來，對抗癌症一直以攻擊為基調。但隆伯格和他任職的公司（通過收購，當時他在必治妥施貴寶製藥公司工作）正在開發一種不依賴這種核心思想的抗體，至少不直接依賴這個核心思想。他們正在開發一種能把自己黏在細胞上的特殊抗體，也就是能與傑森這種人的免疫系統細胞結合的抗體。

一開始聽來很違反直覺，卻很有道理。畢竟，傑森癌症失控的主要原因是他的免疫系統正慢慢退場，它已收到從癌細胞發出要它踩煞車的信號。製藥商希望以系統性的方法干擾信號，阻斷它，藉由把T細胞受體屏障起來的作法，不要讓它再收到退場信號。

對這個過程，隆伯格有一套自己的電影描述。畫面出現T細胞，在身上漫遊，細胞表面裝備了武力強大的大砲，大砲的工作是清除危險有機物。T細胞的表面還有許多天線，天線會收到免疫系統其他部分傳來的信號，T細胞從天線那裡得到開火或不開火（通常不會）的授權。而癌細胞成功地和一個、也可能是幾個重要天線連上了，按上了大砲的中止鍵。

因此，隆伯格和他的同僚想知道是否可利用抗體阻止天線收到信號。

他們的技術建構在他人的研究成果上，就如柏克萊的艾利森和克魯梅爾的研究。回想一下，那些科學家已經發現T細胞會根據收到的信號進入攻擊模式或減速，且發現T細胞接收資訊的特定位置，也找到負責發送訊號的特定分子。

有個方法可以思考這項研究，就是將免疫系統與癌細胞互動情形做最簡單的圖像化。

新細胞發育後，很可能與樹突細胞接觸。樹突細胞是免疫細胞的一種，會把異物片段帶回來讓T細胞做檢查。樹突細胞就像是潛在病原體和T細胞間的中介。很多對付惡性細胞的情況是，樹突細胞會帶回信號，而這個信號被T細胞解釋為「啟動」或「攻擊」，然後T細胞的攻擊行動就開始了。

但是有些癌症，例如傑森得的癌，最後一定會向T細胞發出信號要它退場，並且這些癌細胞的信號似乎過於強大，以致通信系統不堪負荷。T細胞其實是收不到要它「啟動」的信號。

隆伯格等人想知道，是否可能送一個更大聲的訊號，讓這信號團團聚在T細胞的「啟動」天線上，所以T細胞就會收到攻擊信號，也就取代了癌細胞要它「停止」的信號。在老鼠的幫助下，他們把分子送出去，收復了T細胞的天線，讓它不再被癌症蒙蔽它的信號束縛，如此T細胞就能繼續前進。

（以下資訊提供給對細節感興趣的人，隆伯格及他的同事在一九九〇年代後期就在研究如何讓T細胞在CD28接收信號，CD28是接收「啟動」信號的位置，而不是在CTLA-4，CTLA-4是「停止」信號到達的位置。這兩個地方都會收到分子B7-1的信號；如果B7-1和CTLA-4結合，免疫系統就會停止，如果與CD28結合，攻擊就會繼續。隆伯格說，在某些癌症中，「CTLA-4霸占了B7」。所以目標是把B7-1從CTLA-4上「掙脫」，讓它能與CD28結合。他們做出一個超特定性抗體，用它與CTLA-4結合。當抗體與CTLA-4結合時，也就撬開了B7-1。現在，剎車系統被關閉，免疫系統可以攻擊腫瘤，就像它是外來的和危險的，不再是無害的和自我的。）

如果這方法有效，就能釋放免疫系統，讓它做原本該做的事。這理論是一個奇蹟，一個用化療幾個月、數年都殺不死的腫瘤，用這個方法只要幾天或幾週，人體自身的防禦就能把摧毀它。綁在T細胞武器上的鎖被取下，大砲沒有束縛，癌症的把戲圖窮匕見。

二〇一〇年九月的《新英格蘭醫學雜誌》刊登了一篇臨床實驗的報導，這個臨床實驗是在二〇〇七年做的。一種藥物被用在六百七十六名第三期或第四期轉移性黑色素瘤患者身上，黑色素瘤是一種可能會致命的癌症。而這個藥物將病患的平均預期壽命從六・四個月延長至十個月。聽起來可能不多，但是壽命增加了四十%！

但有一個陷阱。

這篇登在二〇一〇年《新英格蘭醫學雜誌》上的醫學研究暗示藥物有副作用，至少有十%至十五%的患者出現副作用，且是非常嚴重、非常嚴重的副作用。七名患者死亡，其中幾名發生「與免疫相關的不良反應」。

這款藥叫 Yervoy（中文藥名為「益伏保」，主成分學名是 ipilimumab），這個藥使得T細胞放開了煞車。但請記住，煞車會存在是有很多充分理由的。現在，隨著免疫系統的釋放，它的塞子可能半關半落，攻擊可能比癌症更猛烈。

這並不是研究人員第一次操弄免疫系統而付出重大代價。

二〇〇六年春天，少數病患在倫敦一家醫院「參與了一項衝擊力震撼整個研究界的實驗」。我當時的同事伊麗莎白・羅森塔（Elisabeth Rosenthal）在《紐約時報》上這樣寫著。這是一次針對單株抗體 CD28 的第一期臨床試驗，一期臨床試驗的目的在於測試安全性。因此諾斯威克公園醫院找的志願者都是健康的，他們被選中是因為他們的 CD28 受體與類風濕關節炎患者和 B 細胞癌症患者的 CD28 受體類似。

讓我先暫停一下強調一個事實，這些藥的設計本來就為了治療兩種表面看來不相干的疾病，癌症和自體免疫疾病。當然，現在顯然它們之間有密切的關聯，一種是欺瞞、減慢、阻礙了免疫系統，就像傑森體內的；另一種卻使免疫系統過熱，就如琳達或梅瑞迪斯得到的。同一種藥物是否能瞄準免疫細胞讓它恢復平衡？

但 TeGenero 不屬這類，那是讓這次臨床實驗遺臭萬年的藥物。

六名健康個體進入第一期臨床試驗。他們注射的藥物劑量很少——比在動物身上顯示的安全劑量還要小五百倍。

案例報告寫道：「第一次注射後的幾分鐘內，所有患者都開始發作嚴重的不良反應，這是因為活化了T細胞，迅速釋放細胞激素所致。」

也是時候該定義這個可怕術語了：「細胞激素風暴」(cytokine storm)。

還記得細胞激素嗎？它們是把信號發送到免疫系統的蛋白質，構成強大、幾乎即時的電信網絡，功能之強、速度之快會讓現今網速最快的電信商或連線公司羨慕不已。他們發送的命令可以促進一系列反應，包括細胞生長或引起發炎。它們可呼叫先天免疫系統的核心成分干擾素，吸引荷電更廣的介白素，還可徵召巨噬細胞和嗜中性白血球的趨化因子（chemokines）。當網絡開始發送大量信號時，就會發生細胞激素風暴，這是失控的信號洪流。細胞激素風暴一詞實際上低估了它的危險性，叫它細胞激素颱風或颶風可能還更準確，它是會致命的。

在八小時內，所有參與 TeGenero 臨床試驗的六名實驗者都進了加護病房。其中五人死亡。

至少可以說，這是一座距離太遠的橋樑，是施工不良的試驗，顯示當創新為嚴謹防禦提供動力時，你靠護欄有多近。這是冒險，冒著搞砸免疫系統的風險。

傑森生病時，藥物開發者已有了長足的進步。

41 突破

幾年前，當《紐約時報》開始在報紙版面放上彩色照片時，我就開玩笑說人們不必擔心：我告訴他們，《灰色淑女》（Gray Lady）[24]的文字一定仍維持單調無生氣的風格。

我當然是帶著愛這樣說的。此時此刻，正是誇張、刺激又露骨的形容詞上場時機，但是主題嚴肅的報紙文章並不在內。因此，當《紐約時報》謹慎處理被視為「癌症治療的阿波羅計畫」時，最終也是可以理解的。二〇一一年三月二十五日那天，美國食品藥品管制局（FDA）批准必治妥施貴寶藥廠生產的藥物Yervoy上市（我在前幾頁提過這個藥），它可以用來治療致命性皮膚癌黑色素瘤的患者。

在《紐約時報》商業版上登了一篇文章，那是我已經退休的同事，人稱「行走百科全書」的安德魯・波拉克（Andrew Pollack）寫的。文章表明，Yervoy已被批准用於轉移性黑色素瘤，這是一項重大突破。並且解釋，在藥物試驗中有二十%的用藥者延長了兩年以上的壽命。是的，藥有副作用，但你不治療，最後轉移性黑色素瘤也會有屬於這個病的終極副作用。

24｜譯註：灰色淑女是《紐約時報》的戲稱，因為報導風格向來保守嚴肅，就如只穿灰衣的拘謹女士。

因此，對於得到黑色素瘤正在垂死邊緣的人來說，安德魯的文章讀起來可能也就像在說：**我們可以把你從死神的手中帶回來！**

現在回想，誰也無法低估安德魯描述 Yervoy 的措辭：「一種新型態的癌症藥物，釋放了人體自身的免疫系統來對抗腫瘤。」

一切科學研究引領我們來到此處，從梅契尼科夫和埃利希到雅克・米勒、和麥克思・庫柏，再到彼得・杜赫提及利根川進，還有無數先進。一路走來，由一項發現攀上另一項發現，從一項技術建構出另一項技術，每一項艱鉅的失敗都帶來微小的突破。基於病患的支持，他們願意賭上自己的機會，自願做移植（乞求治療！）或自願接受新藥測試，因此免疫系統不僅被理解，而且也被「釋放」了。

科學和市場力量共同合作，將看似奇蹟的療法推向市場。而傑森正好趕上。

42 傑森與時間賽跑

傑森的第一線化療失敗後，被轉到科羅拉多血癌研究所照護，並由腫瘤科醫生布倫萬監督。第二線治療稱為救援性治療，它比第一線化療更毒，而傑森對它有好的反應。但第二階段療程中還有一個步驟是很殘酷的。

接下來要做的是骨髓移植，也就是稱為「自體造血幹細胞移植」的手術（autologous hematopoietic stem cell transplant）。這種移植要換掉病患骨髓中被化療破壞的幹細胞。真實的情形是，它要拔除患者的免疫系統，然後重新啟動它。

這還不是可怕的部分。讓這個過程難受到撕心裂肺的是叫做 BEAM 的過渡步驟。這是另一種高劑量化學療法，極端可怕，邪惡程度有如核冬天，用在救援治療後清除殘留的癌細胞。通常救援治療會留下大約一百萬個癌細胞，而 BEAM 的毒性極高，足以對付這些剩下的頑劣癌細胞，但也因為它太毒了，就連患者自身的幹細胞都被它毒死了。

布倫萬博士解釋說：「最後的癌細胞被殺死在祭壇上，連帶他所有的幹細胞也死在上面。」

BEAM帶來的情緒挑戰完全占據對移植本身的考量，BEAM的手段太過激烈，以致要對患者進行三種層級的評估，通過才能做移植，包括：患者對化療反應是否良好？身體是否撐得住？情緒上也都能忍得下來？

到了傑森接受心理學家評估的時候了。

二〇一一年十一月十六日，傑森走進方形的小間診療室，二．五公尺見方的房間，中間有一張圓桌。專為癌症患者提供諮商的心理學家安卓雅．馬可維奇馮（Andrea Maikovich-Fong）進來和他打招呼。傑森進去時，外

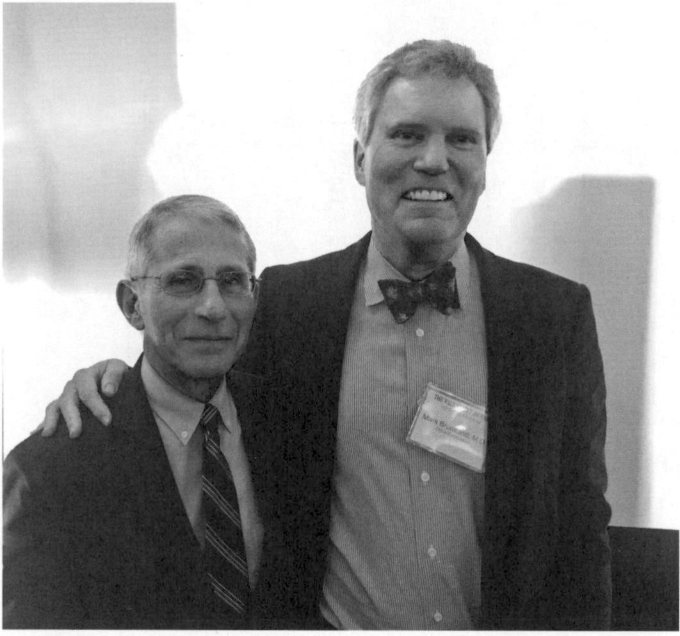

國家衛生研究院（NIH）國家過敏和傳染病研究所所長安東尼．弗契（左）和傑森的腫瘤醫生馬克．布倫萬（右）。（作者提供）

表或行為都不像是病人。他戴著墨鏡，見到馬可維奇馮不久後，一場空氣吉他演奏及搖滾歌曲演唱會就開始了。

「他當時非常活潑，」她回憶那時刻：「我不覺得他像得了癌症。」

他準備好收服這隻猛獸。

為移植做準備，傑森接受藥物刺激幹細胞生長，再把它們引出骨髓流入血液中。這樣它們就可以被收割了。然後就到了打 BEAM 的時候了。

二〇一一年十一月二十一日，傑森開始進行大劑量化療消除最後的癌細胞和免疫功能。八天後，在「休息一天」後，他被注入了新的幹細胞。

這時候，他身體的免疫系統被糟蹋了，迅速分裂的細胞幾乎都被浪費：他的腸子有裂洞，皮膚無法癒合，濃密的頭髮成團成團的掉，笑容不見了。他失去了樂觀。

「他穿著一件連帽運動外套，坐在那兒，完全直不起身子。」麥可維奇馮說。「房間一片漆黑，他看上去就像是坐在那裡的影子。他抬起看著我，但抬起的是眼睛而不是下巴，他說：『這太慘了。』」

「他和我第一次見到的人是完全不同的人。如果你走進那個房間，那真是太驚人的印象。」

一個月後，他離開醫院。到了二〇一二年一月，傑森覺得 BEAM 和移植似乎已經奏效。傑森現在擁有名副其實的免疫系統新生兒。布倫萬醫生向患者描述新生幹細胞時總說：「就像你讓小孩去上小學，然後把各種病毒都帶回家。」傑森的免疫系統需要時間重新學習，他接受抗病毒的藥物治療，正如布倫萬醫生所說的：「唇皰疹不會演變成肺炎。」他們叫他吃優格增強微生物叢基因體——「我們試圖保護它們，讓好菌在腸道中重新生長。」

通常計畫是讓患者先治療，然後重新培養免疫力，就像兒科醫生讓小孩恢復元氣。但傑森的病並不典型，因為他一開始復發得太快，而且復發的地方都在同一區域。布倫萬醫生說：「傑森有你能想像的最高復發風險。」

因此，布倫萬醫生和傑森討論，希望他能參加 Brentuximab vedotin 的藥物臨床試驗來鞏固勝利，這個藥受矚目的原因是它綜合多位免疫先驅的多項重要研究成果。

Brentuximab 是單株抗體療法，源起於一九七〇年代對某個單顆蛋白質做分離複製時的重要發現。情形是，研究人員發現患有霍奇金癌的 B 細胞會出現一種名叫 CD30 的抗原，Brentuximab 就裝備著抗體到處尋找破壞這個抗原，你也可以把它想成一種標靶療法。

醫藥界也出現一件小趣事，現在若你看到藥名結尾是英文字根 mab，它就代表著單株抗體。

但是，就算這個藥物具有針對性且比化療更精確，並不表示它沒有副作用。Brentuximab可能產生的副作用包括極度疲勞、腹瀉、血尿，口腔生瘡潰爛等。

傑森詢問貝絲的意見後，決定去做。他被告知，這個藥會根除霍奇金癌細胞捲土重來的一切可能。

傑森決定這麼做，其中一個原因是他對布倫萬醫生抱持極大信心，加上傑森覺得他和他的腫瘤醫生真的很投緣，他就像傑森一樣，有幽默感，渴望冒險，而且不怕戰鬥。

43 死亡牧羊人

一九九〇年六月八日天氣晴，阿拉斯加德納利峰的上空飄著莢狀雲，當時它的官方名稱還叫做麥肯尼峰。布倫萬醫生站在海拔四千三百公尺的營地，準備登頂北美最高峰。

德納利峰的最高處是海拔六一九四公尺，有著反覆無常的天氣和獨一無二的挑戰。一九九〇年這次登山的幾個月前，山上溫度已達到最低紀錄零下五十七度，不負德納利作為地表最冷山峰的聲譽。從基地營要爬到五四八六公尺處，實際上比登聖母峰走的垂直高度三六五八公尺要大。

日本的七人登山隊伍在布倫萬的八人登山隊前先上山，但他們在西邊山脊上遇到了麻煩。一名日本登山客的肺部發生問題，也出現腦水腫，死神正圍繞潛伏。六月十日，德納利國家公園服務處傳來一則消息到布倫萬的小隊，要求他們幫助現在滯留在五九七四公尺高的日本登山者。

大雪迷濛已經雪盲，布魯萬等三人在這情況往上走，想攔截三名迷失方向的日本登山者，最後終於在德納利隘口下方的五四八六公尺處碰到人；四名登山者加速前進，又在五七九一公尺處找到了另外兩名日本登山客，那地方距離山頂只有三百公尺。現場一位是醫師，另一位是患有腦水腫的日本登山者，他死了。布倫萬和其他兩位同伴把防水布鋪在雪橇上，把屍體裹在裡面，拖到德納利隘口，到了隘口就可以把屍體保存在那裡，等到規模更大的登山隊來時就可以把屍體帶下山。

到最後，要救身體狀況最危急的人差一步都太晚，布倫萬起心動念，他想救這樣的人，成為照護瀕死者的牧人。這聽起來很像腫瘤科醫生的職位描述。

布倫萬醫生在丹佛長大，父親是眼界開闊的企業家，做事有點傑森的味道。例如，他的父親在一九六八年開了一家洗車店，在那裡工作的同事一半是越南獸醫，另一半是從「愛之夏」（summer of love）[25]歸來的老嬉皮。小馬克．布倫萬也在那兒工作，有時自己洗車。但這不是他的職志，他的職志是醫學。

一九八五年，他完成醫師的住院實習，並在國家衛生研究院的主任安東尼．弗契的帶領下進行免疫學研究，曾在弗契醫生的免疫調節實驗室度過三年（世界真小！）。然後去了西雅圖，在那裡，布倫萬醫生開始照護癌症患者。他正徘徊在十字路口，要繼續做研究？還是在診所治療患者？對很多一開始被研究工作吸引的醫生來說，這可能是艱難的選擇。研究工作被視為特別高尚的職業，從業者由此得到自我滿足。有時人們會說，醫界頂尖思想家既研究**也**治療患者，但這只是人們在說，完全錯誤。醫

25｜譯註：「愛之夏」是發生在1967年舊金山多達十萬人的大規模的嬉皮聚會。

生，就像律師、作家或商人一樣各有甘苦，只是適才適所。

布倫萬醫生想著為什麼即使這工作勞苦異常他還願意與病患共同走下去，他得到一個簡單答案。「我可以跟他們連結互動。」

他覺得自己了解如何應對艱困環境和失落。布倫萬醫生找到自己，找到他在這個世上的聲音。對他來說，這是真實感受，喜歡與人互動，感受互動，這才是真正的英雄。他喜歡站在病患的角度面對挑戰，但更重要的是，他喜歡做病患的「教練」，讓病患以自己的方法來應付惡性腫瘤。在他家的牆上掛著一張照片和一個小女孩寫的信（我抄錄下來，請不要介意拼字）。

親愛的聖誕老公公，

我是女生，一整年都很乖。我想要很多東西，我有列下來：

1. 波吉狗。2. 愛心編織品。3. 超級軟的凱莉娃娃。4. 超級力害的波吉電子狗。5. 巴哈人的CD。6. Tekno 球鞋。

愛你的，凱蒂

凱蒂寫了第二封信，也貼在布倫萬的牆上：

親愛的聖誕老公公，

請不要管我的聖誕禮物了，我只要媽咪好起來，我只要這個。

愛你的，凱蒂

凱蒂的媽咪並沒有好起來。

「她死了。」布倫萬醫生說。

布倫萬醫生是很執著的腫瘤科醫生，又是對事實沒有安全感的人。對此他發展出應對機制，包括幽默感和出自真實自我的本性，堅韌。布倫萬參加高中滑雪隊時，他會練到嘔吐或暈倒，藉以證明自己訓練得夠努力。參加與癌症的戰鬥也是他自己選的，他寫道：「一旦做出對戰的決定，就要嘗試一切道德、醫療上最有效的方法取勝。」

「如果要我『欺騙』癌症，那我就不會去監獄，而是去斯德哥爾摩。」

這是野獸的本質，對腫瘤科醫生而言，布倫萬醫生經常功虧一簣。他有時會想，這是否就是工作的全部，戰鬥、戰鬥、再戰鬥，扮演烈士。事情越是絕望，他就越努力。

他下定決心要救傑森，就像傑森是自己的兄弟、兒子，也是一起踏上旅程的真正夥伴。

44 個人試驗和臨床實驗

二〇一二年五月，傑森在他的治療計畫中加了新藥，一種名為 citalopram 或 Celexa 的抗抑鬱藥。布倫萬醫生說：「如果你患有復發性霍奇金淋巴瘤，但你沒有憂鬱症，你一定是沒有注意到。」

目前，傑森已搖動了惡性B細胞。但就算是天生鬥士，戰鬥過程最終也會造成巨大損失。為了制衡或補償某種治療作用，每個月必須服用的藥物清單似乎都會增加。他告訴我，他認為這種養生法是他與自由的某種牽繫。但事實是，他也許因為各種已知原因正在感到焦慮和沮喪：即使在失眠、自我懷疑、恐懼中掙扎，他也在尋求平衡。拚命想擁有之前的自信、健壯的前青春期自我，然後不斷的死亡威脅改變了他對可能性的認識。

二〇一二年，看到免疫療法如嬰兒學步般持續進展，但在那年，免疫療法的科學一躍登天。這些發展為一世紀對免疫系統的學習戴上皇冠，並成為傑森治療奇蹟的種子。但除了少數科學家、腫瘤科醫生，或投資界的某些人士外，少有人知道這些進展。

例如在二〇一二年九月二十六日開始一項新藥物的研究，是Yervoy（或稱ipilimumab）與一種叫 nivolumab 的免疫療法新藥，目的在確定兩藥合併使用時對晚期肝癌的有效性。藉著比較藥物對患有B型肝炎和C型肝炎的癌症病患的影響，觀察這個藥的安全性與療效。

第二期臨床試驗已於四月在德州的安德森癌症中心進行，針對葡萄膜黑色素瘤（一種眼癌），探索藥物合併使用後在這場戰爭中的療效和安全性。

五月，必治妥施貴寶製藥開展一期臨床試驗，目的在研究 nivolumab 對血癌、非霍奇金淋巴瘤和霍奇金淋巴瘤患者的影響。在第一階段，主要議題是藥物是否安全。實驗原定於二〇二〇年完成，按照傑森的標準，這還有很長的路要走。

同時，越來越多的免疫療法藥物試驗正在進行，以上只是少數。

中間有些事情超乎想像，例如在試驗進行那年，我的同事丹尼絲·格雷迪（Denise Grady）做的一篇報導。丹尼絲是很有觀察力又細膩的作家，之後和波拉克和我一起合作，為《紐約時報》撰寫免疫療法，丹妮絲報導了艾瑪·懷特海德（Emma Whitehead）這女孩的故事。二〇一二年五月，艾瑪才六歲，血癌末期，而且如丹尼絲所寫的，在兩次化療失敗後，她「沒有選擇」，注定要死。

可以理解，面對死亡，艾瑪和她的父母接受高度實驗性的治療。這個實驗不僅立基於癌症研究也依靠愛滋病研究，女孩的數百萬T細胞從她身體移除，然後將新基因插入T細胞，插入的基因來自失去作用的愛滋病毒。為什麼？因為愛滋病毒非常擅長攻擊B細胞，這就是為什麼這個實驗如此危險。

就艾瑪而言，她的B細胞已經長成惡性細胞。原本是免疫系統的重要組成現在是致死力量，從內部把她的身體蠶食鯨吞，艾瑪需要把維持健康的一部分免疫系統殺掉。

新的、變異後的T細胞被注入女孩體內，它們上工了。丹尼絲寫道，具體來說，T細胞利用愛滋病毒曾經致命的標靶定位機制在B細胞表面尋找名為CD19的蛋白質。這些T細胞可視為導彈，攻擊程式設定為尋找並摧毀B細胞上特定的作用點。但問題是T細胞無法分辨健康B細胞與惡性B細胞，結果是一律通殺。

由於B細胞受到大規模攻擊，艾瑪的防禦系統開始——用一個非臨床術語來形容——「瘋了！」

丹妮絲寫道，發生了細胞激素風暴。這篇揪心的報導解釋說，女孩的體溫驟升至四十度，「她身上纏著呼吸器，昏迷不醒，腫脹得幾乎無法辨認，朋友家人圍在四周和她說再見。」

用類固醇啊，就如你知道的，類固醇用來抑制免疫反應，但失敗了。負責這項尖端實驗的醫生是免疫療法的傳奇人物，與吉姆．艾利森等先行者享有同等地位。他最後想到一個法子，給女孩施打一般用在類風濕性關節炎的藥物。

「幾個小時內，」丹妮絲寫道：「艾瑪開始穩定下來。一週後，到了五月二日，她在她七歲那一天醒來，加護病房的工作人員一起唱了生日快樂歌。」

新治療有效，小女孩在副作用下重生，納入內容不斷增長的免疫療法傳奇故事。但這就是問體所在：如果你把鏡頭拉回看，這篇報導不只是一篇癌症治療的故事，故事的主要角色是免疫系統，它才是那個決定要留或殺的力量。儘管從表面上看，這篇報導關於癌症，但實際上，它把癌症、自體免疫及最基本的免疫系統功能（如發燒和炎症）全糾結在一起了，關係全弄擰了。

二〇一二年七月，傑森的 brentuximab 藥物實驗正做到一半，他覺得自己下地獄了。「事情比你想的還要糟糕，」他告訴我：「你絕對不會想嘗試任何一項。」

每隔二十一天，他就要回丹佛做治療，逼自己趕快恢復體力，才能回到拉斯維加斯或康莊大道上實現夢想。他的賭場小飾品生意做得不錯，水晶小豬或水晶小動物這類小玩意，正好可以塞在賭場換現金的貴賓卡禮盒中，賭場可以拿來做促銷活動吸引新客戶。傑森樂意提供小飾品新選擇，建議科羅拉多一家賭場用火車車廂的飾品，特地開車去賭場說服管理階層簽約。儘管他住在拉斯維加斯，但也不能只釘住一家賭場，多和在密西西比和科羅拉多那裡的小型賭場合作才好。

二〇一二年，他從觀察貝絲的行為得到一個新的生意點子。貝絲家門口放滿了成堆的亞馬遜包裹，總想找個法子在她不在家時可以收包裹並鎖上保管。傑森心念一動，就是它了！下一個好生意是，兼具美感及加密保管功能的門廊保管箱，正可迎接新經濟！

該死的化療。傑森到處去找保管箱的原型，去了本地的五金工具店 Home Depot；然後在丹佛媽媽家門口先放了一個，就是一個帶鎖的盒子。然後他緩解了，他曾被絆倒，但回來了。

十月三日，美國食品藥物管理局的官員會見了必治妥施貴寶公司的高層。正是這家製藥巨頭透過策略聯盟最終收購了隆伯格開的公司，也買下了智慧財產權，會議的主題是如何讓新型免疫抗癌藥物 nivolumab 進入快速審查程序。

當市場上很少有替代藥物（如果有的話）能對付病患的致命病情時，越來越多新藥利用「快速審查認定」（Fast-track designation）讓藥品上市。在這個案子上，用於治療黑色素瘤的 nivolumab 正處於最新試驗階段，黑色素瘤是一種皮膚癌，如果不及早發現動手術切除，會是最致命的惡性腫瘤之一。在當時，黑色素瘤只要一擴散轉移，病患存活率為十六％。

免疫系統是問題癥結所在，它被癌細胞癱瘓了，原因可能涉及我之前說過的兩個關鍵煞車系統：CTLA-4 和 PD-1。前者被激活後會抑制免疫系統反應，後者有關程序性死亡，真正導致免疫細胞內爆，免疫反應因此減弱。

早期的臨床研究顯示，nivolumab可藉著關閉程序性死亡反應幫助放掉免疫系統的剎車。自雅克・米勒發現胸腺不是演化殘留而是T細胞的發育中心以來，七十年過去，現在科學家已經可在分子水平修補T細胞了，且取得巨大成功。這個從二〇一二年十二月二十一日開始的藥物試驗，持續進行到二〇一三年的大半年，涉及十四個國家／地區的六百三十一名黑色素瘤患者，發現療效反應率為三十二％。

不過，FDA的決定並不明確。它必須考慮一個核心問題，當免疫系統的煞車變鈍時發生的副作用——皮疹、咳嗽、肺部感染、結腸損傷、肝腎損害、腦水腫，就是腦腫脹。FDA在一篇論文中總結了一些問題，「nivolumab的毒性特徵包括引起自體免疫不良的器官毒性，具有嚴重風險且這可能致命，需要以大劑量的皮質類固醇治療。」

就像我們知道的，踩煞車會導致免疫系統猛烈咆哮，而類固醇可以抑制這種怒吼，反過來類固醇又會抑制免疫系統，使其容易受到感染。

再次提醒，修補免疫系統有自己要承擔的風險。

但它絕對會打擊死亡。此外，它的研發也在早期，還有很多工作要做。

以上所有事情都不在傑森的雷達中，或就大多數人來說，也屬不知情。免疫療法主要受到投資者的關注，他們可以看到一系列藥物的潛力，雖然目前只針對某些癌症，但最終會影響更廣，影響廣及傑森這樣的霍奇金癌症患者，有十%的霍奇金患者做傳統化學療法或放射療法都效果不彰。

於是，傑森和免疫療法有個約會。

45
另一隻鞋

二〇一三年十二月十一日，傑森來到布倫萬醫生在科羅拉多血癌研究中心的辦公室，參加一場為時八十分鐘卻必然充滿喜悅的會議。傑森從二〇一二年開始服用brentuximab，二〇一三年一整年都處於緩解[26]，他又活了二十二個月，而且沒有復發。然後在第二十四個月時，進入具有重要意義且可被認為完全康復的緩解階段。

「你感覺怎麼樣，傑森？」

「還不錯，日子有好和有壞。有些時間真好，我能做好多事，然後就累癱了。」

可以理解，布倫萬醫生告訴他，他的身體經歷了三年的地獄。但是現在傑森只要服用 acyclovir 就好了，那是一種預防口唇皰疹和較麻煩病毒的藥物。

「傑森，你在角落正準備要轉彎。」

他只需要再等六個星期，事情就算結束了。

一週後，傑森回到拉斯維加斯，去做了按摩。第二天他醒來，左邊的胳肢窩，就是左腋下與肩膀連接的地方出現腫脹，情形持續一個月。他回到丹佛做組織抽檢，當

26｜譯註：疾病改善到極少症狀或沒有症狀稱為緩解（remession），如緩解能持續規定觀察期才是復原。

時離他判定復原只有幾週了。他做了發炎部位的掃描。

二月二日，傑森精神振奮。他覺得心情很好，打算與他結識最久的老友，也是高中聯盟成員巴布・內斯比一起過夜，一起看我們最愛的丹佛野馬隊和西雅圖海鷹隊打超級盃。但是有壞消息：野馬隊以8-43的比數被擊潰；也有好消息：事情很快就結束了，事實上比賽到了第一節快結束的時候就已經沒懸念了。傑森和巴布兩兄弟興致高昂，心情超爽，除了比賽結果。

第二天，手機響了，那時他正和母親在波德的食品雜貨店買東西。是癌症中心照料傑森的護士芭琵・貝瑟打來的。

「嘿，芭琵！什麼事？」

「傑森，我有個壞消息。」

「什麼事？告訴我。」

「測試出來又長了，你過來跟我們碰個面吧。」

二月十一日下午四點半，傑森進到布倫萬醫生的辦公室，了解他的命運。「我又長了，不是嗎？」

「嘿，傑森，我們不是沒有選擇。」

他們早就過了兜圈子的時候。

「我們有選擇，」布魯萬德博士重複說：「只是目前沒有標準療法。」

「什麼意思？」

「你吃了 brentuximab 後一年都沒有發病，因此，我們可以再做一次試試看。」

傑森聽了，完全被打敗。癌症不斷復發，讓自己再入化療地獄的念頭，他連想都不敢想。

布魯萬德博士解釋說，還有另外兩種藥可能會有幫助。其中之一針對 CD30，它是讓癌細胞過度表達的分子，所以它更容易被 brentuximab 鎖定。

「這些藥有風險，傑森。實際上它們更可能引發其他惡性腫瘤。但是這些風險不會比你已經得到的惡性腫瘤更嚴重。」

「如果我不做了呢？如果我再也受不了了呢？」

「中位存活期[27]不到六個月。」

布倫萬醫生提議需在六天內開始治療。他有印象，傑森在治療名單上。

「瑞克，我做不到。」

他打電話給我，告訴我，他完了，已經夠了。那個我認為是終極競爭者的傢伙準備重新定義戰鬥。不再為了戰鬥，而是為了不再受苦，為了平靜生活。

「我不想讓我人生的最後幾個月活得像屎一樣。」

27｜譯註：中位存活期（median overall survival），一半患病者存活的時間。

「我能理解，小傑。很有道理。」

「這太離譜了，只差一點，我覺得狀況還不錯，我感覺好極了。」

他說他想多談一些。

我和諾威爾以及湯姆開始簡訊對話，他們是傑森兩個最好的朋友。我們決定是該辦場同學會了，把擔心好友聯盟的成員聚在一起，我們定了一個日期。湯姆會從明尼蘇達過去，我從舊金山回去，諾威爾則和幾個與傑森認識最久、最親密的哥們一起在波德作東。我們告訴傑森，我們要辦同學會。話中沒有特別講明重點：我們將聚在一起向傑森說再見。

巴布在機場接我，我們在傍晚稍早前到了諾威爾在波德的家。湯姆已經到了，在高中低我們一年級的艾瑞爾．所羅門，完全就是人間貴公子，但一直以來都是我們聯盟的一份子。艾瑞爾曾是匹茲堡鋼人隊的巡邊員，所以有一只超級盃的冠軍戒，他為了秀他的戒指，成為鐵人三項運動員，現在看上去仍是身材健美的巨人。實際上，每個人看起來都很棒，只是變老的版本。

有一些不一樣，伴隨我們青春期的拚酒狂飲消失了。我們這夥人中有兩個曾處理過飲酒問題，現在要拚都只拚蘇打水了。這些現在都是公開的祕密，在剛入夜時就先坦白實在是件好事。與在高中大學打混時酒精沖腦相比，我們似乎都更成熟了，如此也就更加自在。大夥兒聊聊家庭和日常，等著貴賓到來。

一直等。

一會兒，傑森打電話或發簡訊說他人到哪兒了。他從拉斯維加斯一路開車過來。

晚上九點，他到了，傑森立定轉了一圈，人字拖、牛仔褲、法蘭絨襯衫，帶點陳腐味、燦爛的笑容和高亢的笑聲，人一到立馬開始講故事。

「你們得聽聽這個，」他說：「昨晚我和貝絲在做悲傷諮詢，我試圖用它和她分手。」

「拜託喔，少來了。」

「我是認真的。我一直跟她說，她不需要惹這種麻煩。但是她一點反應都沒有，當時我就想，也許站在我的身邊是個諮商師。」

「小傑，你又不傻。誰會使用死亡諮詢來擺脫一段戀情啊。」

「我知道，這沒什麼用。」

一切都美好。不是傑森裝的——而是傑森就是傑森——微笑、大笑、高聲尖笑、自我解嘲，自己的派對還遲到，自得其樂，看來還真過得不賴。

他還有另一個故事要講，他被拉斯維加斯警察抓了。事情是這樣的：這些年來，他積欠了很多停車未繳的罰單，原因是：嗯，何必這麼麻煩呢？然後一天深夜，他失眠了，出去散散步。天氣很熱，他流汗流得像在地獄。他漫無目的地走著，最後走到城裡不知名的地方，當發現警察正在注意他時，他的汗已經飆到像用噴的。屋漏偏逢連夜雨，倒楣事連番來，警察查了查傑森的資料，發現他瘋狂積欠罰單，就把傑森帶回去關進拘留所。在那裡，他累癱了，努力忍著癌症爆發的飆汗。他坐在牢裡，等著被處置，就在快崩潰的緊要關頭，他被帶到裝滿二十來歲肌肉男的小空間。

「整件事情是我活該，但凡爛事中間都有一個小銀碗！」傑森就是傑森，他叫著，嘲弄著自作自受的倒霉事，我們不確定是否應該嘲笑他還是跟他一起同感不幸。但對我來說，我認為他看上去和房間裡的其他人一樣活著——絕對不像只能再活六個月或更短的男人。

一點一滴地，談話變得嚴肅起來。傑森讓每個人都聚精會神，說了他對我們幾個人曾說過的話：他再也不想做化療了。

「我想再享受一次四強賽。」他說：「你們認為我該怎麼辦？」

他的問題只是一種客套，我不確定我們的意見對他是否重要或應該重要。但艾瑞爾搶著回答，「如果是我，我會戰到最後。」他說：「只要有機會，你就該抓住。」

過去幾年，很多事情艾瑞爾並不清楚，而且肯定沒有聽到傑森近來對治療的疑慮，他的立場完全可以理解。其他人則對傑森的立場感同身受。對話時間不長，但傑森似乎一直對艾瑞爾的意見耿耿於懷，他不想讓自己變成半途而廢的人。

我們熬夜，打撞球，並相約一起吃早餐。我們這一幫子人又重新熱絡了起來，彼此的聯繫在歲月中日漸成熟，我們還沒有準備好與創始人道別。

餐廳的名字令人不悅地叫做「雞蛋等等」，我們在這餐廳吃早午餐。之前，我和巴布、諾威爾就討論過要花點時間讓傑森知道我們同意他的想法，推遲治療是合理的。並不是說這件事對我們來說做對了，我們如何無關緊要。而是，他覺得是合理的事對我們而言就是合理的。

他點點頭，接受了我們的意見。「艾瑞爾讓我有點心動。」他說，但他仍然不願接受治療。

在停車場，他說他想要一個臨別禮物。他想和我肩並肩照張相，他說他想看看我們兩個哪個鼻子比較大？

在我看來，這就像牽繫，最後的了……

我們互相擁抱，我前往機場。我懷疑是否會再見到傑森。

Part 6

HOMECOMING

返家

46 巴伯

巴伯．霍夫是現存最年長無症狀的愛滋病毒感染者，而他深深愛上了一位活得較長的有症狀愛滋病毒感染者，布萊恩．貝克，就是前面提到的ＤＪ和唱片行員工。布萊恩於一九九二年發現得病，多謝雞尾酒療法，他是大瘟疫中少數的倖存者。到了二〇一四年，巴伯與布萊恩生活在一起，論及婚嫁。

這是一見鍾情，至少對巴伯而言。

第一次見面是在二〇〇一年華盛頓舉辦的同性戀驕傲大遊行上，巴伯看到布來恩走在街上，想著：「哇，那男人真是超有型的！」巴伯拍了一張他的照片。事情似乎到此就結束了。隔年，巴伯在芝加哥舉辦的國際皮革先生大賽中，再次見到了布萊恩。巴伯的朋友告訴他別再害羞了，上去打個招呼。

巴伯走上前去，跟布萊恩說，他拍了他的照片，並向布萊恩解釋，因為他喜歡畫人像素描。「去年，我在同性戀驕傲遊行時拍了一張你的照片，你介意我我用你的照片來畫畫嗎？」

「這是我聽過最俗的搭訕台詞了。」布萊恩說。他愛上他了。

自那時候起他們就在一起。二〇一〇年，巴伯向布萊恩求婚，他們同意在某個合適的時間點再結婚。二〇一五年十一月二十三日，他們在華盛頓特區的法院結婚。

不久之後，巴伯前往美國國家衛生研究院進行日常評估。他待在候診室，米格勒醫生走過去，巴伯跳了起來，大聲打招呼，舉起手中的結婚戒指。「我終於說服了布萊恩現在就是結婚的好時機！」

兩人高興得抱在一起。巴伯講了自己婚禮上的事，眼眶含著淚。

米格勒醫生說：「我為他感到好高興、好高興。」

巴伯．霍夫幸福快樂地安定下來，仍然活著。

米格勒醫生和ＮＩＨ的團隊一點一滴的找，一次又一次地試，花了大約二十年時間，勞心勞力，只想確定巴伯和其他非凡控制者在免疫系統中的救生招數。實際上，當米格勒醫生剛被雇用時，就對可能機制進行了盤點，包括病毒株、T細胞數量、基因概況等，他們辛苦地比對清單，消除某些不足以說明問題的因素。

有個線索似乎十分關鍵，HLA-B57基因與非凡控制者有強烈關聯，HLA-B57基因存在於十％的北美人口，非凡控制者就有七十％有這個基因。ＨＬＡ基因的家族成員龐大，變異也多，因此在此家族中出現一個這麼特別的基因，它的能耐就很驚人。ＨＬＡ的原名是human leukocyte antigens，人類白血球抗原，它由ＨＬＡ基因編碼，是人體監視網絡分辨自身與異類的中心關鍵。事實證明，ＨＬＡ的相關性在於，當免疫系統分子要將愛滋病毒交給CD8 T細胞查看時就會與ＨＬＡ有關，而T細胞是士兵、戰士、殺手。與ＨＬＡ家族的其他成員相比，HLA-B57在呈現細胞時，刺激出的反應可能更有效，要求T細胞救命的反應。但是B57並不是絕對答案，因為還有多達三十％的非凡控制者沒有這個基因，而典型愛滋病患者也有十％攜帶B57基因。

「基因學是有用的，但還不夠。」米格勒醫生說他們了解。他的研究局面更加有企圖心：他與他在ＮＩＨ的研究小組及世界各地的眾多科學家都想做出愛滋病毒的疫苗。為此，他們必須知道HLA-B57在這場愛滋對抗戰中的角色，否則他們無法複製結果。他說如果他們能理解這種機制，那麼「你就不必擁有B57了。」

早在二十年前他們就把可能選項列在清單上，這些機制可能解釋病毒控制方式，**以及**可能以某種方式做成疫苗複製，但如今他們一條一條把清單上的選項剔除。

現在我們都知道大多數人碰到愛滋病毒會有什麼反應，但相較巴伯，他又教了我們什麼？想了解事實，米格勒醫生將他的情形與一般人的認知做了比較。像巴伯一樣，多數人也會認出病毒並對抗病毒，甚至認出病毒後，也會對同樣的病毒片段激起巨大反應。但關鍵不同在於兩者的質量和強度，像巴伯這樣的患者出現的免疫反應與它們攻擊愛滋病毒的主流方式在質量與強度上與一般人不同。當巴伯的CD8 T細胞再次遇到愛滋病毒時，CD8 T細胞大量增殖到非常高的水平。在過程中，他們增加了殺傷力，槍枝也上膛，變成更好的殺手。這些連環殺手也以瞄準攻擊的方式有效摧毀中間存在的任何感染細胞。對其他大多數的愛滋病毒感染者來說，他們的CD8 T細胞的反應較弱，殺傷力較低。HLA-B57和其他一些具「保護性」的HLA分子可能會使免疫系統對這種病毒產生強烈反應，以一種我們仍然不解的方式，但是人們其實不需要以HLA-B57引發主要的免疫系統攻擊力。

因此在接觸當時，免疫系統進行了計算。我們現在知道防禦網絡的中心本質就是計算，它要決定這樣強烈的進攻是否值得？發起一場全面出動的攻擊是否合理？或許有機會摧毀愛滋，卻冒著自身會受極大傷害的風險，這樣做不是不值得嗎？免疫系統是否應該變成核子武器？

不，不應該。米格勒醫生解釋說，至少這是計算結果。免疫系統認為，這場核子戰爭的後果將如「放射性落塵」——發炎、自體免疫失調、大量的內部損耗混亂，也許還有死亡。

因此，免疫系統會踩煞車。

「它的調性減弱了，」米格勒醫生解釋說：「這種驚人的寬容機制是為宿主著想的決定：『這場戰鬥太大了，打下去這個人會死的。』因此，它的反應不會太強，希望與病毒共存，想著：『至少這樣還死得慢一點。』」米格勒醫生繼續說：「這項研究告訴我的是，只要你研究過自身免疫性疾病或癌症，就知道它們有多相似。」

免疫系統在做權衡取捨，以維持和平，維持體內平衡，讓這個個體活得盡可能長。這只是數學。

米格勒醫生和康納斯醫生基於他們學到的知識，開始尋找做疫苗的最佳方法。一種想法是讓 CD8 細胞「忽略抑制信號」。他們是否能夠放開免疫系統的煞車？就像癌症研究的先行者一樣，鬆開免疫系統的煞車，讓系統可以攻擊癌細胞？

從理論上講，是可以的。但至少到目前為止，他們還無法弄清楚是什麼分子或分子機制控制了煞車系統，延緩免疫系統對抗愛滋病毒。

儘管有很長的路要走，但還有另一種方法可以解決這個問題。

二〇一四年，在 N I H 研究小組支持下，另一組科學家從一名非凡控制者那裡取得淋巴細胞，然後將細胞注入愛滋病末期患者體內。這個想法很危險，因為接受者的免疫系統很可能會將細胞視為異己而排斥，最後就像任何失敗的移植一樣，嘗試做這個實驗是一個不小的決定。而另一方面，預定接受細胞的受試者對病毒有「多藥耐藥性」（multidrug resistant，簡稱 MDR），幾乎沒有選擇，這種人在整個歷史上一直無可奈何地接受免疫系統實驗，因為另一種選項——無論如何都會死——也不太好。

科學家從另一個非凡控制者（不是巴伯）那裡取得了這些細胞，並放入患者體內。

結果讓米格勒醫生又驚又喜。B27配對CD8細胞保持活性約八天。另外，受試者的愛滋病毒濃度下降兩倍後才返回基線[28]。米格勒醫生說：「它很安全，而且似乎對病毒具有短暫的免疫作用。」

但是，這與找到療法相去甚遠，捐贈細胞最後也消失了。這做法有強烈且潛在的副作用。至少，它讓這個想法繼續往前推進，也許可以做一個比愛滋雞尾酒更好的捕鼠器。

巴伯·霍夫提供了另一堂課，他與整個社會的健康息息相關。

如果沒有像巴伯·霍夫這樣的人，人類早在萬古之前就被消滅了，原因很簡單，物種沒有多樣性就無法生存。畢竟，巴伯免疫系統的多樣性讓他活了下來。

想像一下以前的流行病，幾百年前，還沒有現代醫學的時代。那個時候、在那年代，人類免疫系統的多樣性為人類存活掙得一些機會。有些人**沒有**死於西班牙流感或黑死病，有些人有某些基因傾向，加上種種機緣，讓他們得以生存。

純以科學角度來看，巴伯的遺產尚未證明就是聖杯，還不是弗契醫生和米格勒醫生夢寐以求的解藥。在這場對抗愛滋的戰役中，如果巴伯的白血球，他的免疫系統，掌握了更自然的作戰關鍵，科學家一定還無法爬梳清楚。

28｜譯註：基線（baseline），臨床醫學上的基線指加入研究的病人在未用藥前的狀態。

只能說，巴伯留給我們的是對免疫系統與人類存活的有力陳述。

值得深思的是，因為包伯自身的不同，身為同性戀者，使他一生都被拒之門外，被拋棄，就像很多可憐的靈魂，被無知的社會詛咒，只因社會要鞏固自我。不過，我們現在已能看到，巴伯的不同處顯然不僅是人類馬賽克的一部分；它是人類得以存活的一個重要本質。在生理上、精神上、智力上，越是多樣，我們的平衡就越好；就像免疫系統和微生物叢基因體一樣，越是多樣，工具越多。

巴伯有力地指出了這一點，因為他避開了。「諷刺或絕對的矛盾是很強大的。」米格勒醫生說：「那些因為得到這個病而一直受到不公平對待、遭迴避的人成為社會次文化的一份子，而他的免疫系統卻又是如此獨

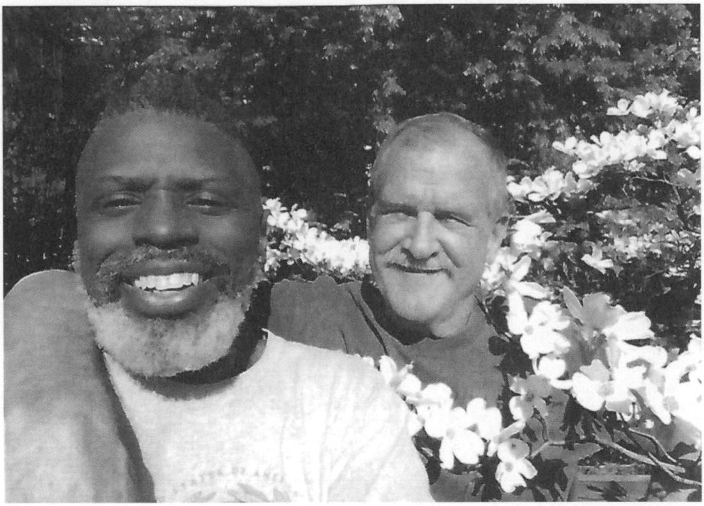

布萊恩．貝克（左）和他的丈夫巴伯．霍夫（右）。（巴伯．霍夫提供）。

特，對人類如此有益處。」

多樣性在此脈絡下具有兩種含義，一是生理意義，一是文化意義，兩者在生存上都扮演關鍵角色。

從生理學的角度來看，基因庫越廣，就越容易出現巴伯這種能在大瘟疫中活得下來的人，拯救物種的機會也就越大。這也是得到更廣微生物叢基因體、以及它的好處的一種方式。如果對此表示懷疑，請先問問自己為什麼禁止亂倫，這種行為讓基因庫縮小，存活率直線下降。

但也確實，我們需要多樣化的觀點和想法。為了證明這一點，案例不遠，請看我在本書中寫的各種救命藥物，它們的存在是因為世界各地的科學家帶來了不同的觀點和理論。沒有這些救生藥和這許多人，人類壽命不可能在最近幾個世紀增加一倍以上。這是我們要感謝多樣性的地方。

仇外心理是一種盲目的民族主義和種族主義，是一種自體免疫疾病，是一種讓自己的防禦看不見、聽不到的文化，以致狂亂進攻，讓自己步入絕境。生物學的種種告訴我們，就如川水磨石，與物種的多樣性合作是和諧及存活的必要關鍵。

47 琳達

二〇一八年一月十九日星期五，琳達走上奧林匹克俱樂部的第一發球台。奧林匹克俱樂部是舊金山南端的高級高爾夫球場。天氣預報一樣是寒冷冬日，但陽光閃耀著，讓穿著羊毛七分褲和黑色高領毛衣的琳達覺得暖呼呼的。琳達拿出一號木桿。她許了一個新年願望，今年要在高爾夫球場上好好玩一玩。

自從她贏得阿爾斯特公開賽已經過了三十六年半了，經歷如同廢人般的關節疾病，在如此可怕插曲後，她重拾這種高貴優雅的運動。從外表看，琳達沒有風濕性關節炎的跡象，但她的手的確還看得到骨關節炎留下的殘酷棱角。這點與退化性關節炎不同，退化性關節炎不是自體免疫疾病，而是因為關節磨損，但她的右中指和食指末端的腫脹和扭曲就吻合類風濕性關節炎的特徵。

琳達是右撇子，疾病損傷了她的右手，但這對打高爾夫來說反而是幸運。慣用右手的高爾夫球手用左手緊扣球桿，右手再包覆上。琳達開球，濕潤的地面是一種混合的祝福，因為球上果嶺後更容易黏住，但用一號木桿可能不會滾得那麼遠，這使得更難以第一位打上果嶺。

自從琳達二〇一六年三月退休以來，球就打得更多了，但要到那裡還有很長的路要走。

她和丈夫多年前已經離婚，婚姻遭受各種顛簸挫折，包括她的病，兩人的生活步調和前夫母親的自殺。

二〇〇九年，琳達出任Diamond Foods執行副總裁兼首席策略長。她原本以為這職務的壓力不會比做企業顧問壓力大，她錯了。例如，二〇一一年，Diamond Foods宣布計畫收購「品客洋芋片」時，她和執行團隊為了審查這筆交易，在九天內跑遍全球，拜訪品客洋芋片各地工廠，到田納西、布魯塞爾、日內瓦、新加坡、馬來西亞進行相關停留。

對於這樣的生活方式是否會讓自

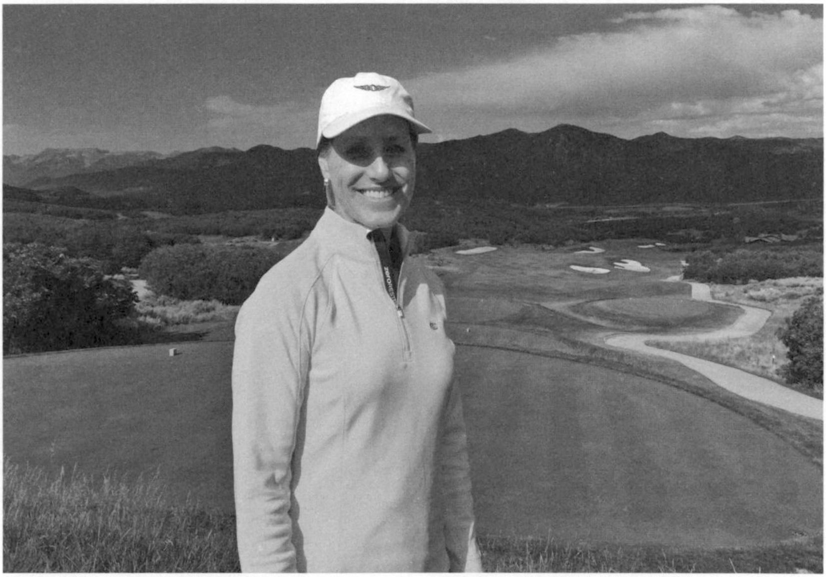

琳達・賽格雷重回發球台。（琳達・賽格雷提供）。

已陷入混亂她並沒有想太多，「我又一次感到狀況良好，我以為：我已經控制住了。」

在某種程度上，她在玩火。但是琳達希望走出自己的路，成為全球頂尖人士。她一生辛勤工作，有財務抱負。她想「賺到目標點」，然後就能安心退休不再擔心。就像許多單身的女人一樣，儘管有男友，也想賺到足夠的錢，這樣在經濟上就有全然的保障。

對於做出標靶藥物 Enbrel 的科學家和藥商而言，琳達的耐力似乎是他們夢想的體現，Enbrel 的作用在減慢免疫系統。她的風濕病醫生藍伯特說：「她是一個了不起的案例。」

藍伯特的這些話是琳達去奧林匹克俱樂部開球的那一週說的，那時兩人見面是為了做年度體檢，已是第十九次的年度體檢了。琳達每年只見藍伯特醫生一次，這件事本身就非同尋常。類風濕關節炎患者需要對付經常性疼痛和衰弱症狀，經常看醫生是難免的。

看診中，琳達知道了實驗室檢查結果。有趣的地方在於毫不起眼，沒什麼特別突出的。醫生和病人檢查了琳達現在服用的三種藥物：Enbrel，加上第二種抗炎藥，最後一種藥可防止其他兩種藥物帶來的胃部不適。琳達要求再開 Ambien，讓她在旅行時較好入睡。這些藥物份量是琳達在症狀最嚴重時的四分之一。

藍伯特醫生覺得她的病人是個奇蹟。她說：「這是我對琳達的看法。」藍伯特醫生回憶起琳達第一次來的時候，三十六歲，坐在輪椅上，因為她已經不能走了。「她需要一個奇蹟。」

藍伯特醫生解釋說，琳達是她首批以 Enbrel 治療的五位患者之一，「她是唯一剩下的。」其他四人不得不停止用藥，因為藥效已經停了。這對琳達是個新聞，她以前從未聽說過藥效有減弱的問題。

藍伯特醫生解釋說，關於神奇藥物為何會停止效用，有兩種理論。免疫系統不是找到繞過藥物的途徑，就是產生會攻擊藥物的抗體。

免疫系統就像看不見的病原，也在進化。

琳達在看醫生時，一直對現在的病況很火大，但它們都已經算很輕微的了。手指扭曲是因為骨關節炎，手腕觸碰性的疼痛來自類風濕關節炎。她說，她的大腳趾不時上演一陣陣疼痛，就是一切開始的那隻腳趾。

「我走得好好的，突然間，關節就被鎖住，一陣劇烈疼痛。」

「疼痛持續多久？」藍伯特醫生問。

「十分鐘，然後突然消失了。」

「不是痛幾個小時？」

「沒有。」

放在大局下看，藍伯特醫生並不認為這是嚴重的問題。

琳達問她的狀況是否已經不錯，有機會可以擺脫 Enbrel。

藍伯特醫生說：「我們不知道妳是否處於完全緩解期。」她表示，美國風濕病學院建議繼續治療。

單純的問題顯示琳達這條路走了多遠。

藍伯特醫生開玩笑說：「她最大的問題是抱怨自己是殘障。」

琳達一月早晨揮桿開球，潮濕的地面打到 210 碼處，相當準且直。她拿出了四號混合鐵桿打下一桿，以短切對付保護果嶺的沙坑，但她並沒有打正，仍然需要七號鐵桿才能打上果嶺。

二十二年前，要琳達拿著球桿揮擊是連作夢都不敢想的事，更別說走到球旁邊或走進醫生辦公室，她的身體被免疫系統的自殺任務束縛。但現在她能像一九八二年在阿爾斯特的進場一樣，從容地向球走去。

優雅地，琳達迴身擊球。小白球向空中飛去，馳向果嶺，在球洞前六十公分處卡住，她推了推桿。「一隻小鳥，」她說：「不錯的開始。」

48 珍妮絲和羅納德

我們走了多遠才來到這裡！當雅克．米勒開始了解胸腺的任務時，人類主要的死亡原因是肺炎和流感，其次是肺結核，心臟病和癌症排在清單的很後面。多謝科學，我們慢慢消除了這些重挫幾代人的疾病，並使它們成為較好對付的目標。關鍵在理解與加強免疫系統，用抗生素、疫苗、藥物和手術來完成系統無法全靠自己完成的事。

但有些事就像死亡和稅收一樣是無法拖到天長地久的，另一種逃不掉的就是浪費大腦。

就像科學幫我們逃離過去最致命的威脅，目前致死清單上新的潛在危險在上升的有：神經變性，如阿茲海默症、帕金森氏症，有時是盧賈里格氏症（Lou Gehrig's disease，漸凍人症），得到這些病的大腦運動功能會瓦解。

根據阿茲海默症協會的統計，二〇一七年全球約有四千七百萬人罹患阿茲海默症，由此數字預測，到了二〇三〇年，得病人口將增長到七千四百萬人。單在美國就可能超過五百萬人，這意謂著美國患者比例過高，幾乎是全球的兩倍。可能是因為美國人的壽命更長，美國人的預期平均壽命已從一九八〇年代末的七十五歲提高到將近七十九歲（鴉片類藥物氾濫在這裡造成巨大的負面影響，肥胖也使狀況更嚴重）。阿茲海默症是美國第六大死亡原因，這也是免疫故事的一部分。

這是人類壽命更長時發生的狀況。到最後，即使身體繼續活動，大腦也會衰竭。

隨著人們經驗的例子越來越多，它與我們的距離近得恐怖。這次，我們近距離的觀察窗口不是傑森、巴伯、琳達和梅瑞迪斯，而是來自我先前介紹的兩位科學家珍妮絲・基科特-格拉瑟和羅納德・格拉瑟。他們是俄亥俄州立大學的學者，一生都在研究健康與壓力間的關係。二〇一一年六月，他們自身與壓力的關係變得高度個人化。

在之前的幾個月，羅納德在講課時越來越緊張，他想講的每個想法都要放在他的PowerPoint簡報檔裡，這樣才不會忘記自己要說什麼。

多年來，珍妮絲說：「他以為自己的記憶越來越糟。」

羅納德生於一九三九年，七十二歲，身高一米八，身材精壯，銀色頭髮，肚子只有一點點。他周圍的同事和朋友沒有發現任何異狀，但他的母親有阿茲海默症，因此羅納德知道自己可能有遺傳傾向。

他和珍妮絲跟神經科醫生預約看診。

珍妮絲說：「當知道他要預約，我快嚇死了。」

珍妮絲和羅納德坐在神經科醫生的對面，對面坐的是俄亥俄州立大學記憶障礙診所的負責人。在看診之前，羅納德已經預先完成一些測試，包括繪畫測試，也就是讓羅納德先看他應該複製的圖片，再叫他畫出來。這本來應該很簡單，特別是羅納德，因為他在大學時期副修藝術。

這對夫婦與神經科醫生會面，醫生給他們看羅納德畫的圖。「這真是太糟糕了，」珍妮絲說。其中一張要嘗試畫出三維盒子，但「很明顯他無法複製圖畫。」

神經科醫生告訴這對夫婦，「所有可能性都要先排除」，像腦瘤。這位神經科醫師告訴他們：「大體上你們做得很對，但有一些問題。」他對他們的診斷是輕度認知障礙。

但珍妮絲可以從桌子另一頭顛倒看懂神經科醫生寫下的字：可能是早期阿茲海默症。

珍妮絲回家後讀了輕度認知障礙的研究論文，她現在是患者，或是患者的妻子，而不是讀著自己作品的遙遠讀者。她不喜歡自己念到的東西：像羅納德這樣的人平均有十二%會發展為成熟的阿茲海默症。

羅納德似乎一直抗拒這診斷。接下來的幾年中，他一直保持正常活動。珍妮絲說：「每個人都覺得他一直沒變。」

「然後，二〇一四年，情況急轉直下。」

他定期去看神經科醫生，做認知測試，結果顯示他每年量表分數都下降三分。但是在二〇一四年左右，大約有一年的時間他從二十四分掉到五分。可能的原因是，他一生都在高度運作中，以致他能假裝還能應付生活，實際上掩蓋了認知能力的衰退。一旦面具揭開，很難看。他無法正常接電話，無法使用微波爐，甚至刷牙，他曾經把牙膏擠在梳子上。珍妮絲說：「一下來得非常快，而且真的很糟。」

這是越來越普遍的經驗。但它與免疫系統有什麼關係？

到現在為止，我一直用免疫系統保護生命慶典做比喻，現在基本上我要納入整個人體一起看。

實際上，當我們說到免疫系統時，會把身體的某一部分大致分開，那就是大腦。事實證明，解開大腦謎團要比解開我們奧妙防禦的其他任何部位的謎團更具挑戰性。原因很簡單，要切入一探究竟並不容易，我指的當然是即時的。

免疫系統和大腦，各自都是世上最複雜的有機系統，因此，剖析它們之間的關係意謂著要先理解個別狀況，也要探究它們之間的協調作用。

一段時間以來，人們甚至不清楚大腦中是否有免疫系統，至少要像身體裡的那種。這個議題遇到瓶頸，是所謂的「血腦屏障」(blood-brain barrier，又稱「腦血管障壁」)。這是一個血管網絡，嚴格控制大腦和身體之間的物質流動，並且阻止身體的許多化學反應和其他功能漏進大腦。這個功能深遠且重要，為了不讓大腦受到感染，分子很難進出。（取而代之的是，神經攜帶有控制驅動功能的電子信號，大腦透過神經和身體協同作用。）

但是免疫系統細胞在體內如此自由漫遊，**通常**不會來回穿越大腦。

「人們認為大腦具有免疫特權。」本．巴雷斯（Ben Barres）博士如此說，他是開拓阿茲海默症研究領域的頂尖科學家。最終，有關的是大腦自身的免疫運作。「大腦有這個特殊的障礙，免疫系統不會只溜到大腦行動就算了。」

大腦有自己的處理機制。

腦神經學初級班：稱為神經元的細胞，通過突觸進行通訊。這些連接幾乎具有神奇力量，創造出身心合作的網絡，結果是種種化學反應如唱和般完美執行，構成名副其實的神經交響曲。例如，請想一想人要維持走路說話不出錯所做的一切，更不用說做更複雜的任務了，例如打網球、彈鋼琴，或一面解數學題，同時用鉛筆寫下答案。

腦神經學碩士班：這些神經元不是大腦的最大份額。巴雷斯博士告訴我，大腦有很大部分是「神經膠質細胞」（glia），這些細胞占大腦的八十％。神經膠質細胞是非神經元細胞，對大腦的免疫功能至關重要。它有三種狀態：「星形膠細胞」（astrocytes）、「寡突膠細胞」（oligodendrocytes）和「微膠細胞」（microglia）。

隨著壽命延長，這些細胞對於我們該如何理解失智症或該如何治療失智症很重要。接下來是細胞「引物」（primer），它們在大腦免疫功能中有角色，也與衰老有關係。

星形膠細胞看起來像顆大恆星，它們藉著包圍突觸，幫助突觸溝通傳導。單個星形膠細胞可以包覆數百萬個突觸。史丹福大學的研究人員維維安・陶芬克（Vivianne Tawfik）博士告訴我：「星形膠細胞是協調者。」有協調者和組織者，有包覆的就有被包覆的。非常關鍵的是，星形膠細胞也包裹血管，影響血流，主導大腦血液集中在何處，或集中多少血量，以及在什麼時候需要多少額外的血才能供給更多活動區域，就像在活動的肌肉會接收到更多血一樣。

寡突膠細胞幫助神經元更快速的傳輸信號。我認為它們是大腦內部通訊網絡的速度放大器，就像 Wi-Fi 放大器，可以使信號傳輸得更快。

然後有微膠細胞。陶芬克博士解釋說：「它們是中樞神經系統的免疫細胞。」

就像人體的免疫系統多半起源於胸腺一樣，大腦的免疫系統也起源於一個長期以來被認為是殘骸的器官。

懷孕時，卵黃囊（yolk sac）是最早形成的器官之一。最後它會變成圓形，發育到平均六公釐。它是一種食物過濾器，來自母親的營養通過卵黃囊進入正在成形的微小生命。

但是卵黃囊執行另一個基本功能。科學家發現，卵黃囊是微膠細胞前體起源，並從那裡移動往大腦定居。一旦進入正在發育的大腦，微膠細胞就會發揮關鍵作用。隨著大腦發育，神經元成熟和死亡，微膠細胞會把垃圾吃掉。這聽起來很熟悉嗎？應該是的。它就像單核細胞一樣，在行吞噬作用。微膠細胞會吞食必須修剪的神經元，也可能會清理突觸。

科學家對微膠細胞和星形膠細胞的了解到了一九九〇年代中期還只是雛形。對於這個不被人了解的系統到底與神經病變有什麼關係，巴雷斯博士致力探究，是我們大腦的防禦在某狀況下引起了老年癡呆症嗎？

本・巴雷斯生於一九五四年九月十三日，那時的名字叫做芭芭拉，出生時是女孩，他從很小就覺得事情不對勁。他說：「我還沒幾歲，就意識到自己像個男孩。」但生出來就這樣了，也沒什麼辦法，有辦法也不是在那時候，甚至也不知該說些什麼好，所以芭芭拉・巴雷斯淡化這感覺，也曾閃過自殺的念頭——「就是你聽過的典型跨性別者會想做的事」——她投身醫學和科學，轉入同溫層，一路從麻省理工學院、到達特茅斯、再到哈佛，然後到史丹佛，成為大腦專家。

一九九〇年代中期，他在《舊金山紀事報》上讀到在此領域女變男行動者的報導。她開始覺得自己並不孤單，人生可能會有答案。

然後芭芭拉在她左邊乳房發現一個腫塊，是癌症，需要進行乳房切除術。她去看了史丹佛的一名外科醫生，當他解釋要做些什麼時，她對他說：「既然你要拿掉左邊的那個，右邊的那個也一起拿掉好了。」

巴雷斯博士成為本．巴雷斯，上天給予他的祝福是擁有超高幽默感，有些評論讓他放聲大笑。巴雷斯博士說，「第一個知道的居然是外科醫生。」

外科醫生告訴她這個當時還是女性的病患，沒有健康理由要切掉她右邊的乳房。「你千萬不要把那些東西放回我身上！」巴雷斯博士笑著對我說。他繼續轉型為男人，後來成為這個運動的標竿人物，甚至出現在美國公共電視查理．羅斯（Charlie Rose）的訪談秀上進行討論。擁有人生的新契機，戰勝癌症，與自己的身分和解，他決心要了解大腦的免疫系統，成為世界權威。

隨著時間過去，巴雷斯博士認為在大腦內部有免疫系統網絡，但它與人體其他部分運作的免疫系統完全不同。就像身體的防禦，大腦的防禦也會出問題。有一篇很特別的論文探討這種關係，他們把焦點放在小鼠如何得到青光眼上，青光眼是讓老年人眼痛失明的疾病。

這篇小鼠研究把關注焦點放在一個叫做 C1q 的分子上，C1q 與大腦的免疫系統有關。在大腦中，C1q 會與不像自己的東西結合。如果 C1q 與外來有機體結合，就會引發免疫反應，破壞出現的異物。

在有青光眼的小鼠案例上，巴雷斯博士等人發現這些免疫功能與疾病間存在非比尋常的關係。小鼠患青光眼時會觸發微膠細胞去吃突觸，就連健康的突觸也吃掉。這就像大腦的免疫系統正在自我啟動。

我問巴雷斯博士一個很直接的問題：**為什麼？**

他笑著說：「如果我知道的話，我就得諾貝爾獎了。」

但隨著時間進展，他發展出幾個有充分根據的理論，嘗試解答大腦變老後竟然脆弱到功能退化，不僅是青光眼，還包括阿茲海默症和其他病。巴雷斯博士說，有一種理論是，我們的大腦隨著年歲增長積了很多碎屑，也就是垃圾，它們需要被吞噬清理，如此就引發微膠細胞去吃突觸。

清潔人員開始工作，但之後清潔人員瘋了，開始把眼前看得到的全吃了。在生命慶典中，清潔人員不僅要清理，還直接從參加派對的人手中收走杯盤，在派對燈光還亮著的時候就把細胞強行驅離了。

巴雷斯博士向我說了他的推測：演化讓這件事得以進行，因為老年人對物種的價值不高。「當你漸漸變老，演化過程中沒有讓大腦維持健康這選項。你已經過了繁殖期了。」

你的基因已經傳下來了。那麼，要健康的大腦做什麼？但這是只是猜測。目前，免疫系統和大腦的相關科學仍處於萌芽狀態，遠不及對人體奧妙防禦的了解。

因此，就目前而言，阿茲海默症只能應對，沒有解方。

已經快兩年了，從二〇一五年底以來，羅納德一直住在記憶照護之家。他的體重從八十一公斤下降到六十四公斤。珍妮絲每隔幾天就會來探望，給他帶糖果（通常是果凍），坐在他的身旁抱著他。他不認識她，他通常不看她。有時後，他談到不存在的事，是幻覺，只能吃抗精神病藥。

珍妮絲說：「與許多人相比，他已經很溫和，算輕鬆的了。」小確幸？「大部分的羅納德已經消失，現在只是一個看起來有點像他的軀殼，就是這樣。」

在這種情況下，逼得珍妮絲親身體驗壓力和健康的關係，也就是她自己的健康。「種種厄運我都挺過了，」她告訴我：「我會沒事的，他會越來越糟，我會再次難過和沮喪。」

珍妮絲從自身體驗以及她密切關注的研究中了解到，要降低壓力並增加社交活動，這些都會影響她的情緒和健康。她堅持每天進行冥想練習，通常在辦公室做二十分鐘。她努力吃得好，意思是吃綠色蔬菜和豆類，因為她認為垃圾食品會影響微生物叢基因體，而微生物叢又與壓力相互作用。

她說：「腸腦軸線與免疫系統密切相關。」她聽起來像是以傑出學者的態度做一個尋找答案的患者。她摘錄美國國家科學院的最新報告，認為身體健康與牢固的人際關係和良好的飲食習慣密切相關，這是你可以控制的因素：「祖母、媽媽說的話很重要，你要吃得好，要多動，但是壓力一來，這就成為最難的事情。」

「人在有壓力的時候，不會想伸手拿綠色蔬菜和豆類。巧克力甜甜圈真的很吸引人，它們也許短暫地讓人感到安慰，但對長期狀態不利。」

哭也是有幫助的，她的意思是要釋放壓力，否則壓力會引起發炎、情緒低落、疲憊勞累，又使發炎加劇，這些都有很大的關聯，會影響情緒。

她說：「哭是有益的。」是對自身情況已到何種境地的承認，是在特定時間給自己的擁抱。哭讓人從不得不面對的壓抑焦慮中解放，從而幫助免疫系統。「哭不好玩，哭很痛苦。但之後會覺得與吃巧克力甜甜圈相比哭比較好。」

這些想法是切身體驗，而你很快就能看到效果。

49 傑森進入白色隧道

二〇一四年三月十七日晚上七點，我的手機響了。那天是星期四，我在舊金山內日落區和我的大學室友窩在體育酒吧 Yancy's 看 NCAA 籃球賽。手機螢幕顯示：傑森・葛林斯坦。我跟艾瑞克說：「我馬上回來。」

「怎麼了，小傑？」

「你覺得誰會贏得雪城比賽？」

「不知道，沒頭緒。我下注五塊賭你不想它贏的隊伍。」

「賭了。」

我們對賭。

「你還好嗎？」

「很棒。坐在體育酒吧，旁邊圍著電視。要不是我知道自己身上有癌，我壓根不覺得自己是癌症病患。」

老樣子，我每隔幾週就會接到傑森的消息，和他聊上幾句，狀況總是一樣：**感覺**

很好，不想再做化療再受苦。「你好嗎，瑞克？」

我長話短說。「一切都好。」

「金童2號還好吧？」

金童2號是傑森給我兒子米洛取的綽號。那時米洛才七歲，傑森一直叫他金童2號，因為大家都覺得米洛有很好的運動天分，特別是棒球。我自己就遇過，我們在公園玩，人們會停下來看他練習丟接球和打擊。他參加球隊，已經打了快一年多，經常被選去守榮耀位置——游擊手，還當投手和捕手。有一次有個大姊姊看了他揮棒，居然大喊：「你會進名人堂的！」米洛當場羞紅了臉。現在就預測米洛擁有傑森的天賦還太早太早了，但不管如何，傑森喜歡看米洛的影片，聽他的故事。每次聊到這兒，和傑森談話就有一點像跟與老祖父交談，阿公想聽聽孩子狀況，但都聽到耳朵快長繭了。

「小傑，醫生怎麼說？」

布倫萬醫生和傑森都很明白等待的時間越長，腫瘤又在長，逮到它的機會就越糟。但傑森順著自己的感覺和內在判斷。如果沒有很不舒服，他是不會再去受這種苦的。他受夠了。

此外，他一如既往覺得自己無敵。「我從不覺得自己會死。」他後來告訴我。

他一定在測試那個理論。

等到傑森決定要回去接受治療時，已是二〇一四年剛要入夏的時候。傑森終於拖著累塌、腫漲，被癌症控制的身體回來找布倫萬醫生。「霍奇金癌爆發了。」那天看診後，布倫萬醫生在病歷上就是這樣寫的，他觀察到傑森脖子上有十公分腫塊，腋窩周圍的癌病變有十到十五公分左右，淋巴瘤開始像被子一樣縫進傑森左半部的胸部四周。

這次，布倫萬醫生告訴傑森，不要再拖拖拉拉的浪費時間了。最好的辦法是用包括brentuximab在內的三合一療法先緩解癌症，然後做另一種幹細胞治療，從妹妹身上採幹細胞，做「同種異體幹細胞移植」（allogeneic stem cell transplant）。理論上說，利用妹妹細胞可以重新啟動免疫系統，讓系統認出癌細胞的微小差別並加以攻擊。他自己的免疫系統顯然不能勝任這項任務。他們需要一個更強壯、不會與有毒霍奇金變種妥協的免疫系統。但即使如此，傑森也無法做移植，除非他先獲得緩解。

在看診和做治療的這段期間，傑森會帶他的妹夫保羅一起來，保羅是分子生物學博士，還是個專利律師，是具有科學背景的出色聽眾。有一天，他們坐在候診室，傑森聊了起來。「你想知道癌症患者的感覺嗎？」

「洗耳恭聽。」

「就像世上所有人都住在美麗的大溪地海灘村子，我卻住在獨木舟上。獨木舟用繩子固定在碼頭，我仍然可以看到村莊，有時准我回村子住，但我總是要回獨木舟。有一天，我的身體狀況不好，注意到繩子變長了，離碼頭更遠了。還好村子裡的醫生拉緊繩子，才把我帶回碼頭。」

「隨著時間過去，我漂離村子越來越遠。過了一會兒，我發現繩子不見了。周圍都是人，但他們不在獨木舟裡，而是在棺材裡，我才知道我的獨木舟已經變成棺材了。」

他講到故事結束，講了二十分鐘。

保羅在哭，「這是我聽過最有說服力的隔離故事。」

不過，在與布倫萬醫生會面的這段時間，保羅覺得有件事情奇怪至極：傑森怎麼能如此樂觀地抓住繩子。在布倫萬做出評估後，保羅心裡嘀咕著：「哦，我的天哪，這好嚴酷啊。」

「但是傑森總是會找到布倫萬所說的百分之十到二十的積極態度，然後把它變成百分之九十。然後我會說：『傑森，你說的一點沒錯。』」

部分的保羅想相信傑森說的，甚至也真的相信了。「癌症是非常有彈性的。這讓我想到 NCAA 籃球賽，有時只有像傑森這樣的人才會投進壓哨球。」

八月，傑森完成第三次化療。有些地方的癌細胞縮小了，但其他地方卻增加了。用籃球比喻做延伸，比賽到了最後幾分鐘他還落後兩位數。

九月四日，他去拉斯維加斯處理自己的生意，盡量能做多少算多少。然後九月二十日再回來做更多化療。

到了十二月十日，在他認為終於清除，有機會不要再用藥的一年後，他和布倫萬醫生碰面。現在他服用十五種藥，按照字母排列可從 acyclovir 和 brentuximab，排到止痛藥 fentanyl 和 oxycodone，再到止吐藥 Zofran 及其他。

在這一點上，傑森的免疫系統平衡受到的損害要大於癌症。為了支持他的防禦網絡有效抵抗癌症，他採用迴盪全身的化學療法和標靶治療。因為他的生態系統失衡，只能用藥來壓抑發炎、疼痛、壓力和憂鬱的影響，這些藥又回過頭來反應在免疫系統的失衡上。重複使用細胞毒性化療損害了傑森製造正常血液細胞的能力。他患有「嗜中性白血球低下症」（neutropenia），也就是嗜中性白血球變得很少，而白血球是免疫防禦的第一線。沒有嗜中性白血球，細菌每二十分鐘就會翻倍，所以只要有任何感染入侵，傑森都可能會死。你可以想像嗎？擊敗癌症只會讓人死於普通感染。

傑森做的大溪地村莊比喻對我來說很有感覺。要說明傑森體內與他的免疫系統發生的事，另一個適當比喻可能是越戰。化療是固態汽油彈，帶來焦土一片。但這不是真正的問題，問題的關鍵在於，最初會在越南使用汽油彈，也是起於一連串絕望而複雜的因素，不這麼做，事情似乎就無法解決。當然，還有一個簡單的答案：停止啟動戰爭。

傑森越來越想走這條路，他有自殺念頭。

「傑森，你會這麼說，是真的有計畫嗎？」布倫萬醫生問他。

「沒有。只是……有時它會浮現在腦海。我只是不想被這種痛苦折磨死，我受不了了。」

他們討論是否停止治療。傑森說他想繼續。但需要另一種新策略，目前brentuximab和其他藥一起用的組合沒有效，但其他新療法的主成分也都不能帶有細胞毒性，細胞毒性會快速殺死分裂細胞，只會把傑森的白血球降得更低。布倫萬醫生找到一種毒性較小的配方。

「我擔心他的骨髓壓力過大，可能無法從標準化療後……復原。」

儘管如此，傑森仍然堅持要「打敗這玩意」。

他逐漸接受的事是與貝絲的關係，終於，從布倫萬醫生的筆記反映了多年來的真實情況：「他確實有一夫一妻制的長期伴侶。」

即使在最黑暗，瀕臨死亡的時刻，傑森仍保持著某種幽默感。

二〇一五年一月十七日，傑森在拉斯維加斯，感覺很糟，一切都疼。疲憊感侵襲了他，他的視線模糊。傑森認為他該去看醫生，你覺得傑森會怎麼做？他居然開了一整晚車開到科羅拉多州血癌研究所。為了保持清醒一直嚼煙草，憤怒的堅持著，這股氣讓他活著到丹佛，也是這股意志力曾讓他贏得籃球教練和敵人的極大尊重。他要開過兩個高度超過三千六百公尺的山口，其中四分之一的血紅蛋白需要攜帶氧氣。

他不知怎麼地將休旅車開到癌症中心停車場，一抵達就昏倒了。意識忽醒忽滅時，他掏出手機，按了醫院電話。醫護人員拉了輪椅趕到停車場，衝著把他送進去，一量血壓和脈搏都太低，低到連機器都讀不到，只好手動量脈搏。推到電梯時，傑森能吐出一兩個字。這時布倫萬醫生出現了。

「嘿，醫生。」

「傑森，告訴我怎麼回事？」

「我在拉斯維加斯把所有的錢都花在妓女身上了。」傑森笑了，放出他專利的驚聲尖笑。當然，那是開玩笑。

布倫萬醫生笑了，說：「好，我們現在有更重要的事情要做。一旦找到床，立刻入院。」

布倫萬醫生告訴我：「很難不去愛這個人，他的一隻眼睛看到上帝，另一隻眼睛卻看著生命的陰暗面。」

傑森的紅血球指數非常低，僅為正常值的二十%，很可能在開車途中就死了。正如布倫萬醫生對他的暱稱，這隻鐵牛入院接受治療。

傑森入院幾天後，醫療小組的社工梅麗莎・索莫斯（Melissa Sommers）來看他。傑森仍在加護病房，梅麗莎走進來，試圖保持嚴肅同情的態度，問他過得怎麼樣？他開始訴苦，幾句話過去，他揭開面具，露出真面目，突然大笑起來，「你以為我裡面沒穿，對吧？」

她忍不住也笑了。

「對不起，」他說：「我不得不放鬆一下心情。」

「我希望我能相信上帝。」他對我說。

「你不信嗎？」

「我只是嫉妒那些相信的人。我找不到，我試過了，不適合我。我以為這會安慰我，因為我看過它寬慰人，但是我看不到祂存在的證據。」

「小傑，我自己是無神論者，我不知道那裡有什麼。」

「有時候我會想我老爸應該在上面了，那裡的某個地方。我會看到一些奇怪的東西，像是高速公路上的燈，我會想這是不是他發來的信號。」

「什麼信號？」

「就像……也許我應該把錢押在野馬隊上。」又一陣驚聲尖笑。

「愛你，兄弟。」傑森說。他開始告訴他的朋友他愛他們。對一群崇尚耍帥文化的科羅拉多男孩來說，這些話是未知的語言。

末日將盡。

三月四日，到了傑森定期回診的時間。布倫萬醫生替傑森做檢查，一旁照料的還有長時間照護傑森的腫瘤科醫護士芭琵．貝瑟，她臉上充滿了同情，眼睛泛起一片霧光，那是她看到催淚廣告時才會露出的神色，她一向很愛護傑森。

傑森抱怨有新的症狀，左邊胸部和背部出現疼痛和腫脹。

布倫萬醫生很清楚這代表著什麼，情緒開始越加沉重。他對傑森進行大範圍的觸診檢查，發現傑森無法移動發炎的左手，腫瘤一直生長，壓迫到肌肉，長進了養活肌肉的神經裡。傑森看起來已經黃疸了。聽不清楚傑森的左側呼吸，吸氣時聽到喀喀喀的聲音。他的皮膚已經皮革化，從左邊骨盆到左肩的皮膚已經變色。

「傑森，方便等我一下嗎？」

布倫萬醫生打開診療間的門，踏出後關上，在走廊上就這麼站著，雙臂環繞交叉，不知該怎麼說出口，深呼幾口氣。他回到診療間，拉開傑森旁邊的椅子，坐進超大的化療檢查椅中。

「傑森，你要死了。」

傑森開始哭，芭琵也開始哭。

「作為你的朋友，我能做的事是讓你盡可能舒服地走。」

傑森非常確定一件事，布倫萬醫生絕不是輕易放棄的人。

布倫萬醫生天生就該是傑森的腫瘤科醫生，兩人一隊，一起流汗衝刺，要爬一起爬，要戰一起打，不放棄，也不屈服。這位腫瘤科醫生不會說「你要死了」，除非傑森真的走到盡頭。

「沒有東西能治療你了。化學療法弊大於利。」

傑森哭了。

「傑森，你明白我的意思嗎？」

他點頭。

「我想盡快和你的家人碰面談談下一步。」

「那……那一種藥呢？」

那一種藥稱為 nivolumab，是最先進的免疫療法，已於二〇一四年獲得ＦＤＡ批准用於治療晚期黑色素瘤。這種藥釋放了人體的免疫系統，是建構在長年累月免疫成就上的單株抗體療法，當癌細胞耍詭計讓奧妙防禦陷入僵局時，它的作用就是破壞癌症詭計。但是當時，這個藥還未獲准用於霍奇金淋巴瘤，也就是傑森的癌症上。

但也就在二〇一四年，《新英格蘭醫學雜誌》上有一篇文章提出強力佐證，認為 nivolumab 單株抗體可延長霍奇金瘤患者的壽命。這篇文章強調在晚期霍奇金瘤患者的臨床試驗中，增加生存率的案例僅有二十三例，雖是如此，就給這些原本絕望的人帶來一線生機。

傑森的妹夫保羅和布倫萬醫生之前曾討論過這種藥物治療，就是 PD-1 抑製劑。布倫萬醫生告訴傑森，他會把「實驗治療」的相關訊息拿到下週五舉行的家庭會議討論。沒錯，這是開會，告訴傑森家人準備和傑森道別。

傑森帶著自己這一大綑肉團回到休旅車上。

在醫生的筆記中，布倫萬醫生大致寫了要告訴他家人的事情。「目前，最合理也最合情的做法是讓葛林斯坦先生進行居家安寧照護，」他寫道：「緩和療護或維持療法將是另一種選擇，在這種治療中，他可以輸液支持，但不做急救，也不再做任何化療。」

隨後的幾天裡，布倫萬醫生計畫做一次「生命終結」演講，他還與醫院行政人員談過，想辦法找到可以讓傑森用 nivolumab 的任何漏洞。默克製藥廠同意傑森可以走藥物替代治療方案，基本上就是在特殊情況下允許例外做一次。藥廠不給醫院藥物抽成，如果傑森後續有替換藥物的需要，後續藥物由藥廠直接免費提供。

儘管如此，還是有人要付第一劑藥的錢。加上，布倫萬醫生準備向傑森家人解釋，傑森的身體狀況真的很不好，甚至不是用藥的好人選。

整個葛林斯坦家族聚集在醫院的香草會議室，心情沉重。布倫萬醫生解釋傑森的病情，也談論可能的結果。每個人心中的問題是：他有多少時間？但沒人說得準，答案是他有幾個星期，甚至幾個月……還可以活。

在會議上，布倫萬醫生解釋有一個死馬當活馬醫的治療方案，就是用 nivolumab。他告訴他們，《新英格蘭醫學雜誌》的文章證據不足，實驗數據不夠獲得 FDA 批准，若開始用藥必須讓患者知情同意，充其量這只是一種「實驗」，但與他之前忍受的大劑量相比，毒性很小。但在准許傑森用這種藥之前，他必須完全了解未知數。

「傑森，你沒有足夠血小板可以做治療，而且還未批准。」血小板有助於血液凝結，對發炎有幫助。若要開始治療，血小板指數最好為 75,000，因為很有可能會去掉 50,000。但傑森的指數是 8,000，意思是傑森的骨髓因為多年持續的化療而已經受損。如果可以增加血小板指數，就可以嘗試。傑森的母親凱薩琳說，她當然會付第一劑藥物的費用。傑森並不需太多說服，但是布倫萬醫生跟他說了一段鼓舞人心的話，讓他想起丹佛野馬隊絕殺的故事。一九八七年野馬隊在美聯冠軍賽上對上克里夫蘭布朗隊，野馬隊需要在最後兩分鐘內前進98碼。據報導，野馬隊員在團團圍住時說了：「各位，讓我們把他們放到我們要他們去的地方。」野馬隊贏了。

有人需要奇蹟嗎？

50 傑森又起

三月十三日星期五，貝絲開著傑森的貨卡送他去做首次的 nivolumab 治療。同一張化療椅他已經坐了不下數十次了，但這一次，滴入他中心導管的透明液體不是固態汽油彈，而是 nivolumab，它是數十年來各種深度研究結合免疫知識的產物。

那天晚上，傑森和前隊友一起參加了他侄子的籃球比賽，他想知道「鐵牛」能否熬夜。他做到了，接下來，貝絲一直陪著他，直到最後都是他的伴侶。這是一種臨終關懷，只是用的是尚未被批准用於霍奇金淋巴瘤的藥物。事實上，每個人都是這樣想的。傑森做了一個晚上，然後又做了一個晚上。

大約十天後，貝絲醒來，看著傑森的背，那裡曾有一個巨大的腫塊，讓她戲稱他為鐘樓怪人。

「傑森，起來！」

「什麼？」

「傑森，你不會相信的！」

他擦掉滿眼的睡意。

他的腫瘤正在消失。

布魯萬德博士的病歷中寫著：「給傑森施打三劑 nivolumab，」隨後在四月二十七日進行 PET 正子攝影和 CT 電腦斷層掃描，「顯示為完全緩解」。

以上是醫學描述。但當傑森繼續回診時，下面的描述就比較像人話了，每個人都說著不同的驚嘆號，其中很多帶有粗話。

「我的癌症到底XX的怎麼了?它XX的消失了！」他告訴布倫萬醫生。

貝絲問護士為什麼傑森瘦這麼多。「因為腫瘤消失了。」他們告訴她。「哦，對了，」貝絲說：「真的是七公斤喔。」

「我心裡那塊很小的、不科學的那部分在想，如果有人會發生這種瘋狂的故事，一定會發生在傑森身上。」他的治療師馬可維奇．馮說：「只有他有這種神力。」

「我這一輩子喔，」芭琵回憶：「我這一輩子都

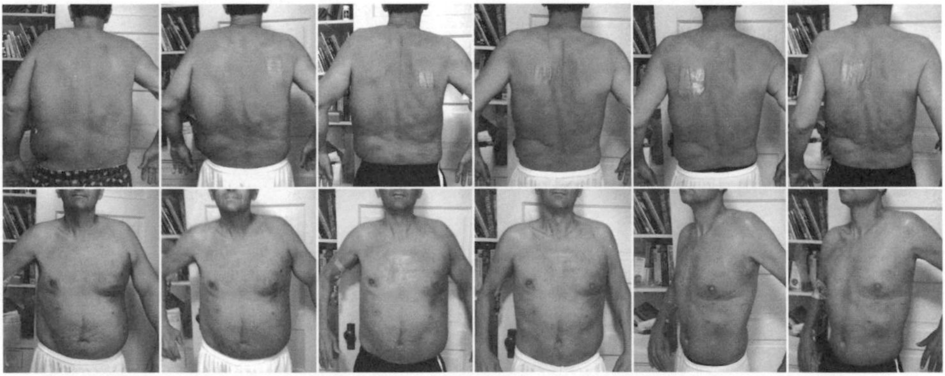

傑森接受免疫療法後，傑森的女友貝絲用手機拍下傑森的腫瘤正在消失的影像。（貝絲．史瓦茲／《紐約時報》）

沒有見識過這種事。」

布倫萬醫生發表回應：「我看過一九六九年的登月行動，這件事是一種類似登月的敬畏感。」他說：「正是出自同樣心態，我們越過了門檻，我們正見識到免疫系統的力量。」

就在此刻，我拿起筆。這是真的嗎？有人可以死而復生嗎？那不是路人，是我親密的朋友，是我珍惜、有情感牽繫的人，是我親眼看著那個人起而奮戰、戰敗孱弱，現在卻飛入奇蹟的領域。我覺得我見到了癌症界的阿姆斯壯，這是人類的一次大躍進。

51 阿波羅11號

就算你降落在月球上，最後還是得回家的。

52 家

慶祝的時間不多，到了要扎扎實實讓傑森修補身體恢復元氣的時刻。

傑森癌症緩解後不久，就從妹妹賈姬那裡移植了幹細胞。想法是給傑森新的免疫系統，也就是他妹妹的免疫系統，理論上，如果有什麼閃失，這個系統也有更好抵抗癌症的能力。畢竟，傑森自己的免疫系統在對抗霍奇金淋巴瘤上，被證明乏善可陳，所以換上些微不同的有力防禦系統可能較好。

但這是高風險的治療。想一想：傑森自己的免疫細胞被去除了。同樣的位置植入了他人的免疫細胞，現在異物蜂擁而至扮演奧妙防禦的角色。他的生命慶典被外來者的免疫系統擠爆了。

因此也就不足為奇了，移植後的病歷報告上寫著：「他有併發症。」

之後發作嚴重的「移植物對抗宿主疾病」（graft-versus-host disease）。他的身體試圖在劇烈反應殺死自己之前，適應新的存在物，只有新存在才有救命的可能。

七月，他身上局部癌症復發，右胸皮膚上約有一公分寬的腫塊。做了放射線治療，淋巴瘤再次出現，但沒有出現其他疾病。這並不是說免疫療法失敗了。相反地，醫生現在正在幫傑森穿針引線，把線頭穿過一根幾乎穿不過的針孔。他們必須抑制夠多的免疫反應，防止移植物對抗宿主，甚至殺死宿主，同時還必須維持夠強的免疫系統抵抗癌症。傑森覺得自己在絞刑台上。

我們每隔幾天會通一次話。我有一個想法，我想在《紐約時報》上發表傑森的故事，藉此近距離觀察免疫新療法的種種現象。我和傑森討論，他對這個想法很興奮，對他來說是又一次冒險，也是榨出檸檬汁的一種方法。他說：「也許有人聽到他的故事後會有幫助。」他心裡感到虧欠，因為得癌這件事一直拖累他的母親、家人，還有貝絲，不管是時間、情感和資源上都讓他們受累。他授權我不受限制拿到他的病歷，訪問醫生。用不加掩飾的事實，「讓我可以償還點什麼。」

二〇一五年八月十三日，我和家人一起去丹佛探望親戚，傑森開著他的Windstar姍姍來遲。他穿著鬆垮垮的橘色短褲，套了件T恤，戴著雷朋太陽眼鏡。我岳父後來問我，傑森是不是得了愛滋。

「對不起，我來晚了。」傑森說：「我和我媽大吵了一架——又吼又叫，什麼話都說了。」

我們坐在後院，傑森開始啜泣。「我有一陣子沒有哭了，最近這三天早上我只在啜泣，自從我發現癌細胞又回來了，這已經是第五次了。無論他們通知你得癌多少次，每次依然一樣糟糕。」

我的妻子梅芮迪絲是醫生，問他正在服用什麼藥物，他說他正在服用……有一個字他想不起來，終於想到了：類固醇。

「那些藥都可能會擾亂你的情緒。」她輕輕地說。

他揉了揉他左側的胸肌，告訴我們找人照顧他很難，暗示他的母親。「我不願承認，但我仍然需要幫助。每一天都很辛苦。我**恨**我的生活。」

他談到有多沮喪，根本不敢想未來會怎麼樣。他解釋，他最大的樂趣就是找創意再完成它。「但是現在不允許我這樣做，只能整天窩在沙發上看電視，偶爾散個步。如果我的一切都被奪走怎麼辦？」

我們改變話題，回想起高中洲際盃籃球賽的前一天，那天我們坐在他波德房子的後院。傑森那天也病了，他跳起來蓋火鍋時扭傷了腳踝，「我可以跳。」那時的他說。

他又陷入憂鬱。「我想如果我死了，對每個人的日子都好過多了。但我不想死！我想再活三十年。」而且，這東西、這治療，也許有點機會。「等兩週就知道答案了，我們就知道誰是贏家。」

治療贏了。

十月五日，他回來了。我的意思是：以前的他**回來**了。

「兄弟，我超興奮。」他在電話中告訴我。

他的血糖在正常範圍內，感覺良好，癌症正在緩解。傑森·葛林斯坦幾個月前是一腳踏進墳墓裡的男人，現在像陀螺一樣轉著。

「我有一堆生意點子，每個點子都很讚。」他告訴我。「做飾品盒子生意雖然很好，但花不了太多時間。」

然後他專注在一個特定點子上：他要和一位醫生一起做免疫療法的生意，這個醫生曾經是布倫萬醫生的顧問，也許他會開始做藥商的業務。

「兄弟，」傑森激動地說著：「布倫萬告訴我，我只有一千兩百萬分之一的機會活著。我不是有機會絕處逢生，我是已經絕處逢生！」

感恩節那天，凱瑟琳做了一頓大餐，鑲餡火雞、肉醬汁、蔓越梅果醬、甜薯舒芙蕾、青豆、胡蘿蔔和蘑菇，還有南瓜，加上山胡桃蘋果派。傑森的兄弟蓋伊另外又烤了一隻火雞。凱瑟琳告訴大家早點來，這是一次真正的慶祝。

「我非常感謝，他還活得好好的。這是奇蹟！」她音調拉高，「我只是希望喬爾也能在這裡看到。」

那天就像老日子，包括吵嘴。葛林斯坦一家人就像物以類聚的同羽鳥，大夥兒群聚在一起，在感恩節。

例如，凱瑟琳和傑森一直在爭吵，因為傑森沒有去相片行把手機裡的醫療照片印出來。「那是事情經過的文件檔案。如果手機丟掉了，就什麼都丟掉了。」「別再提了，媽。我說我會去印的！」

她告訴我：「我只希望他有點定性。」然後突然癱了下來。「好吧，他的確有些日子還是覺得不舒服。」

假期來了又去，傑森的日子也有好有壞。癌症消失了，但多年以來他仍必須注射大量藥物，這些藥有些是用來抑制副作用的，這讓身體大傷。二月份，他患了輕度肺炎，需要抗生素。他仍然在吃抗凝血劑，但鼻子會流血。一天晚上在 Chop House 餐廳吃飯，他去洗手間止血，不小心把一塊血淋淋的紙巾扔在地上，他彎腰去撿起來，忽然覺得背部一沉，肩胛骨和上背部像被抓住，他的腹部肌肉和肋骨也能感覺到它。

這就是挫折，他說。他已經與合夥醫生擬好企畫書，正要展開免疫療法相關業務的行銷和銷售。「我實際上是在企畫和建構我的事業。」他說：「我已經建立了品牌。」

三月中旬的某天，大雪狠狠襲擊丹佛市。傑森要把休旅車從雪地裡挖出來才能去醫院赴診。但在幾天前，他才因為沮喪痛苦爆發把雪鏟敲斷了，此刻的他只能用折疊椅從車庫向外清出一條路。他又濕又冷，到了醫院，卻已遲到了兩小時。他的背在折磨他。他做了X光檢查，想找到能解釋背部疼痛惡化的肺炎或骨骼損傷，但什麼都沒有，所以看來劇烈疼痛很可能是因為用折疊椅鏟雪的肌肉拉傷。看診結束後，布倫萬醫生送他回家。「我確定他的輪胎都磨光了，他的休旅車只有後輪驅動。」到了傑森屋裡，傑森拿給布倫萬醫生一個玫瑰小飾盒。「女生都喜歡這盒子，把它帶回家給你老婆，這樣她就會原諒你遲到了。」他跟腫瘤科醫生這樣說。

接下來的幾週，背部疼痛加劇。在丹佛他和貝絲多半住在他媽媽家，他一直替他媽媽家清除走道積雪，但他持續用折疊椅。終於，他的背完全不支，使他陷入無法動彈的極度痛苦中。他得了流感，還有一些糾纏不去的肺炎。他去看醫生，醫生檢查了脊椎，但找不到疼痛的原因。布倫萬醫生懷疑罪魁禍首可能是癌症復發。在傑森的脊椎根部發現一個很像是病變的東西，但他們不確定。看來霍奇金瘤可能正想辦法偷偷溜回去。

我是四月七日打電話給布倫萬醫生時才知道的。「他復發了。」布倫萬醫生告訴我。

他贊成使用更多的 nivolumab。這個藥連卡特總統已侵入脊髓液的黑色素瘤復發都能救，這表明它有辦法穿過血腦屏障，這就可能會幫到傑森的脊髓。讓傑森用更多 nivolumab 還意謂著可讓他的免疫系統振作起來，但發生移植物對抗宿主病的風險也會更高。棋盤上每個方格幾乎都有地雷。

「我們處於未知領域。」布倫萬醫生告訴我。「我聽起來像是冷酷的王八蛋，但不管是被嚇傻了或為自己感到難過都是奢侈。」

他將對抗癌症形容為一場刺刀互搏的近身搏擊戰，這種病會不斷地站起來，再次攻擊。「如果你想得不夠清楚，沒有求勝欲，不夠強，就會感到沮喪。」

他說，傑森必須反擊。當然不是所有人都會同意這說法。有些人完全拒絕這樣的想法，認為傑森的生存只是靠他不屈服的韌性，而癌症，就算它只是搏擊戰好了，也是一種機會遊戲。有時會活，有時不會，對勝利的承諾並不是生與死之間的區別。

但我理解布倫萬醫生的觀點。他是鬥士，在這種情況下，他將鬥志引入傑森，傑森又回到了格鬥場上，身上配著刀。

當我與布倫萬醫生通過電話後，在整場磨難中，一件從沒有發生在我身上的事發生了。我哭了。

四月十九日，我飛抵丹佛與傑森一起待了幾天。他住在他母親簡陋的丹佛平房中，四周是米色的磚牆，配上綠色屋頂，前廳放了老舊的躺椅，鋪著毛巾和床單，傑森癱坐在躺椅上。房間聞起來像他媽媽抽的沒濾嘴香菸。他腳上套著醫院的灰色襪子，暖腳用的。他看上去像古時候的水手，穿著四角褲，披頭散髮。

「嘿，瑞克。」他的聲音沒什麼生氣。

「小傑，你看起來很糟。」

「還用說，我想我的背斷了。」

他不知道怎麼回事，我覺得醫生當下也不確定。怎麼會有這麼多狀況，傑森要對付這麼多不同的敵人——癌症、感染、藥物反應、移植物抗宿主病。傑森連去洗手間都走不過去。他媽媽親力親為照顧得無微不至，兩人相處融洽，不時互相嘲笑又互相安慰，就像她從外面抽菸回來後的談話一樣。

「媽，你抽菸抽好了嗎？到了要打胰島素的時間了。」

「我從早上起床那一刻開始就要做這做那的。」

「我得打胰島素啊，媽，不然我會死。」

他拉起T恤，在滿布瘀青紫斑的地方找還可以打針的地方。瘀青是因為注抗凝血劑和胰島素，他用了十多種藥全都和副作用有關。他說：「併發症很多。」他現在用的藥分別屬於兩種不同屬性，一種抑制副作用和疼痛，一種壓抑止痛藥的副作用，就這樣永無休止。

「我從來沒有像現在這樣痛苦過。」

「他們正用這些治療手段殺他。」凱瑟琳轉向我，聲音越來越高。她說，這對傑森來說比大多數人都難，因為他唯一能做的事就是做他們要他做的事，甚至連吃藥，都要按照規定的時間。

他說：「我做事比較隨性，有手腕的生意人都比較活。」他說。他知道他過去應該更乖地遵照治療計畫。「我有點搞七捻三的。」

第二天，我們應該帶傑森去醫院打 nivolumab，並對背部病變進行評估以確定狀況。準備好要出發時，母子間的交流是無價的。

凱瑟琳說：「傑森，有些事我想問醫生。」

傑森一緊張，臉和身體都繃緊了，好像在辯論台上一直忍著不發作，但最後他爆炸了。「媽，妳不是醫生，又不是妳的事。」

「我知道，傑森，我不會挑戰他們。我只想問一些問題。」

「妳不會挑戰他們，媽！」

「幹！你真他馬的說對了，我就是要挑戰他們！」

怒火來得快去得快，一下就沒事了。「我要出去抽菸。」

「好主意，媽，去好好抽根菸。」

一個小時後，我們把傑森從椅子上抬起來。他撐著我的手一起下樓，我把他移到我租的車子上。

凱瑟琳在醫院裡試圖保持冷靜，但狀況真的很令人困惑。布倫萬醫生告訴他們，傑森的背部掃描顯示這些病變「可能是癌症」。他認為可能的解釋是治療導致傑森背部產生壓迫性骨折。

這種事很難說，可能因為多年來的類固醇和化療削弱了骨骼結構，讓傑森的背部就像脆裂的木頭一樣片片剝離，這情況也不無可能。布倫萬醫生認為安全要比懊悔和繼續治療癌症更好。傑森眼中含著淚。

「你是頭動物，」布倫萬醫生對他說：「不是樹懶，而是老虎。」

傑森痛得非常厲害，所以醫院做了核磁共振，以高解析度成像觀察癌症及相關骨頭區域；又做了脊椎穿刺，將化學藥物送到脊柱，診斷在脊椎和大腦液中是否有癌細胞生長。

隔天，傑森聽來非常振奮。「脊髓液裡好像沒什麼癌細胞。癌細胞極少或正在消失。」

接下來回來用外科手術修復他的壓迫性骨折。

「真是太好的消息了，真是令人難

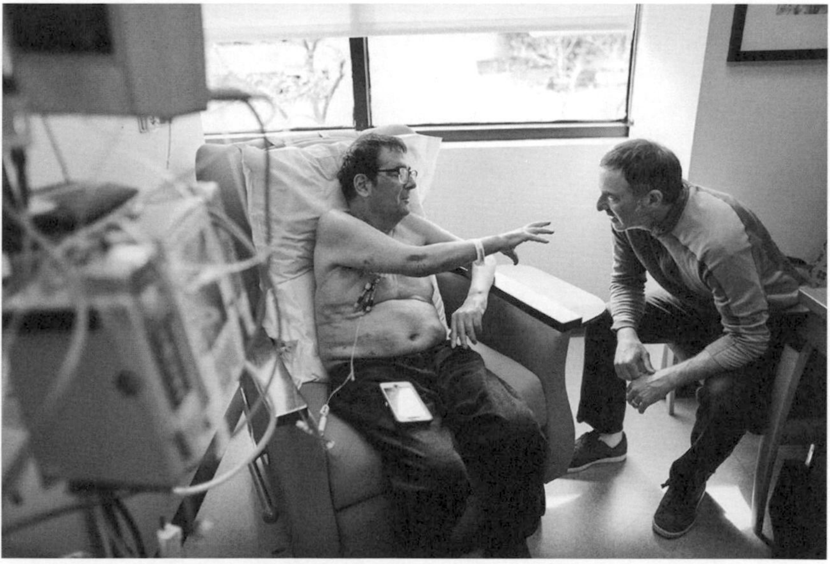

2016年春天，作者送傑森去醫院。那一天不是他們希望的日常聚會。
（Nick Cote／《紐約時報》）

以置信的消息。」他說：「兄弟，我還有機會。」

我開始疑惑，傑森真的有癌症嗎？或者他的背部崩塌是因為某個東西的副作用？布倫萬醫生告訴我，所有跡象都顯示復發的可能性很高，但範圍可能很小而且是可以治的。應該是惡性腫瘤，腫瘤科醫生強烈懷疑是這是讓背脊斷裂的原因。

無論哪種情況，傑森的身體都失去了平衡，生命慶典的帳篷被風吹翻了。現在，我學到了很多免疫系統的知識，知道他的身體雖然活著，但只是在藥物的幫助下活著，試著補償卻過度補償。我看不到傑森有再次找到平衡，但是他確信再做一次背部手術就可以了，他會恢復健康的，他會繼續戰鬥，計畫是留在醫院做手術和復健。

在接下來的幾個星期，我們聊了幾次，也互相留了訊息在語音信箱。

二〇一六年五月二十八日：「嘿，瑞克，我是小傑。抱歉沒有回電，也沒有接你打來的電話。事情真是糟透了，待在醫院也很苦……但是我的脊椎恢復得很好。我真的需要恢復體力，讓自己能走路，就是這樣，我會離開這裡，但先得熬過現在。我簡直不敢相信我的腿無力成這副德性，但我每天都在練。現在的狀況就是這樣，希望你一切都好。」

二〇一六年六月一日：「嘿，瑞克，是小傑。我只是想告訴你，今天有好消息。我的正子斷層掃描有結果了，它已經完全乾淨了！我全身上下都沒有霍奇金瘤了。無論如何，這真是令人驚訝的好消息。我就要離開這裡了，希望兩三個星期後就可以走人了，我就是這樣打算的。」

六月下旬，危機爆發。傑森呼吸困難，不想吃東西。護士又給了他另一種藥，是對付恐慌症的，但他仍然沒有吃，只好插鼻胃管，他變得不做反應。布倫萬醫師完全不能理解，一開始他寫下：「他的指數看來很完美，他的電腦斷層掃描完全沒照到東西。」

在傑森變得沒反應之前，曾向貝絲提過他想放棄、想死。他再也受不了痛苦，受不了永無休止的住院。「他有充分的理由感到沮喪，但我想帶他度過。我看不出有任何該死的理由，我現在還不想扔毛巾。」布倫萬醫生告訴我。

他認為傑森表現出情緒困擾的跡象。隨著更多檢查結果出爐，布倫萬醫生認為他理解了這個問題。檢測顯示傑森正在處於炎症高峰，這是細胞激素風暴的形式之一。「具有標誌性意義，」布魯萬德博士跟我說：「這是使用 nivolumab 後的毒性。」

他的理論是，這種發炎現象正損害傑森的大腦功能。布倫萬醫生告訴他的家人，這就是一種昏迷。他們給他打類固醇減緩風暴。「讓我們看看這種情況是否會逆轉，看看他是否會笑著醒來。」

三天後他醒了，就好像一覺醒來睜開眼要晚餐。接到電話後，我從桌子那兒跳起來，高興地抽泣著。「他還活著，梅芮迪絲，他還活著！」

七月時他還在，周旋於一種或多種併發症。我在七月二十七日去科羅拉多的醫院看他。傑森虛弱而疲倦。他第二天留言給我：「嗨，瑞克，你好嗎？是小傑。聽著，兄弟，我想說聲謝謝你來看我，希望你來這裡一路順風。抱歉，那天我有點煩，很奇怪，狀況時好時壞的，但總體來說我很好。我今天做了肝臟切片檢查，然後做了洗腎，這真是令人恐懼的一天，但我回來了。兄弟，所以，等著瞧吧，兄弟，看我能否爬得出去。無論如何，我愛你，謝謝你來看我。」

他的肝臟切片檢查的癌症反應呈陰性，但暗示他的肝臟正在衰竭。肝臟穿刺後，在穿刺部位大約流了二十單位的血，必須回外科動手術止血。威脅無處不在。

器官衰竭是免疫系統攻擊人體的另一個跡象，儘管這不一定是治療癌症的副作用，但什麼事都有可能。傑森被告知，在最佳情況下，他可能剩下的人生都要洗腎，否則在他走出醫院前就會因為器官衰竭而死。

對於傑森來說，這個消息實在太過分了。已經痛苦到極點，困在醫院的病床上，現在這個永遠的夢想家和開拓者的靈魂居然被告知他將永遠成為病人，至少他是這樣看的。

「我受夠了，」傑森告訴跟他說可能後果的心理醫生。「所有該做的，我都盡可能努力過了。」

53 傑森之路

八月十日，傑森宣布自己受夠了的第二天，梅芮迪絲和我去了醫院，不確定我們會見到哪個傑森。我們看到一個真正受盡折磨的人，反應多半遲鈍，頭後仰，嘴開開。他的媽媽坐在床腳下，貝絲坐在他旁邊，撫著他的眉。

我又說起傑森輝煌時期的一些故事，好像他能聽見，我們所有人都努力地笑。

護士給傑森打了嗎啡，他平靜了，據說還會持續幾天。凱瑟琳趁機趕快去吃點東西。

「來了。」我的妻子突然說。傑森的呼吸變得特別費力，這是作為醫生的梅芮迪絲很了解的狀態。

貝絲撥了撥他額頭上的頭髮，輕輕吻了吻額頭，「再見，我的愛人。」她說。

傑森嚥下最後一口氣。

就像他活著時一樣堅決，下定決心，該走就走。選擇這時候走是有充分理由的，這樣他的母親，那位最後的贏家和強者，就不必親眼瞧著。

幾分鐘後，情緒與醫療善後對我而言皆是一片空白，我發現自己獨自站在傑森的床邊，看著這五十年來從未怠惰的人。

「我也愛你，小傑。」我告訴他：「我要感謝你從來沒有看不起弱者。我希望我的兒子能有你一樣的尊嚴和品格。」

幾天後，傑森的追思會充滿了力量、悲傷和歡笑。我上台致詞，講了一個他和湯姆在大學期間開著福斯金龜車一路從波德開到柏克萊的故事。一路走來，他和湯姆把大部分的錢都在懷俄明州花掉了，但這部傑森從死去父親那兒繼承來的金龜車活塞連桿斷了，他們不得不請技工修車。車開到雷諾，全身上下只剩五十塊，汽油也沒剩多少。此時傑森決定最好的辦法是……去賭場賭一把，把錢翻倍賺回來。但他們在玩二十一點時把五十元輸了差不多，兩人只好睡在車上，把最後的五塊錢全買了多力多滋。他們趕在足球賽開踢前及時抵達柏克萊，車子已經冒煙了。我形容傑森這個人就像……只憑一罐汽油，卻走得比我見過的任何人都走得更遠。我說我想傑森現在應該在天上開著金龜車，開得越來越遠，也許是朝著爸爸喬爾的方向駛去，套著棕色捕手手套的喬爾正在天堂等著他。

我寫了一篇訃聞登在《紐約時報》，作為我之前報導傑森傳奇的更新。傑森的傳奇故事描述了免疫療法的潛在希望，畢竟它給了傑森又一年的時間。

但是，現在傑森死了，一切的總和又是什麼？

54 生命的意義

我算哪根蔥，居然把這章標題定為「生命的意義」？

這也不是打錯。我強調「意義＋s」，是複數。

我沒有膽子大到自以為可以將一切提煉為人生的絕對意義。

但是我可以直言不諱地說，透過免疫系統的鏡頭看去，我對生命中幾個重要屬性有打從心底的誠摯領悟。免疫系統這網絡對於我們這物種、對人類的生存如此重要，以致它的內部運作都在為活得更好、活得更長提供優雅的訓練。

這些訓練在在來自對免疫系統的了解，如何才能讓它有效運作。它的年代亙久古老，經過進化、磨練再拋光，因此，按照定義，它應該已經做得得心應手了。

首先，一切都是相關連的。癌症、自體免疫疾病、愛滋病、普通感冒、過敏。免疫系統是我們奧妙的防禦，是貫穿每個健康和福祉環節的河。它以尋求平衡與和諧的方法，照料我們的生命慶典。

它希望能與周遭環境和平共處。這與我剛開始學習免疫知識時想的完全不一樣，當時我以為免疫系統的主要工作是防禦和攻擊，我懷疑很多人都和我一樣。防禦，是的；攻擊，那就不見得了。事實上，免疫系統一直努力保持和諧，不只限制它攻擊全部敵人，只能攻擊最必要的，還必須與包圍它、入侵它的生物體互相合作。它的核心工作是：將異類隔絕於自我之外，但要做到這目的，就不能只做摧毀異類的事。

它與在體內茂密繁殖的細菌聯盟，細菌因此成為宿主的盟友。實際上，如果免疫系統要對它認定的每一種不同生物體開火，什麼物種都活不下來。為了免疫系統功能歷久彌新，我們需要定期與環境和腸道中的細菌互動。

這種體悟替「自我」和「他者」的概念增加深層的細微差別，變成：什麼是**異己**？什麼又是**敵人**？什麼是**盟友**？什麼又是**夥伴**？

這清楚地告訴我們，作為個體的總和、作為一個物種，我們的生存最好透過合作來實現。這聽起來好像簡單明白，但是即便在最近，文明也被我們的競爭本能左右拉鋸，合作分化，黨同伐異，找到彼此的共同點，打擊共同的異類。免疫系統的教訓是，我們越能找到共同立基點，就有越多的盟友和武器，就能對付更大的共同敵人。

這也是多樣性的有力論述。我們的基因工具越多樣化，就有更多的選擇和想法實現共同生存的目標。巴伯・霍夫是終極的棄兒，一個住在狄蒙因的同性戀。但他不該為不同而受譴責，反而該擁抱他，他是基因與文化上的盟友，一個兄弟，我們共同存活下來的重要組成。

他國科學家研發的知識基礎變成醫療手段，阻止了傑森死亡，幫助了琳達，這些可能都來自巴伯的貢獻。如果我們一起學習和合作，說不定就能對付自體免疫疾病、癌症、阿茲海默症，以及其他莫名未知的敵人。

衝突必然會發生。社會和人民會衝突，就像免疫系統有時也必須扮演強悍的防禦角色。但是免疫系統提醒我們，要盡可能採行破壞性最少的途徑以達到可接受的平衡。當我們不合作，當我們在戰場上太容易犯錯，無論是有文字的或無記載的、物質上或精神上的、武裝上或政治上的，我們都極力仿效我們特徵中最具自我毀滅性的一種：防禦過度。實際上，我想藉此書說明的是：擁有超強的免疫系統是最大的誤解。無處不在的廣告鼓勵大家：「增強免疫力！」

大錯特錯。

弗契醫生是世上最具領導地位的科學導師，他說，當他聽到廣告大力推銷增強免疫力時，「總讓我發笑。首先，它假設你的免疫系統需要增強，很可能一點都不需要。如果你**真的**成功增強了免疫系統，反而促使它幹壞事。即使我們從癌症的免疫療法中得到戲劇性的正面成果，我們做的臨床試驗仍具有非常非常毒的副作用。它可以抑制癌症，但也帶來一堆使系統失靈的東西。」

當這個系統失靈甚至失控時，就會出現我們生命慶典中最致命的慢性疾病，疲勞、發燒、胃部疾病、皮疹、器官衰竭、肺部充血等。這些影響是毀滅性的，有時候很難分別到底是病原體影響還是炎症發作，有時候這些狀況實際上是自身體免疫疾病，其他時候就上演免疫系統過熱的戲碼。只要優雅防禦變成警察狀態，疲勞、痤瘡、皰疹和胃腸漲氣，這些問題就反覆發作。

免疫系統教會我們就算合作和接受也會出錯。

方程式的另一邊也是如此，如果用藥物故意抑制免疫系統很可能惹禍上身。弗契醫生從未治療過梅瑞迪斯，就是那位自體免疫疾病仍然未解的女士，我與弗契討論了她的狀況，他同情她的困境。據我們了解，即使單株抗體治療變得更精準的現在，自體免疫背後的機制仍然模糊難解。

「通常，以她的狀況必須給予免疫系統廣效型的非特異性抑制劑。」弗契醫生說：「但無可避免的，它絕對有毒。」

這給社會上了重要一課。為了建立完美、有效率的世界，我們過度矯正。

正如我前面提到的，很難說哪個影響深遠的創新沒有重大副作用。當汽車進場，我們有更大的行動自由和驚人的新效率，但與車禍有關的死亡人數也激增。現在，開車已成為當今大多數人從事的最危險的事。

隨著食品工業化，食品被包裝、加工和運輸，為更多人提供更多的卡路里，急速減少營養不良。但食品工業化也引進了垃圾食品，肥胖現象在全球各地迅速上升，自一九八〇年來有七十三個國家的肥胖人口增加了一倍，其他國家也是上升趨勢。糖尿病盛行，不良飲食使數百萬人喪生。

原子彈結束了一場可怕的戰爭，相同的科技使我們不斷處於危險中。電視、電腦、電話，這些是十九世紀科幻小說的主題。如今從聖母峰也能傳來訊息！但是，當我們不斷受鈴聲、哨聲、新奇事物吸引，多巴胺正沖來沖去，更別提我們開車時正自戀地盯著自拍鏡頭。

工業發展改變了生活的各層面，從服裝、住房到運輸、通訊。但是煙囪導致氣候變化，帶來末日危機。

我們可以說，地球上沒有比抗生素更有效的藥物了，它對我們的生存影響極大，就這樣，沒有別的好說。抗生素的廣泛使用也威脅到現今的病原，促使它們進化，更使過去的瘟疫在現今就如普通感冒。

這些例子不是反對進步的理由。這不是「盧德運動」（Luddite）[29]的話題，但這是提高認識的討論。有時我們無法控制我們的世界，只能緊緊抓住它，但抓得如此緊，難免不會從中擠掉一些生命。

在免疫系統的案例，我們試著過度刺激運用它，但這是要付出代價的。有時候我們必須學習隨著自然的引導走。

這就是梅瑞迪斯以自身痛苦經驗告訴我們的。

29｜盧德運動（Luddite），19世紀英國因工業化取代人力導致失業後，民間的反工業化運動。

二〇一七年十二月，梅瑞迪斯和她的狗一起散步，就是我書中開頭提到的散步行程，那時她向我展示陽光如何讓皮膚發炎，之後又過了六個月。她們正走著，其中一隻狗蹦蹦突然停了下來。梅瑞迪斯被那隻狗絆倒，撞上一塊石頭，她的手臂傳來強烈疼痛。

她往車子走去，趕緊開往急診室，她可以看到手臂鬆鬆地掛著，彷彿在風中盪來盪去。

肱骨粉碎得非常嚴重，打了四十四根鋼釘，用了兩塊板子。醫生告訴她，他懷疑是她用的藥物讓骨頭變得如此脆弱。

梅瑞迪斯的故事讓我回到修補免疫系統的挑戰。到最後她已不太用現代醫學治療自己，反而多用原始療法，就是我們曾曾祖父母用的工具，草藥、休息和營養，如維生素、薑黃、酸櫻桃。這些都不是隨便選的，也不是民俗智慧，其中一些營養素已有學術支持它們的抗炎特性。（她也發誓益生菌的效用。）

她知道自己的刺激因素：太陽，「特別是太陽」，還有糖、加工食品、乳清。

她成為自己這艘船的掌舵者。「線索就在那兒，我可以找到它們。我可以傾聽自己的身體，控制我能控制的，然後研究其他的症狀和病因，像是看到論文和研究上說，自體免疫疾病患者通常大量缺乏維生素D，就像我。所以我增加攝取維生素D。根據我經驗的種種奇聞怪事，我已經知道維生素B可能對防止疲勞有幫助，我開始在飲水中加入水溶性的維生素B（即MiO）。總是從錯中學，直到我拼湊出一個似乎行之有效的方案。它並不完美，但重要的是，我並**沒有**比服藥時更**糟**。」

我這裡寫的大部分內容都是科學成果以及有科學根據的醫學，我決不會用一些人云亦云損害人類的進步。最好的例子是抗生素的出現，它是一段旅程的推手，成就我們現在另一個驚人的里程碑，這種藥物讓傑森又活了一年。我希望對所有人、對我的家人、對我自己，療法的研發除了續命外還需兼顧優質的生活。

而梅瑞迪斯故事闡明的是，這些藥，正如免疫系統教我們的，用藥也必須著眼於使我們物種活下來的細膩平衡。不過，即使到現在，我們仍在阻止抗生素的大量使用，希望這個救命元素不會引發威脅人類文明的大瘟疫。

當藥廠推出聲稱能治療某病的藥物時，這裡的重點是了解藥廠銷售的風險和動機。

「製藥業拓展生意的方法是針對特定的藥物和抗體，我再也受不了了。」幫助我們了解發燒和介白素的迪納雷羅醫生說：「牛皮癬、關節炎、胃腸疾病，整個業界替這些病想找的不同治療方法全都針對細胞激素。」

但是風險是感染，甚至連癌症都一樣。為什麼？因為就如所知，你正在影響一個非常敏感的系統。

「假設某個病人，他的免疫系統幾乎都在控制中。但他的醫生說：『如果加這種抗體，你會感覺好一點。你確實有被感染的風險，但我們可以解決。』」迪納雷羅醫生說：「但要冒險的是病人。」

花大錢在冒險，他又補充說：「只看電視上的廣告。」利潤太大。用這些藥是有很大可能救你的命或救你子孫的命，但更可能會帶來嚴重副作用。

碰巧的是（也可能不是碰巧），在我訪問迪納雷羅醫生這個問題後的隔夜，我正在看新聞，出現一種叫做 Otezla 的藥物廣告，這是治療牛皮癬的藥。廣告上附註一系列可能副作用，細節與其他藥物廣告上說的幾乎沒有什麼不同，有些聽起來很典型，例如噁心和腹瀉，但其他的則很突兀，「有些患者自述有抑鬱和自殺念頭。」

現在，炎症和情緒之間的關係對我來說更加清晰了，這些潛在的副作用似乎更加真實，而不僅僅是「頭上的」。

我去查了公司網站，在那裡找到更多相關資訊，關於 Otezla 的常見問題解答是這樣說的：

Otezla 在牛皮癬或銀屑病關節炎患者的確切運作方式尚不完全清楚。根據實驗室研究，已知 Otezla 能阻斷體內激素 PDE4（磷酸二酯酶）的活性。PDE4 在體內炎症細胞內被發現，並被認為會影響發炎過程。通過阻斷 PDE4，Otezla 可以間接影響炎症分子的產生，有助於減少體內發炎。

對於迪納雷羅醫生來說，這些藥物的副作用強調一個簡單的信息：「它揭示抑制免疫系統的敏感性。」

買家當心，要非常警覺，要小心。**你修復免疫系統時正讓自己步入風險。**

對於像梅瑞迪斯這樣另闢蹊徑的人，有些事情可以自我管理，科學告訴我們這些事情功效也很強大。最好的例子是那些我們可以完全控制的因素：睡眠、運動、冥想和營養。

要維持免疫系統正常運作，睡眠和運動扮演關鍵角色，部分原因是要防止腎上腺系統過度刺激。當腎上腺素變得太強時，腎上腺素和去甲腎上腺素不停循環，細胞激素也被釋放，導致發炎，使系統進一步失衡，甚至導致更多失眠和更多的腎上腺素。不僅炎症會增加，而且免疫系統的其他部分也會受損，功能下降。同時，生命慶典就很容易受到狂熱的免疫細胞和不受控的病原體侵擾，就像皰疹。

所謂A型生活模式是讓你的免疫系統發瘋的好方法，琳達．賽格雷可以證明這一點。

關於營養，有一個簡單的小巧門：進入體內的物質毒性越少，人體產生或需要產生發炎反應的可能性就越小。一旦有異物存在，例如，香菸的煙霧，就可能會引發一系列疾病，包括發炎，然後需要重建受損的組織。這種損傷發生的次數越多，新細胞就越有可能發展為惡性細胞，這種可怕組合就會讓癌症順利生長。在食品方面，科學認證風險來自吃進體內的非天然物質，包括添加劑和化學物質，以及不是真正食物的人工食品。它們使免疫系統別無選擇，只能做出反應。

甚至有更多證據支持終身運動的價值。在二〇一八年發表了一篇特別的研究，內容說明運動對免疫系統和長壽的重要。這項研究針對五十五歲至七十九歲的人，觀察他們的免疫系統，比較久坐者與經常騎自行車的人，發現有運動者的奧妙防禦出現幾個關鍵差異：騎自行車的人從胸腺產生更多新的T細胞，而且會讓胸腺衰弱的細胞激素也減少。研究結果表示，運動減慢了免疫系統的自然衰老過程。

這些祕訣都是老法子，但現在至少可以看到它們的科學依據以及與免疫系統的關係。

或者，也可以從免疫學家埃萊姆．恩格曼（Ephraim Engleman）醫生那裡得到啟發。他是免疫學界的巨人，按照多數標準，他可以永遠活著。在他一百零四歲那年，還可以拿到駕照續簽，仍然通勤去辦公室研究自體免疫疾病。他活到快過一百零五歲生日才去世。他在加州大學舊金山分校的實驗室中，率先研究了類風濕關節炎的病因和治療方法。那年是二〇一五年。

大學發表的訃聞列出他獨門的長壽祕訣：**避免搭飛機旅行，大量性行為，做深呼**

吸，盡可能喜歡自己的工作，無論那工作是什麼，如果不喜歡就不要做。

就是這樣。

我將這些觀點與我自己的研究觀察做一統合：你的身體和大腦越能保持活性，就越能向內部系統發出信號，表示自己在個人和物種生存中仍扮演關鍵角色，如此產生良性循環，讓重要的內部機制不斷再生，也就能繼續扮演這個重要角色，一直這樣做，循環持續；反之，如果在身體和精神上停滯不前，系統就會發出你已退出的信號，也就無需在你的存活上「浪費」資源。

最後，在這些種種體悟中，獻上我寫這本書的最大驚喜。我稱為「傑森的意義」。

55 傑森的意義

當我開始做這個報導時，正值傑森從死難中復活，他的癌症奇蹟般地消失了，我想我可能正在寫一本關於追求永生的書。免疫學家已經走到可以讓人死而復活的地步。作為一個由世界傑出科學家帶領的物種，我們正在探索如何修補免疫系統，延長誰知道可以長到多久的生命。

這是我提出的第一個問題：我們是否希望活得長長久久？這讓我怎麼不懷疑，這是個關於永生的議題？

可以肯定地說，壽命越來越長正可說明人類現況。如果追求永生，我們慘敗。是的，我們活得更長、更好，但要證明這件事，最好是能找個活到一百一十歲的稀有人瑞來說說。這是個無意義的假象。現在，我了解其中的關鍵原因，能否永生必須將免疫系統考慮進去。

你沒聽錯，毫無疑問，防禦網絡通常被認為是健康的關鍵，它在傑森的故事結局上扮演極大的角色，或說在我們全體人類的故事結局上也是同樣重要。

對於生命的特定意義，可從免疫系統的關鍵特性上提出基本解釋，也就是我在本書闡述的種種屬性。

其一與免疫系統的權衡有關，它持續在生命慶典中保持事物平衡。就如，傷口癒合，免疫系統必須讓細胞分裂，我們才能在受傷後重建。免疫系統促進新細胞的發育，讓它得到血液和營養，讓慶典熱鬧發展。但權衡讓步的地方是讓惡性細胞繁盛長大的可能性變得很大，甚至不可避免。

「每個人身上都有癌症。」一輩子投入胸腺研究的雅克．米勒博士告訴我，我們正談到免疫系統和生命的意義。大腦會衰弱，器官將衰竭，肺部會積水，其中很多原因都在免疫防禦已被破壞，有些是被病原體攻陷，但有些是源於免疫系統本身的複雜性，就如癌症。

原因是免疫系統的演化方向並不把我們當成獨立個體來捍衛，它是進化來捍衛我們全人類的基因材料和整個物種的。所以它會保護我們活著直到繁殖後代、養育後代，這是它做得非常出色的工作。但在這之後，它做得更好的是，讓我們別擋著路。「演化論規定我們不能永遠生存。」米勒博士說：「自然、演化都約制我們必須讓一條路給下一世代。」

對先天免疫系統做了開創性研究的耶魯大學學者盧斯蘭．梅德澤托夫（Ruslan Medzhitov）對此想法表示贊同，並補充：我們做的任何醫學修復都不會讓我們永生。「沒有最終解決方案，天下沒有白吃的午餐。如果把癌症治好了，會產生更多神經性退化疾病的案例；如果把神經性退化疾病治好了，這些百歲人瑞將會迎來大瘟疫。不會有最終解決方案的，也不該有最終解決方案。」

但現實世界有幸擁有光明智慧。「我們必須把壽命長短和健康好壞做一區別。」梅德澤托夫說：「你不會想永遠活著的，但的確想在年老時保持健康。」

這就是一切發明創新所提供的：隨著年齡的增長，多一點人生和更多舒適；少一點疼痛、焦慮和殘疾，老而不孱弱。

作為一個物種，我們為永生奮鬥，僅以遙遠的距離取得第二名，但是第三名慘很多，早死、痛苦。

探究傑森的意義，是在完美的平衡中出現兩個互相競爭的原則：我們必須繼續努力、懷抱夢想和實踐至少曾有的一切熱情，同時還要更好地接受死亡。死亡是不可避免的，像程式編碼般已寫入我們體內，再透過免疫系統以某種方式促成。不僅如此，它是我們生存本質的一部分。

想立刻跳過死亡恐懼的驅使，以謙卑優雅的態度擁抱它，這不是容易的一步。保持健康在於創造一種平衡，它必須是優雅的，就像免疫系統不離平衡的優雅態度。

二〇一七年一月一日，我回到科羅拉多州，滑了一天雪後，正趕著全家人上車，我的手機響了。我本來還想直接轉語音信箱，因為大雪飄落，行程正趕。但來電者是傑森的哥哥蓋伊，我心裡有種奇怪的感覺。

「嘿，蓋伊。」

「嘿，瑞克。我有個壞消息。我媽死了。」

蓋伊發現母親倒在浴室外面，看起來像是心臟問題，走得很快。

「那個驗屍官居然對我說：我不是才和你見過面？」

凱瑟琳．葛林斯坦，安息吧。

六個月後，我摯愛的祖母安妮．瑞克托也走了，離她的百歲生日只差幾天。

二〇一七年十月，羅納德．格拉瑟被送進記憶照護之家的臨終關懷病房。因為怕跌倒，只能坐在輪椅上，他已經什麼都不知道了。

珍妮絲告訴我：「我的臉隔著五公分看著他，他會直視我。」珍妮絲以她特殊的努力，找到了閃光。「當他認出我並微笑時，仍有金色的奇蹟時刻。」

兩個月後，也就是凱瑟琳去世快一年後，失智症及免疫系統專家本．巴雷斯博士於二〇一七年十二月二十七日去世，享壽六十三歲。他告訴我，他希望能夠像傑森一樣用免疫療法取得緩刑。他的確留下巨大遺產，可能使我們免受失智症的殘酷對待。他體現多樣性的價值，生為女人，成為男人，以不同眼睛體驗世界，也許他看到了別人看不到的東西。

寫這本書時，死亡來來去去。正如我所說的，這不是我期望的最終結局。我以為我會講一個關於傑森開著臭車 Windstar 到丹佛進行注射的故事，然後一早醒來，就聽到他的女友說他的腫瘤消失了，然後繼續另一次冒險。我以為他會以紗線和煙塵為世界添色，趁著加油空擋，在 7-11 塞進更多零食。我想，這個生存故事，對我們所有人來說都是希望。

這並不少見，在傑森死後，或更早之前，我開始用一種新的、特別的想法思考他的存在。我把他看作一個兒子，失去父親的兒子。這觀點對我太折磨，因為我的兒子米洛才十歲，就像傑森一樣，他也是風雲人物，傑森總叫他金童二號。而我是米洛的教練，就像傑森的父親也在指導他。傑森和他的父親感情深厚，我和米洛也感情深厚，大多數的父子都一樣吧。我的女兒米拉貝爾才八歲，是富有創造力、有趣而充滿愛心的靈魂，和她哥哥一樣，一個如此美好的孩子。我做夢都想不到會有這樣的後代，但上天眷顧。想到一子一女、一個家，恐懼的想法拋諸腦後，或根本不存在了。就像很多人一樣，我每天都感到慶幸。每一天，感恩都多一些。在這生命慶典中，我們有一段有限的時間。生命很美，但也讓人難過。

多虧科學和智慧，隨著年齡增長，我們擁有更多舒適，也知道身體的運作方式，以便做出更好的選擇。當疾病來襲，我們將安然度過一年、兩年，或者十年。阿爾戈英雄給了我們奇蹟，讓我們多活了一些日子，當我的時日已盡，我會感激每一分鐘額外的時間。

但是我也看到抱持希望的另一理由，是合作，藉著辛苦得來的、或天降神運的實驗，以了不起的合作關係帶來人類知識，才有我們手中的禮物——在實驗室，是的，但也在家中，在國會議事堂，也在文化、政治、社會、科學進展的「進兩步，退一步」中。我們不必逃避逃不過的死亡，至少不以個人身分。然而，當我們把鏡頭往回拉，如果我們能發現作為物種的和諧關係，生命的慶典將會大肆昂揚。也許，當此刻來臨，我已經能替我的兒子女兒準備好工具，給我們大家一個更接近和平的分子。

傑森死後，我站在他的床前，感謝他一直對弱者友善。但因環境不同，我們每個人都可能同為弱者或強者，有時需要，有時能付出；是哀求者、是朋友；或霸王、或對抗者。我們每個人就像較大生物體中的微型播放器，也具有發送合作信號的超強能力，信號可以是尋求和諧，也可以是加速敵對狀態，或減輕敵對關係。

我與傑森結下深厚友誼，共同捕捉免疫系統建構出的灼熱真相。這本書是我們一起寫的。

致謝

有一天，我與加州大學舊金山分校的資深研究人員及臨床醫生麥克．麥昆博士（Dr. Mike McCune）討論免疫系統。我們花了數小時在各個地點進行交談，我感謝他的慷慨賜教。

他說：「我正在努力做世上最能說白話的免疫學家。」

我問他什麼意思，他解釋說免疫學需要翻譯者，才能將這些概念變為現實，向公眾解釋。

麥昆博士，我希望你覺得自己的時間沒有被浪費。我還欠了數十位科學家和醫生不可思議的人情債，對於他們來說，這也是我的希望。這組人包括我在書中寫道並引用的男士、女士，以及許多其他人，雖然書中沒有列出他們的名字，但他們的時間和智慧對我來說非常寶貴。請接受我由衷的感謝，感謝你們的耐心、高超的幽默感以及最重要的科學成就。你們救了、加強了，也延長了許多生命。

感謝 Dorsey Griffith 為患者研究提供幫助。感謝 Vicki Yates，無論是本書或其他計畫，你都是上天賜予的祝福。

我很幸運在 William Morrow 出版社找到一個家。感謝身為編輯也是朋友的 Peter Hubbard，感謝你的幽默、床前禮儀和大智慧。多謝 Nick Amphlett，隨時都在，隨時出力。一如既往，非常感謝 Liate Stehlik，他是出版商、朋友、堅韌不拔的船長，在充滿暗礁岩石的書本世界中航行。

我要多謝我的經紀人兼好姊妹 Laurie Liss 做的稍微更動，非常喜歡。我們的樹還沒死。

我要感謝世界一流的作家和老師 Douglas Preston，我欠他大筆人情債，他擔任本書的讀者迴響和定期編輯。我不可能再有更好的建議了。

謝謝我的妻子梅芮迪絲，獻上我的愛，這是一切的根源，也感謝我們的天使米洛和米拉貝爾，以及我們的寵物莫特和醃黃瓜。也謝謝爸爸媽媽。

謝謝布倫萬醫生，你花了數小時分享、解釋、敞開心房，成為我的老師和朋友。感謝你提供的所有資料，也感謝你一生為這麼多患者做的相同工作，在狹灣中掌舵，在隘口中引路。

感謝巴伯·霍夫：我將永遠記得你的故事，它教會了我很多勇氣。這個國家曾給你一段殘酷的時期，當然，自己健康與朋友死亡更是難過的經歷。你的尊嚴讓我震驚，謝謝你這麼開放。只要還有一點歧視留存我都覺得不忍，我希望這種如地獄般的病、這種自身免疫的偏執會在災難性後果前消退。

感謝琳達・賽格雷，我送她一句話：她是壓力下的恩典。我知道這並不像看起來的那般容易。在妳掙扎於自體免疫魔鬼的同時，以自身力量向它挑戰，對於妳的分享，我相信讀者會感受到我的感謝。

謝謝梅瑞迪斯・布蘭斯柯，請接受我雙重的感謝：感謝妳告訴我妳的故事，並且在我的新聞思維中扮演鷹眼助手的角色，以作家和創作者的經驗增添了一層洞察力，從而增強故事深度。謝謝妳。

謝謝傑森的家人，謝謝貝絲，言語不足以表達謝意。你們對待我就像兄弟。我為失去傑森和凱瑟琳感到難過。她是充滿幽默感和熱情的人，簡直和傑森是一個模子刻出來的。

傑森。

我經常和傑森說話，通常是在我兒子米洛在棒球場上做了什麼特別的事情後，我會對他竊竊私語。我會說，「小傑，我不是跟你說過了嗎！」或者「小傑，你看到了嗎？」

你永遠在我心裡。我非常慶幸，我們彼此交心，稱彼此為友。你的燈還亮著。